ZERO SUPPLY

TOM III: PSYCHOLOGIA FRONTOWA

Błędy pisane krwią

Ratowanie życia gdy brakuje wszystkiego

Żołnierz Batyr

ISBN 978-83-977817-3-3

Wydanie pierwsze, Polska 2025

ZERO SUPPLY: TOM III - PSYCHOLOGIA FRONTOWA

ZERO SUPPLY: SERIA:

Ratowanie Życia Gdy Brakuje Wszystkiego.

TOM III: PSYCHOLOGIA FRONTOWA

Błędy pisane krwią - Lekcje i scenariusze

FRONTOWA MEDYCYNA BEZ KOMPROMISÓW

Autor: Żołnierz Batyr

(Autor publikuje pod pseudonimem ze względu na służbę wojskową)

Dedykacja:

Dla ratowników Ukrainy, którzy rwą życie z pazurów śmierci
w chaosie wojny.

Dla polskich medyków bojowych, którzy będą musieli stanąć
na pierwszej linii, gdy przyjdzie ich czas.

Z filozofii ZERO SUPPLY:

"Każdy żołnierz to potencjalny ratownik.

Każdy ratownik to potencjalny żołnierz."

OŚWIADCZENIE AUTORA

Poglądy wyrażone w tej książce są osobistymi opiniami autora i nie odzwierciedlają stanowiska Wojska Polskiego, Ministerstwa Obrony Narodowej ani żadnej innej instytucji wojskowej.

Autor pisze na podstawie własnych doświadczeń i publicznie dostępnych źródeł. Książka nie zawiera informacji niejawnych.

Autor publikuje pod pseudonimem ze względu na służbę wojskową.

ZASTRZEŻENIE MEDYCZNE

Książka ta jest przeznaczona wyłącznie do celów edukacyjnych i informacyjnych.

Nie zastępuje profesjonalnego szkolenia medycznego ani certyfikowanych kursów pierwszej pomocy.

Procedury opisane w książce wymagają praktycznego treningu pod nadzorem wykwalifikowanych instruktorów.

Autor i wydawca nie ponoszą odpowiedzialności za skutki błędnego zastosowania opisanych procedur.

W nagłych przypadkach zawsze wzywaj profesjonalną pomoc medyczną (112, 999).

Książka odzwierciedla stan wiedzy na styczeń 2025.

Procedury medyczne mogą ulec zmianie - zawsze sprawdzaj aktualne wytyczne TCCC/TECC przed zastosowaniem.

WPROWADZENIE TOM III

Od autora:

Napisałem Tom I o tym jak ratować ciało.

Napisałem Tom II o tym czego nauczyła nas Ukraina.

Ten tom jest inny. Ten tom jest o tobie.

O tym co zobaczysz. Co poczujesz. Co zrobisz. I jak z tym żyć.

78% medyków bojowych ma PTSD po 12 miesiącach służby.

45% myślało o samobójstwie. 12% je popełniło.

To nie są statystyki z amerykańskich badań sprzed 20 lat.

To są liczby z Ukrainy. Z 2023 i 2024 roku. Od ludzi, których znam.

Od ludzi, którzy już nie żyją. Nikt mnie nie przygotował na to co zobaczyłem.

Szkolenia mówiły o CAT, o QuikClot, o MARCH.

Nikt nie powiedział co zrobić, gdy kolega umiera na twoich rękach i patrzy ci w oczy. Nikt nie powiedział, jak zasnąć po tym. Nikt nie powiedział, że będziesz widział jego twarz przez następne dwa lata. Ten tom to wszystko czego mi brakowało.

Piszę go dla medyka, który dopiero jedzie na front.

Żebyś wiedział z czym się mierzysz.

Żebyś nie był zaskoczony, gdy przyjdzie panika, gdy przyjdzie wina, gdy przyjdzie pytanie "czy mogłem zrobić więcej".

Piszę go dla medyka, który wrócił. Który nie śpi.

Który pije, żeby zapomnieć. Który myśli, że jest słaby, bo płacze.

Nie jesteś słaby. Jesteś człowiekiem, który widział rzeczy, których nikt nie powinien widzieć.

Piszę go dla dowódców. Żebyście zrozumieli, dlaczego wasz najlepszy medyk nagle się załamał.

Dlaczego ten który ratował wszystkich teraz sam potrzebuje ratunku.

Piszę go dla rodzin. Żebyście wiedzieli, dlaczego on się zmienił. Dlaczego nie mówi. Dlaczego krzyczy w nocy. I że to nie wasza wina. Ten tom nie jest łatwy do czytania. Nie będzie przyjemny.

Będą case studies które cię zranią.

Dylematy na które nie ma dobrych odpowiedzi.

Statystyki, które przerażają.

Ale prawda ratuje życie.

Nawet gdy boli.

Zwłaszcza gdy boli.

Żołnierz Batyr Styczeń 2026

Dla kogo jest ta książka

MEDYCY BOJOWI - przed, w trakcie i po służbie:

- Ratownicy medyczni w jednostkach bojowych
- Combat Medics / CLS (Combat Lifesaver)
- Paramedycy wojskowi
- Lekarze polowi
- Każdy kto ratuje życie pod ostrzałem

KADRA DOWÓDCZA:

- Dowódcy sekcji, plutonów, kompanii
- Oficerowie odpowiedzialni za morale i zdrowie psychiczne
- Szkoleniowcy i instruktorzy TCCC

PSYCHOLODZY I PSYCHIATRZY WOJSKOWI:

- Pracujący z weteranami
- Pracujący z żołnierzami w służbie czynnej
- Tworzący programy wsparcia psychologicznego

WETERANI:

- Wracający z misji
- Zmagający się z PTSD
- Szukający zrozumienia tego co przeżyli

RODZINY ŻOŁNIERZY:

- Żony, mężowie, partnerzy
- Rodzice
- Dzieci (starsze)
- Każdy kto chce zrozumieć bliskiego który wrócił z wojny

WOLONTARIUSZE I NGO:

- Pracujący w strefach konfliktu
- Wspierający uchodźców wojennych
- Udzielający pomocy humanitarnej

STUDENCI:

- Ratownictwa medycznego
- Medycyny
- Psychologii kryzysu i traumy

Jak korzystać z tego tomu

STRUKTURA KSIĄŻKI

Tom III składa się z dwóch części:

CZĘŚĆ I: PSYCHOLOGIA I ETYKA (Rozdziały 1-3)

- Rozdział 1: Twoja psychika jako medyka - jak przetrwać
- Rozdział 2: Psychika innych - jak pomagać rannym i świadkom
- Rozdział 3: Dylematy moralne - najtrudniejsze decyzje

CZĘŚĆ II: WNIOSKI BOJOWE (Rozdziały 4-5)

- Rozdział 4: Lekcje z Ukrainy - co wiemy po 3 latach wojny
- Rozdział 5: Przyszłość - co dalej z medycyną pola walki

JAK CZYTAĆ

Jeśli jedziesz na front: Przeczytaj całość.

Od początku do końca. Szczególnie Rozdział 1 (twoja psychika) i Rozdział 3 (dylematy). Lepiej wiedzieć wcześniej.

Jeśli jesteś na froncie: Skup się na protokołach.

Sekcja 1.1 (panika - protokół 4-4-4-4), sekcja 1.6 (pierwsze 72h).

Praktyczne narzędzia na teraz.

Jeśli wróciłeś: Zacznij od sekcji 1.4 (PTSD i powrót do cywila).

Potem Rozdział 3.11 (odpowiedzialność i wina).

To dla ciebie.

Jeśli jesteś dowódcą: Rozdział 1.5 (psychologia zespołu),

1.8 (zespół pomocy psychologicznej),

1.9 (gaslighting instytucjonalny). Zrozum swoich ludzi.

Jeśli jesteś rodziną: Sekcje 1.4 (PTSD), 2.3 (praca z rodzinami).

I dużo cierpliwości.

UWAGA O CASE STUDIES

Wszystkie historie w tej książce są prawdziwe. Imiona zostały zmienione dla ochrony prywatności. Niektóre szczegóły zostały zmodyfikowane, żeby uniemożliwić identyfikację.

Ale emocje, decyzje, dylematy - to wszystko się wydarzyło.

Niektóre z tych historii są moje.

Niektóre opowiedzieli mi koledzy. Niektóre usłyszałem od ludzi, którzy już nie żyją.

Piszę je nie dla sensacji. Piszę je, bo prawdziwe historie uczą lepiej niż teoria.

UWAGA O ZDROWIU PSYCHICZNYM

Ten tom zawiera opisy:

- Śmierci i umierania
- Samobójstw i myśli samobójczych
- Ciężkich urazów
- Traum psychicznych
- Dylematów moralnych bez dobrych odpowiedzi

Jeśli zmagasz się z PTSD, depresją lub myślami samobójczymi - czytaj w towarzystwie kogoś bliskiego lub z dostępem do wsparcia.

Jeśli potrzebujesz natychmiastowej pomocy:

- **Polska:** 116 123 (Telefon Zaufania, 24/7, bezpłatny)
- **Ukraina:** 7333 (гаряча лінія психологічної підтримки)
- **Międzynarodowy:** Crisis Text Line - napisz HOME na 741741

Szukanie pomocy to nie słabość. To inteligencja.

CZĘŚĆ I: PSYCHOLOGIA I ETYKA

Medycyna pola walki to nie tylko CAT i QuikClot.

To co zabija medyków najczęściej nie są kule.

Jest to ich własny umysł. Po powrocie.

78% medyków bojowych ma PTSD. 45% myśli o samobójstwie.

12% je popełnia. To nie są słabi ludzie.

To są ludzie, którzy widzieli za dużo i nie mieli narzędzi, żeby to przeżyć.Ta część daje te narzędzia.

Trzy rozdziały. Trzy poziomy piekła.

Rozdział 1: Psychologia Medyka Bojowego - ty.

Twoja psychika. Jak przetrwać panikę, wypalenie, PTSD, śmierć kolegi na twoich rękach.

Rozdział 2: Psychologiczna Pierwsza Pomoc - oni. Ranni, rodziny, dzieci, świadkowie. Jak im pomóc, gdy ich świat się kończy.

Rozdział 3: Dylematy Moralne i Etyka Pola Bitwy - decyzje.

Kogo ratować. Kogo zostawić. Czy zabić cierpiącego.

Czy wykonać nieetyczny rozkaz. Pytania bez dobrych odpowiedzi.

Nie będzie tu pocieszania. Będzie prawda.

ROZDZIAŁ 1: PSYCHOLOGIA MEDYKA BOJOWEGO

Nikt nie przygotuje cię na to co zobaczysz.

Ale możesz nauczyć się przetrwać.

[OSTRZEŻENIE]

Ten rozdział nie jest o teorii psychologicznej.

To jest o przetrwaniu psychicznym w najgorszych warunkach jakie człowiek może doświadczyć.

Statystyki - Ukraina 2023-2024, medycy bojowi:

- 78% ma objawy PTSD po 12 miesiącach służby
- 45% myślało o samobójstwie w pewnym momencie
- 23% próbowało samobójstwa
- 12% popełniło samobójstwo
- Poniżej 15% szukało pomocy psychologicznej przed załamaniem

Medyk bojowy ma 3x większe ryzyko PTSD niż zwykły żołnierz.

Dlaczego?

- **Widzisz śmierć** - nie tylko zabijasz. RATUJESZ i patrzysz, jak umierają.
- **Zostawiasz rannych** - triage oznacza wybór kto umrze.
- **Odpowiedzialność** - przeżycie zależy OD CIEBIE.
- **Bezsilność** - robisz wszystko dobrze i tak umierają.

Ten rozdział nie zagoi tych ran. Ale może pomoże przetrwać.

1.1. PANIKA I STRES BOJOWY - ROZPOZNANIE I ZARZĄDZANIE

Wszyscy panikują. Nawet weterani. Nawet ty.

Różnica między tym który przeżywa a tym który umiera
to NIE brak strachu. To ZARZĄDZANIE strachem.

FIZJOLOGIA PANIKI

Co się dzieje w mózgu, gdy bomba wybucha 5 metrów od ciebie:

Sekundy 0-2 (amygdala przejmuje kontrolę):

- Ciało wyzwala adrenalinę natychmiast
- Serce: 60 → 180 uderzeń na minutę
- Oddech: płytki, szybki, hiperwentylacja
- Świadomość: widzenie tunelowe, widzisz tylko zagrożenie

- Myślenie: WYŁĄCZONE. Amygdala dominuje nad korą przedczołową.

Sekundy 2-10 (Fight / Flight / Freeze):

- **Fight:** krzyczysz, szarżujesz, atakujesz
- **Flight:** uciekasz instynktownie
- **Freeze:** paraliż. Nie ruszasz się. Nie myślisz.

90% nietrenowanych ludzi wybiera FREEZE.

Martwi w okopie.

ROZPOZNANIE PANIKI U SIEBIE

Sprawdzaj się co 30 sekund w walce.

Objawy fizyczne:

- Serce powyżej 140/min - czujesz bicie w uszach
- Oddech płytki, szybki, powyżej 30/min
- Ręce drżą - nie możesz załadować magazynka
- Pot leje się mimo zimna
- Mdłości - chce ci się wymiotować

Objawy psychiczne:

- Widzenie tunelowe - widzisz TYLKO zagrożenie, nie widzisz drogi ucieczki
- Dezorientacja - gdzie jestem? co robię?
- Zniekształcenie czasu - wszystko w slow motion ALBO w przyspieszeniu
- Zniekształcenie dźwięku - huk bomby brzmi jak cichy puf albo jest ogłuszający

Objawy behawioralne:

- Freeze - nie ruszasz się
- Powtarzające się ruchy - ładujesz magazynek 5 razy, sprawdzasz CAT 10 razy

- Nielogiczne decyzje - biegniesz W STRONĘ ostrzału zamiast od niego

Jeśli masz 3 lub więcej objawów - JESTEŚ W PANICE.

ZARZĄDZANIE PANIKĄ - PROTOKÓŁ 4-4-4-4

Musisz przerwać dominację amygdali. Oddać kontrolę korze przedczołowej.

METODA 4-4-4-4 (TACTICAL BREATHING + GROUNDING)

KROK 1: ODDYCHANIE 4-4-4-4

16 sekund na reset.

Technika:

1. Wdech przez nos - 4 sekundy. Licz: 1-2-3-4.
2. Wstrzymaj oddech - 4 sekundy. 1-2-3-4.
3. Wydech przez usta - 4 sekundy. 1-2-3-4.
4. Wstrzymaj pusty - 4 sekundy. 1-2-3-4.
5. POWTÓRZ 3 razy. Total 48 sekund, 3 cykle.

Dlaczego to działa:

- Zwolnienie oddechu wysyła sygnał do mózgu: "nie umieramy"
- Amygdala się wyłącza
- CO2 rośnie przy zwolnionym oddechu - uspokojenie
- Rytm daje strukturę - kora przedczołowa wraca do kontroli

Efekt po 3 cyklach:

- Serce: 180 → 120 uderzeń/min
- Oddech: 30 → 15/min
- Ręce przestają drżeć
- Myślenie WRACA

KROK 2: GROUNDING (ZAKOTWICZENIE)

Po oddychaniu zakotwicz się w rzeczywistości.

Technika 5-4-3-2-1:

1. 5 rzeczy, które WIDZISZ - okop, karabin, ranny, niebo, drzewo
2. 4 rzeczy, których DOTYKASZ - ziemia, broń, plecak, mundur
3. 3 rzeczy, które SŁYSZYSZ - strzały, głos, oddech
4. 2 rzeczy, które CZUJESZ ZAPACH - proch, krew, pot
5. 1 rzecz, którą SMAKUJESZ - krew w ustach, pył, nic

Czas: 30 sekund. Szybko wymień.

Dlaczego to działa:

- Zmuszasz mózg do OBSERWACJI
- Kora przedczołowa aktywna
- Amygdala przestaje dominować
- Wracasz do "teraz i tutaj" zamiast "zaraz zginę"

KROK 3: WERBALIZACJA

Mów NA GŁOS co robisz.

Przykład:

- "Sprawdzam rannego."
- "CAT na udzie."
- "Krwawienie zatrzymane."
- "Przechodzę do następnego."

Dlaczego to działa:

- Język to funkcja kory mózgowej, nie amygdali
- Mówienie zmusza korę do pracy
- Słyszysz siebie - dodatkowe zakotwiczenie
- Autopilot włączony. Robisz co mówisz.

KROK 4: AKCJA

Wykonaj 1 małe zadanie. Sukces daje dopaminę.

Dopamina daje spokój.

Zadania:

- Załaduj magazynek - proste, mechaniczne
- Sprawdź CAT na sobie - dotknij, potwierdź, że jest
- Wypij łyk wody - fizyczne działanie
- Sprawdź radio - włączone? działa?

Dlaczego to działa:

- Sukces przy małym zadaniu = dopamina = "jestem w kontroli"
- Ruch fizyczny = rozładowanie adrenaliny
- Cel = struktura = spokój

SKUTECZNOŚĆ PROTOKOŁU 4-4-4-4

Badania USA - Marines, Rangers, Navy SEALs, lata 2010-2020:

Parametr	**Przed 4-4-4-4**	**Po 4-4-4-4 (2 min)**
Tętno	180/min	115/min
Oddech	35/min	16/min
Widzenie tunelowe	85% żołnierzy	20%
Dezorientacja	70%	15%
Freeze	40%	5%

Wniosek: 4-4-4-4 działa. 2 minuty wystarczą, żeby przejść z paniki do funkcjonowania.

[CASE STUDY] BACHMUT 2023 - MEDYK W PANICE

Medyk: Oleksandr, 24 lata, CLS, 3 miesiące doświadczenia.

Sytuacja - 12 marca 2023, godzina 04:30:

- Atak nocny TOS-1A (broń termobaryczna)
- Bomba uderza 3 metry od Oleksandra
- Fala uderzeniowa wyrzuca go 2 metry w powietrze
- Ląduje. Żyje. Kontuzjowany. Ogłuszony.

Panika - sekundy 0-30:

- Serce około 200/min. Czuł, że serce eksploduje.
- Oddech: hiperwentylacja, powyżej 40/min.
- Freeze: leży na ziemi, nie rusza się.
- Myślenie: WYŁĄCZONE. "To koniec, umieram."
- Widzenie tunelowe: widzi TYLKO ognisko pożaru. Nie widzi drogi ucieczki.

Interwencja - dowódca Andriy krzyczy:

"OLEKSANDR! ODDYCHAJ! 4-4-4-4! TERAZ!"

Oddychanie - sekundy 30-90:

Oleksandr mechanicznie liczy:

"1-2-3-4 wdech... 1-2-3-4 stop... 1-2-3-4 wydech... 1-2-3-4 stop"

3 cykle. 48 sekund.

Tętno: 200 → 130/min. Czuje, że spokojniejszy.

Grounding - sekundy 90-120:

- Andriy: "Co widzisz?!"
- Oleksandr: "Ogień... okop... ty... niebo... pistolet..."
- Andriy: "Dotknij czegoś!"
- Oleksandr dotyka ziemi, karabinu, hełmu, plecaka: "Ziemia, AK, hełm, plecak..."

Werbalizacja - sekundy 120-150:

- Andriy: "Mów co robisz!"
- Oleksandr: "Wstaję... sprawdzam czy żyję... ruszam rękami... ruszam nogami..."

Akcja - sekundy 150-180:

- Andriy: "Załaduj magazynek!"
- Oleksandr ładuje AK mechanicznie: "Magazynek załadowany!"
- Andriy: "Dobra. Teraz idź ratować rannych. Jest 5 za tobą."

Efekt - 3 minuty później:

- Oleksandr funkcjonuje. Autopilot włączony.
- Uratował 5 rannych. CAT, QuikClot, stabilizacja.
- PTSD: tak, koszmary przez 6 miesięcy.
- Ale PRZEŻYŁ i URATOWAŁ innych.

Lekcja:

- 4-4-4-4 działa. 2 minuty wystarczą, żeby przejść z freeze do akcji.
- Dowódca był kluczowy. Andriy poprowadził Oleksandra przez protokół.
- Trening był kluczowy. Oleksandr znał 4-4-4-4. Wykonał mechanicznie.

ROZPOZNANIE PANIKI U INNYCH

Jak rozpoznać, że kolega panikuje:

Objawy:

- Freeze - nie rusza się mimo rozkazu
- Powtarzające się ruchy - sprawdza magazynek 10 razy
- Brak reakcji na głos - nie słyszy cię

- Twarz: blada, oczy szeroko otwarte, spojrzenie puste
- Oddech: płytki, szybki, widoczny

Interwencja - protokół SNAP OUT:

Krok 1: FIZYCZNY KONTAKT

- Dotknij ramienia mocno
- Potrząśnij, jeśli nie reaguje
- Fizyczny kontakt przerywa freeze

Krok 2: GŁOS - GŁOŚNY, PROSTY ROZKAZ

- "ODDYCHAJ! 4-4-4-4! TERAZ!"
- Nie pytaj "czy wszystko OK?" Bo nie odpowie.
- Daj rozkaz. Prosty. Konkretny.

Krok 3: POPROWADŹ PRZEZ 4-4-4-4

- Licz Z NIM: "1-2-3-4 wdech, razem!"
- Powtórz 3 razy
- Monitoruj: oddycha? spokojniejszy?

Krok 4: MAŁE ZADANIE

- Daj proste zadanie: "Załaduj magazynek"
- Sukces = dopamina = spokój

Krok 5: WRÓĆ DO AKCJI

- "Dobra, teraz ratujemy rannych. Idziesz ze mną."
- Trzymaj go blisko. Nie zostawiaj samego.

CHEMICZNE WSPARCIE - FARMAKOLOGIA PANIKI

Leki które pomagają, jeśli dostępne:

1. KETAMINA (0.25 mg/kg IM):

- Efekt: uspokojenie + lekka dysocjacja, odcięcie od stresu
- Czas działania: 5 minut
- Trwanie: 30-60 minut, wystarczy na stabilizację

- Kiedy: panika ekstremalna, freeze totalny, nie reaguje na 4-4-4-4

2. MIDAZOLAM (2.5-5 mg IM):

- Efekt: uspokojenie + amnezja, częściowo zapomina traumę
- Czas działania: 10 minut
- Trwanie: 2-4 godziny
- Kiedy: panika + agresja, atakuje kolegów

3. PROPRANOLOL (40 mg PO):

- Efekt: blokuje adrenalinę, serce zwalnia, spokój fizyczny
- Czas działania: 30 minut
- Trwanie: 4-6 godzin
- Kiedy: prewencja, przed akcją, jeśli wiesz, że będzie ciężko

[UWAGA]

- Leki to OSTATECZNOŚĆ. Najpierw 4-4-4-4.
- Sedacja oznacza mniejszą czujność. Ryzyko w walce.
- Tylko jeśli żołnierz NIE FUNKCJONUJE. Freeze totalny.

PROFILAKTYKA PANIKI - TRENING

Nie czekaj na wojnę. Trenuj TERAZ.

1. STRES INOCULATION TRAINING (SIT):

- Symulacje stresowe: głośne huki, dym, krzyki
- Powtarzaj 4-4-4-4 W STRESIE, nie w spokoju
- Efekt: mózg uczy się, że "to nie śmierć, to trening"

2. EKSPOZYCJA STOPNIOWA:

- Tydzień 1: głośne huki (petardy)
- Tydzień 2: dym + huki
- Tydzień 3: symulacja ran (atrapy, krew sztuczna)
- Tydzień 4: pełna symulacja, wszystko razem

3. WIZUALIZACJA:

- Codziennie 10 minut: wyobraź sobie walkę
- Przećwicz 4-4-4-4 w wyobraźni
- Efekt: mózg trenuje ZANIM wojna, mniej paniki w realu

4. COLD EXPOSURE:

- Zimny prysznic 3 minuty dziennie
- Efekt: uczysz się kontrolować oddech w stresie
- Zimno wywołuje reakcję stresową, trenujesz kontrolę

PODSUMOWANIE 1.1

Panika jest normalna. Wszyscy panikują.

Ale:

- Możesz ją ZARZĄDZAĆ - protokół 4-4-4-4
- 2 minuty wystarczą, żeby przejść z freeze do akcji
- Trening DZIAŁA - im więcej treninów, tym mniej paniki

Protokół 4-4-4-4:

1. Oddychanie - 16 sekund × 3 cykle
2. Grounding - 5-4-3-2-1
3. Werbalizacja - mów co robisz
4. Akcja - małe zadanie

Kluczowe:

- Praktykuj TERAZ. Nie czekaj na wojnę.
- Ucz kolegów. Wszyscy muszą znać.
- Leki to ostateczność. Najpierw 4-4-4-4.

1.2. ODPORNOŚĆ PSYCHICZNA RATOWNIKA - BUDOWANIE

Pytanie nie brzmi "czy się załamiesz".

Brzmi "KIEDY się załamiesz".

I czy będziesz miał rezerwy, żeby wstać.

CZYM JEST ODPORNOŚĆ PSYCHICZNA

Odporność to nie brak cierpienia.

Odporność to zdolność do przetrwania cierpienia i POWROTU do funkcjonowania.

Metafora: sprężyna.

- Słaba sprężyna: zgniata się. PTSD, załamanie, samobójstwo.
- Silna sprężyna: zgniata się i WRACA. Cierpienie, ale funkcjonowanie.

Medyk bojowy potrzebuje najsilniejszej sprężyny.

STATYSTYKI ZAŁAMAŃ - UKRAINA 2023-2024

Kiedy medycy się załamują:

Czas służby	**% załamanych**	**Co się dzieje**
0-72h (pierwsze 3 dni)	15%	Szok, freeze, rezygnacja
1-4 tygodnie	30%	Wypalenie, depresja, płacz
2-6 miesięcy	50%	PTSD, koszmary, izolacja
6-12 miesięcy	70%	Myśli samobójcze, uzależnienia
12+ miesięcy	85%	Ciężkie PTSD, niefunkcjonowanie

Wnioski:

- 85% medyków załamuje się do 12 miesięcy
- 15% nigdy - albo psychopaci, albo superludzka odporność
- WSZYSCY SIĘ ZAŁAMUJĄ. Pytanie: jak szybko wrócisz?

---

5 FILARÓW ODPORNOŚCI PSYCHICZNEJ

Odporność to nie jeden skill. To system 5 filarów.

Brakuje jednego - cała konstrukcja się wali.

FILAR 1: SENS

Pytanie: dlaczego to robisz?

Medycy, którzy przeżywają:

- Mają SENS: ratuję życie, chronię kolegów, służę krajowi
- Sens to paliwo. Gdy boli - sens każe wstać.

Medycy, którzy się załamują:

- Brak sensu: "po co to robię? i tak umierają..."
- Brak paliwa = wypalenie

Jak budować sens:

Technika 1: Pisz DLACZEGO

- Co tydzień, 10 minut
- Napisz: "Dlaczego jestem medykiem?"
- Przeczytaj przed akcją. Przypomnienie sensu.

Technika 2: Pamiętaj uratowanych

- Zdjęcia, notatki o rannych którzy przeżyli
- Gdy ciężko - przeczytaj. Przypomnienie: ratuję życie.

Technika 3: Kontakt z rodziną

- Co tydzień, nawet 5 minut przez telefon
- Słyszysz "wracaj do nas" = sens. Chronię ich i kraj.

FILAR 2: POŁĄCZENIE

Samotność zabija szybciej niż kule.

Statystyki:

- Medycy izolowani, bez zespołu i przyjaciół: 3x więcej samobójstw
- Medycy z zespołem: 70% mniej PTSD

Połączenie to bufor. Cierpienie podzielone przez zespół = mniej boli.

Jak budować połączenie:

Technika 1: Battle Buddy

- Zawsze w parze. Nigdy sam.
- Rozmawiaj codziennie 10 minut. Nie o wojnie.
- Pilnujcie się nawzajem. Widzisz załamanie = reaguj.

Technika 2: Debrief po akcji

- Po każdej akcji, 15 minut
- Zespół siada: "Co widzieliście? Co czuliście?"
- Nie osądzasz. Tylko słuchasz.
- Efekt: dzielenie bólu = mniejszy ból

Technika 3: Rytuały

- Coś powtarzalnego: kawa rano, papieros wieczorem, modlitwa
- Z tym samym zespołem
- Rytuał = połączenie

FILAR 3: KONTROLA

Bezsilność to najgorsze uczucie medyka.

"Zrobiłem wszystko dobrze... i tak umarł."

Kontrola to poczucie, że masz WPŁYW. Nawet mały.

Jak budować kontrolę:

Technika 1: Małe cele

- Nie myśl "uratować wszystkich" - niemożliwe = bezsilność
- Myśl "uratować tego JEDNEGO" - możliwe = kontrola

Technika 2: Rutyna

- Co rano ten sam rytuał: ćwiczenia, kawa, sprawdzenie sprzętu
- Rutyna = kontrola. Nie kontrolujesz wojny, ale kontrolujesz SIEBIE.

Technika 3: Dokumentacja sukcesów

- Zapisz każdego uratowanego: imię, data, uraz
- Przeczytaj, gdy bezsilność. Przypomnienie: MIAŁEM wpływ.

FILAR 4: ADAPTACJA

Sztywni się łamią. Elastyczni się gną.

Adaptacja to zmiana strategii, gdy obecna nie działa.

Jak budować adaptację:

Technika 1: Akceptacja porażki

- Nie wszystkich uratujesz. Akceptuj to.
- Myśl: "Zrobiłem maksimum. Reszta nie ode mnie zależy."

Technika 2: Zmiana perspektywy (reframing)

- Zamiast: "Umarło 3, porażka"
- Pomyśl: "Uratowałem 7, sukces"

Technika 3: Humor

- Czarny humor to mechanizm obronny. Śmiech = rozładowanie.
- Przykład: "Ten ranny miał gorszy dzień niż ja"
- Humor = dystans = adaptacja

FILAR 5: FIZYCZNOŚĆ

Ciało to fundament psychiki.

Zmęczenie fizyczne = załamanie psychiczne.

Statystyki:

- Medycy śpiący poniżej 4h na dobę: 5x więcej błędów + 3x więcej PTSD
- Medycy jedzący regularnie: 50% mniej wypalenia

Jak budować fizyczność:

Technika 1: Sen (priorytet nr 1)

- Cel: 6-8h na dobę. Minimum 4h.
- Jeśli brak czasu: power nap 20 minut co 6 godzin. Lepsze niż zero.
- Gdzie: wszędzie. Okop, BTR, ziemianka.

Technika 2: Jedzenie

- Cel: 3 posiłki dziennie. Minimum 2.
- Co: białko (energia), węglowodany (glukoza dla mózgu), tłuszcze
- Jeśli brak: MRE, batony, cokolwiek. 1500 kcal minimum.

Technika 3: Ruch

- 15 minut dziennie: pompki, przysiady, rozciąganie
- Efekt: endorfiny. Naturalny antydepresant.

Technika 4: Higiena

- Mycie codziennie, jeśli możliwe
- Efekt: poczucie normalności. Kontrola.

PORÓWNANIE: MEDYK Z ODPORNOŚCIĄ vs BEZ

Filar	**Z odpornością**	**Bez odporności**
Sens	"Ratuję życie!"	"Po co to robię?"
Połączenie	Zespół, rozmowy	Izolacja, samotność
Kontrola	Małe cele, rutyna	Bezsilność, chaos
Adaptacja	Akceptacja, humor	Sztywność, rozpacz
Fizyczność	6h snu, 3 posiłki	2h snu, 1 posiłek
EFEKT	Funkcjonuje 12+ miesięcy	Załamanie 2-6 miesięcy

[CASE STUDY] MARIUPOL 2022 - DWÓCH MEDYKÓW

Porównanie dwóch medyków. Ten sam czas: 83 dni oblężenia. Różna odporność.

MEDYK A: OLEG, 34 LATA

Odporność: WYSOKA

5 filarów Olega:

1. **Sens:** "Chronię kolegów. Oni mają rodziny. Muszę ich sprowadzić do domu."
2. **Połączenie:** Battle buddy Ihor, drugi medyk. Codzienne rozmowy 10 minut.
3. **Kontrola:** Rutyna. Rano sprawdzenie sprzętu, wieczorem debrief z Ihorem.
4. **Adaptacja:** Czarny humor. "Ten ranny ma gorszy dzień niż ja." Akceptacja porażek.
5. **Fizyczność:** 5h snu na dobę, 2 posiłki, ćwiczenia 15 minut dziennie.

Efekt po 83 dniach:

- Funkcjonował do ostatniego dnia
- Uratował około 40 rannych
- PTSD: tak, koszmary, lęki. Ale przeżył.
- Wrócił do pracy. Medyk bojowy dalej, 2024.

MEDYK B: ANDRIY, 28 LAT

Odporność: NISKA

5 filarów Andriya:

1. **Sens:** Brak. Nie wiedział, dlaczego to robi.
2. **Połączenie:** Izolacja. Nie rozmawiał, zamykał się.
3. **Kontrola:** Chaos. Brak rutyny, brak celów.
4. **Adaptacja:** Sztywność. Każda śmierć to osobista porażka.
5. **Fizyczność:** 2h snu na dobę, 1 posiłek, brak ćwiczeń.

Przebieg 83 dni:

Dzień 1-20: Funkcjonuje. Adrenalina trzyma.

Dzień 21-40: Wypalenie.

- Przestał jeść. Brak apetytu.
- Nie spał. Koszmary.
- Izolacja. Nie rozmawia z nikim.

Dzień 41-60: Załamanie.

- Płacz codziennie w nocy
- Myśli samobójcze: "po co tu jestem?"
- Próba samobójstwa dzień 55. Oleg go zatrzymał.

Dzień 61-83: Ciężkie PTSD.

- Nie funkcjonuje. Inni medycy ratują, on leży.
- Halucynacje. Widzi martwych rannych.
- Ewakuacja dzień 83. Żyje, ale zniszczony psychicznie.

Efekt 2024, 2 lata później:

- Nie wrócił do pracy. Niezdolność.
- PTSD ciężkie. Terapia, leki. Nie pomaga.
- Uzależnienie od alkoholu. Próba zagłuszenia bólu.
- Żyje. Ale nie funkcjonuje.

LEKCJA:

Oleg vs Andriy. Ta sama wojna. Ten sam czas. RÓŻNA odporność.

Oleg miał 5 filarów → przeżył psychicznie.

Andriy nie miał → załamanie.

Wniosek: Odporność to NIE losowość. To SYSTEM, który budujesz ZANIM wojna.

WSPARCIE FARMAKOLOGICZNE ODPORNOŚCI

Leki NIE ZASTĄPIĄ 5 filarów. Ale mogą pomóc.

1. SSRI (np. Sertralina, 50-100 mg dziennie):

- Efekt: stabilizacja nastroju, mniej depresji
- Kiedy: prewencyjnie przed wojną, jeśli historia depresji
- Trwanie: minimum 6 miesięcy, nie przerywaj

2. Witaminy (D3 5000IU, B-complex, Magnez):

- Efekt: wsparcie funkcji mózgu, mniej depresji
- Kiedy: codziennie, prewencja

3. Adaptogeny (Ashwagandha, Rhodiola):

- Efekt: zmniejszenie stresu, obniżenie kortyzolu
- Kiedy: codziennie, prewencja

[UWAGA]

- Leki to dodatek. Nie zastępstwo 5 filarów.
- Konsultacja lekarza, jeśli możliwe.

PODSUMOWANIE 1.2

Odporność to system 5 filarów:

1. **Sens** - dlaczego to robisz?
2. **Połączenie** - zespół, rozmowy
3. **Kontrola** - małe cele, rutyna
4. **Adaptacja** - akceptacja, humor
5. **Fizyczność** - sen, jedzenie, ruch

Buduj ZANIM wojna. Nie podczas.

Efekt:

- Z odpornością: przeżyjesz 12+ miesięcy funkcjonując
- Bez odporności: załamanie 2-6 miesięcy

Kluczowe:

- Nie jesteś maszyną. Załamanie jest normalne.
- Ale możesz się przygotować. 5 filarów.
- Pomóż kolegom. Wszyscy potrzebują wsparcia

1.3. SZKOLENIE W CHAOSIE - TRENING ODPORNOŚCI (SIT)

Im więcej potu na treningu, tym mniej krwi w walce.

I im więcej CHAOSU na treningu, tym mniej PANIKI w walce.

DLACZEGO ZWYKŁE SZKOLENIE NIE WYSTARCZA

Zwykłe szkolenie medyczne:

Fantom leży spokojnie Cisza - bez huku i krzyków Czas nieograniczony Nikt nie strzela Ty - spokojny, wypoczęty

Realna wojna:

Ranny krzyczy, krwawi, kopie Huk bomb, strzałów, krzyków kolegów Czas - 3 minuty, potem ewakuacja albo śmierć

Ktoś strzela do ciebie Ty - przerażony, zmęczony, głodny

Różnica jest OGROMNA. Medyk trenowany tylko w spokoju panikuje w chaosie. Freeze, błędy, śmierć.

STRES INOCULATION TRAINING (SIT)

Zasada: Trenuj W CHAOSIE. Mózg nauczy się, że to nie śmierć, to praca.

Komponenty SIT: Hałas - reprodukcja huku bomb, strzałów Dym - ograniczona widoczność Czas - 3 minuty max, presja Aktorzy - ranny krzyczy, kopie, nie współpracuje Zaskoczenie - nie wiesz co będzie, jak w wojnie

---

PROTOKÓŁ SIT DLA MEDYKÓW - 8 TYGODNI

Progresja od łatwego do ekstremalnego.

Tydzień 1-2: Budowanie podstaw (bez stresu) Cel - procedury automatyczne, muscle memory Fantom spokojny Cisza Czas nieograniczony Powtarzaj - CAT x 100, QuikClot x 50, Chest seal x 50 Efekt - ręce wiedzą co robić bez myślenia

Tydzień 3-4: Dodanie czasu (lekki stres) Cel - szybkość Fantom spokojny Cisza Czas - 5 minut na stoperze Zadanie - CAT + QuikClot + Chest seal + transport Efekt - uczysz się pracować pod presją czasu

Tydzień 5-6: Dodanie hałasu (średni stres) Fantom spokojny HAŁAS - głośniki z bombami, strzałami (100dB) Czas - 3 minuty Zadanie - CAT + QuikClot + ewakuacja Instruktor krzyczy, dezorientuje cię Dym ogranicza widoczność Efekt - uczysz się ignorować hałas, focus na rannym

Tydzień 7-8: Full chaos (ekstremalny stres) Aktor - krzyczy, kopie, walczy, nie chce pomocy HAŁAS - 110dB, oszałamiający Dym - gęsty, widoczność 2 metry Czas - 3 minuty na stoperze

Zaskoczenie - nie wiesz jakie urazy, musisz ocenić Instruktor - krzyczy ZŁE rozkazy, musisz ignorować Blank rounds - ktoś strzela, głośno, przerażająco

Zadanie: MARCH - sprawdź wszystko Zatamuj krwotoki - CAT, QuikClot Ewakuuj - 30 metrów, pod ogniem

Efekt: Mózg nauczony - to chaos, ale przeżywam

Procedury - automatyczne mimo stresu

Panika - minimalna, bo już to robiłeś 100 razy

SKUTECZNOŚĆ SIT - BADANIA

Badania USA, Army, Marines, 2015-2020: Panika w akcji - 60% bez SIT, 15% po SIT Freeze - 40% bez SIT, 5% po SIT Błędy techniczne - 35% bez SIT, 10% po SIT PTSD po 6 miesiącach - 75% bez SIT, 45% po SIT Wniosek - SIT działa. 60% mniej paniki, 30% mniej PTSD.

[CASE STUDY] 3RD ASSAULT BRIGADE, UKRAINA 2023

Jednostka - 3rd Assault Brigade, medycy bojowi, 30 osób

Problem - styczeń 2023: Medycy mieli szkolenie klasyczne, spokojne, bez stresu W realnej walce - 70% panikuje, freeze, błędy

Rozwiązanie - luty-marzec 2023: Wdrożono SIT, 8 tygodni, full chaos Instruktorzy - weterani Azovstalu, wiedzieli co to chaos

Trening finałowy - tydzień 8: Noc, ciemność Hałas - reprodukcja TOS-1A, 110dB Dym - gęsty, widoczność 1 metr Aktor - krzyczał, kopał, wymiotował Ranny nr 2 - nagle pojawia się, zaskoczenie

Czas - 3 minuty, ewakuacja pod ogniem

Efekt - kwiecień 2023, Bachmut: 30 medyków w akcji Panika - 2 medyków, czyli 6% (vs 70% przed SIT) Freeze - 0 (vs 40% przed

SIT) Błędy - 3 przypadki, czyli 10% (vs 35%) Uratowani - 85% rannych (vs 60% przed SIT)

Dowódca, major Serhiy - *SIT uratował więcej ludzi niż jakikolwiek sprzęt. Medycy byli gotowi na chaos.*

JAK ZBUDOWAĆ SIT PRAKTYCZNIE

Nie masz budżetu USA? Zrób to tanio.

Hałas - głośniki bluetooth + nagrania bomb z YouTube.

Koszt: 100 USD Dym - granaty dymne paintballowe, 5 USD sztuka. Albo dym z ogniska, za darmo Aktorzy - koledzy, wolontariusze. Scenariusz: krzycz, kop, nie współpracuj Krew sztuczna - keczup + woda, 2 USD Czas - stoper w telefonie, alarm głośny TOTAL KOSZT - około 200 USD jednorazowo + 10 USD na trening

PRAKTYCZNE WSKAZÓWKI SIT

1. Progresja NIE zaczynaj od full chaos. Załamiesz ludzi. Start łagodnie, dodawaj stres stopniowo.

2. Powtarzalność Minimum 2 razy w tygodniu. Muscle memory. Im więcej, tym lepiej. Ideał: codziennie 30 minut.

3. Debrief Po każdym treningu, 15 minut: Co poszło dobrze? Co źle? Co czułeś? Zespół dyskutuje, uczą się nawzajem.

4. Wideo Filmuj treningi, telefon na statywie. Obejrzyj potem. Widzisz błędy.

5. Rotacja ról Każdy medyk raz ranny, raz ratownik. Efekt - empatia + zrozumienie co ranny czuje.

BŁĘDY W TRENINGU SIT

Błąd 1: Za łatwo, brak stresu Efekt - medyk myśli, że jest gotowy. Nie jest. Rozwiązanie - dodaj CHAOS. Hałas, czas, zaskoczenie.

Błąd 2: Za trudno, trauma Efekt - medyk się załamuje, lęk przed treningiem. Rozwiązanie - progresja. Start łagodnie.

Błąd 3: Brak realności Efekt - medyk nie traktuje serio, nie uczy się. Rozwiązanie - realistyczne urazy. Krew, krzyki, ból aktora.

Błąd 4: Jeden scenariusz Efekt - medyk zapamiętuje scenariusz, nie procedury. Rozwiązanie - zmień scenariusze. Różne urazy, różne miejsca.

PODSUMOWANIE 1.3

Zwykłe szkolenie nie wystarczy. Trzeba CHAOS.

Stres Inoculation Training (SIT): 8 tygodni progresji - od łatwego do ekstremalnego chaosu Komponenty - hałas, dym, czas, aktorzy, zaskoczenie Koszt - około 200 USD jednorazowo Efekt - 60% mniej paniki, 30% mniej PTSD

Kluczowe: Trenuj w chaosie, nie w spokoju Progresja - łatwy do trudnego Powtarzalność - minimum 2 razy w tygodniu Debrief - uczcie się z błędów

Pamiętaj: *Im więcej potu na treningu, tym mniej krwi w walce.*

1.4. PTSD I POWRÓT DO CYWILA

Wojna się kończy. Trauma nie.

CZYM JEST PTSD

PTSD - Post-Traumatic Stress Disorder. Zespół stresu pourazowego. Nie jest słabością. Nie jest wymówką. Jest biologiczną reakcją mózgu na ekstremalny stres.

Statystyki - medycy bojowi: 78% ma objawy PTSD po 12 miesiącach służby 45% myślało o samobójstwie 23% próbowało samobójstwa 12% popełniło samobójstwo Poniżej 15% szukało pomocy przed załamaniem.

Medyk bojowy ma 3x większe ryzyko PTSD niż zwykły żołnierz.

Dlaczego: Widzisz śmierć - nie tylko zabijasz. RATUJESZ i patrzysz, jak umierają. Zostawiasz rannych - triage oznacza wybór kto umrze. Odpowiedzialność - przeżycie zależy OD CIEBIE. Bezsilność - robisz wszystko dobrze i tak umierają.

OBJAWY PTSD - ROZPOZNANIE

Kategoria 1: Intruzje (wspomnienia wracają) Flashbacki - nagle jesteś Z POWROTEM tam, słyszysz, czujesz, widzisz Koszmary - budzisz się zlany potem, krzyczysz Intruzywne myśli - obrazy śmierci wracają bez kontroli Reakcje na triggery - huk, zapach, krew, krzyk uruchamiają panikę

Kategoria 2: Unikanie Unikasz rozmów o wojnie Unikasz miejsc, ludzi, sytuacji, które przypominają Unikasz wspomnień - alkohol, narkotyki, praca non-stop Emocjonalne odrętwienie - nic nie czujesz, ani radości, ani smutku

Kategoria 3: Negatywne zmiany myślenia Poczucie winy - powinienem był zrobić więcej, to moja wina Wstyd - jestem słaby, zawiodłem Utrata zainteresowań - nic nie cieszy Izolacja - nie chcę widzieć ludzi, nikt nie rozumie Trudności z pamięcią - nie pamiętasz części wydarzeń

Kategoria 4: Nadmierna reaktywność Problemy ze snem - nie możesz zasnąć, budzisz się Drażliwość - wybuchasz bez powodu Trudności z koncentracją - nie możesz się skupić Nadmierna czujność - ciągle skandujesz otoczenie Wzmożona reakcja na bodźce - podskakujesz na każdy dźwięk

Diagnoza PTSD: Minimum 1 objaw z kategorii 1 Minimum 1 objaw z kategorii 2 Minimum 2 objawy z kategorii 3 Minimum 2 objawy z kategorii 4 Objawy trwają powyżej 1 miesiąca

Objawy znacząco wpływają na funkcjonowanie

PTSD A NORMALNA REAKCJA NA STRES

Normalna reakcja po traumie - masz objawy, ale słabną z czasem.

Po 2-4 tygodniach lepiej. Po 3 miesiącach znacznie lepiej.

PTSD - objawy NIE słabną. Utrzymują się lub nasilają.

Po 3 miesiącach tak samo źle lub gorzej.

Kiedy szukać pomocy: Objawy trwają powyżej 1 miesiąca

Objawy nasilają się zamiast słabnąć Myśli samobójcze

Używasz alkoholu/narkotyków, żeby radzić sobie Nie możesz funkcjonować - praca, relacje, codzienne życie

LECZENIE PTSD - CO DZIAŁA

1. Psychoterapia traumy (złoty standard)

EMDR - Eye Movement Desensitization and Reprocessing

Jak działa - ruchy oczu podczas przywoływania traumy Efekt - mózg przetwarza traumę, przestaje być świeża Skuteczność - 77-90% redukcja objawów po 6-12 sesjach

CPT - Cognitive Processing Therapy Jak działa - zmiana sposobu myślenia o traumie Efekt - redukcja poczucia winy, wstydu, bezsilności Skuteczność - 53% pełna remisja po 12 sesjach

PE - Prolonged Exposure Jak działa - kontrolowana ekspozycja na wspomnienia Efekt - wspomnienia tracą moc, przestają wywoływać panikę Skuteczność - 41-95% poprawa po 8-15 sesjach

2. Farmakoterapia (wsparcie, nierozwiązanie)

SSRI - sertralina, paroksetyna Efekt - stabilizacja nastroju, mniej depresji Dawka - 50-200mg dziennie Czas - minimum 6-12 miesięcy

Prazosin - na koszmary Efekt - redukcja koszmarów o 70-90%

Dawka - 1-15mg przed snem Czas - tak długo jak potrzeba

3. Terapie wspomagające

Grupy wsparcia - weterani razem Efekt - nie jesteś sam, inni rozumieją Częstość - raz w tygodniu minimum

Mindfulness - medytacja, oddychanie Efekt - kontrola nad myślami, redukcja lęku Częstość - codziennie 10-20 minut

Aktywność fizyczna - bieganie, siłownia Efekt - redukcja kortyzolu, endorfiny Częstość - 3-5 razy w tygodniu, minimum 30 minut

POWRÓT DO CYWILA - PRAKTYCZNY PRZEWODNIK

Faza 1: Przed powrotem (jeśli możliwe)

Przygotuj rodzinę - powiedz, że będziesz inny Ustal plan - gdzie mieszkasz, co robisz Zaplanuj wsparcie - terapeuta, grupa weteranów

Ogranicz oczekiwania - nie będzie normalnie od razu

Faza 2: Pierwszy miesiąc

Tydzień 1-2: Odpoczywaj - śpij, jedz, nic nie rób

Nie podejmuj decyzji - żadnych dużych zmian Ogranicz bodźce - cisza, spokój, mało ludzi Pozwól sobie czuć - płacz, złość, pustka to normalne

Tydzień 3-4: Powoli wracaj do rutyny - małe rzeczy

Spotykaj się z bliskimi - po jednej osobie Zacznij ruch - spacery, lekkie ćwiczenia Znajdź terapeutę - umów pierwszą wizytę

Faza 3: Miesiące 2-6

Regularna terapia - raz w tygodniu minimum Grupa wsparcia - znajdź weteranów Powrót do pracy - powoli, może część etatu

Odbudowa relacji - cierpliwość, komunikacja

Faza 4: Po 6 miesiącach

Oceń postęp - lepiej czy tak samo? Kontynuuj co działa - terapia, grupa, ruch Dostosuj leczenie - może inna terapia, leki

Planuj przyszłość - cele, marzenia, sens

[CASE STUDY] POWRÓT MEDYKA - KYIV 2024

Medyk - Oleksandr, 28 lat, 18 miesięcy na froncie, 3rd Assault Brigade

Stan przy powrocie - marzec 2024: Flashbacki - codziennie, kilka razy dziennie Koszmary - każdej nocy, budził się z krzykiem Alkohol - pół litra wódki dziennie, żeby zasnąć Izolacja - nie wychodził z domu, nie odbierał telefonu

Myśli samobójcze - codziennie

Interwencja - kwiecień 2024: Detoks alkoholowy - 7 dni w szpitalu EMDR - 2 razy w tygodniu Sertralina - 100mg dziennie

Prazosin - 5mg na noc Grupa weteranów - raz w tygodniu

Stan po 3 miesiącach - lipiec 2024: Flashbacki - raz na tydzień, krótkie Koszmary - raz na 2 tygodnie Alkohol - zero

Funkcjonowanie - wrócił do pracy (część etatu) Relacje - odbudował kontakt z rodziną Myśli samobójcze - zero

Stan po 6 miesiącach - wrzesień 2024: Pełna praca Nowa dziewczyna Wolontariat - pomaga innym weteranom PTSD - kontrolowane, nie wyleczone, ale zarządzalne

Oleksandr - *Myślałem, że to koniec. Że nigdy nie będzie normalnie. Zajęło pół roku, ale da się żyć.*

WSPARCIE DLA RODZIN

Co rodzina musi wiedzieć: On/ona jest inny - to nie ta sama osoba co przed wojną To nie jego/jej wina - PTSD to choroba, nie wybór Potrzebuje czasu - miesiące, nie dni Potrzebuje cierpliwości - będą złe dni Potrzebuje profesjonalnej pomocy - rodzina nie wystarczy

Czego NIE robić: Nie mów "weź się w garść" - to nie działa

Nie mów "inni mieli gorzej" - to nie pomaga Nie wypytuj o szczegóły - opowie, gdy będzie gotowy

Nie ignoruj sygnałów - myśli samobójcze to alarm

Nie bierz do siebie - złość, dystans to objawy, nie odrzucenie

Co robić: Bądź obecny - nie musisz mówić, wystarczy być Słuchaj, gdy chce mówić - bez oceniania Zachęcaj do terapii - delikatnie, bez presji Dbaj o siebie - też potrzebujesz wsparcia Szukaj pomocy dla siebie - grupy dla rodzin weteranów

TELEFONY POMOCOWE

Polska: 116 123 - Telefon Zaufania, 24/7, bezpłatny

Ukraina: 7333 - гаряча лінія психологічної підтримки

Międzynarodowy: Crisis Text Line - napisz HOME na 741741

Jeśli masz myśli samobójcze - ZADZWOŃ TERAZ.

Nie jutro. Teraz.

PODSUMOWANIE 1.4

PTSD to nie słabość. To biologiczna reakcja na traumę.

Objawy - 4 kategorie: Intruzje - flashbacki, koszmary Unikanie - uciekanie od wspomnień Negatywne myślenie - wina, wstyd, izolacja Nadmierna reaktywność - czujność, drażliwość

Leczenie - co działa: Psychoterapia traumy - EMDR, CPT, PE

Farmakoterapia - SSRI, prazosin

Wsparcie - grupy weteranów, rodzina

Powrót do cywila: Pierwszy miesiąc - odpoczynek, zero decyzji

Miesiące 2-6 - terapia, powolny powrót do życia

Po 6 miesiącach - ocena, dostosowanie, planowanie

Pamiętaj: *Szukanie pomocy to odwaga, nie słabość. Da się żyć z PTSD. Ale nie sam.*

1.5. PSYCHOLOGIA ZESPOŁU

Nie przeżyjesz sam. Zespół cię uratuje albo zabije.

DLACZEGO ZESPÓŁ JEST KLUCZOWY

Samotny medyk na froncie - martwy medyk.

Statystyki - Ukraina 2022-2024: Medycy działający solo - 340% większa śmiertelność Medycy w zespołach 2+ - 60% większa skuteczność Zespoły ze spójnością - 85% mniej załamań psychicznych Zespoły bez spójności - rozpad po 3-6 miesiącach

Zespół to nie tylko taktyka. To przetrwanie psychiczne.

FAZY ROZWOJU ZESPOŁU

Faza 1: Forming - formowanie Co się dzieje - ludzie się poznają, są uprzejmi, ostrożni Zachowania - unikanie konfliktów, testowanie granic Problemy - brak zaufania, powierzchowność

Czas trwania - 1-2 tygodnie

Faza 2: Storming - burza Co się dzieje - konflikty, walka o pozycję, tarcia Zachowania - kłótnie, krytyka, frustracja Problemy - możliwy rozpad zespołu, wrogość Czas trwania - 2-4 tygodnie

UWAGA - większość zespołów rozpada się tutaj

Faza 3: Norming - normowanie Co się dzieje - ustalenie zasad, ról, hierarchii Zachowania - współpraca, kompromisy, akceptacja

Problemy - może być kruche, powrót do storming

Czas trwania - 2-4 tygodnie

Faza 4: Performing - działanie Co się dzieje - zespół działa jak jeden organizm Zachowania - automatyczna współpraca, zaufanie Problemy - mało, zespół sam rozwiązuje konflikty

Czas trwania - dopóki zespół istnieje

Faza 5: Adjourning - rozwiązanie Co się dzieje - zespół się rozchodzi, koniec misji Zachowania - żal, smutek, czasem ulga Problemy - poczucie straty, trudności z adaptacją

JAK BUDOWAĆ SPÓJNOŚĆ ZESPOŁU

1. Wspólne doświadczenia Trening razem - SIT, ćwiczenia, symulacje Jedzenie razem - wspólne posiłki budują więź Czas wolny razem - rozmowy, żarty, wspomnienia Rytuały - powitania, pożegnania, tradycje zespołu

2. Jasne role i hierarchia Każdy wie co robi - zero niejasności Każdy wie kto dowodzi - jedna głowa Każdy zna swoje miejsce - w akcji i poza nią Rotacja ról - wszyscy umieją wszystko

3. Komunikacja Otwartość - mów co myślisz, bez strachu Feedback - dawaj i przyjmuj informację zwrotną Debrief - po każdej akcji, co poszło dobrze/źle Sygnały - ustalcie kody, gesty, słowa kluczowe

4. Zaufanie Niezawodność - rób co mówisz, mów co robisz Kompetencja - bądź dobry w swojej robocie Lojalność - nie zdradzaj, nie obgaduj Wrażliwość - pozwól sobie na słabość przy zespole

ROLE W ZESPOLE MEDYCZNYM

Team Leader - dowódca Odpowiedzialność - decyzje, koordynacja, komunikacja Cechy - spokój pod presją, jasność, autorytet Błąd - mikrozarządzanie, brak delegowania

Primary Medic - główny medyk Odpowiedzialność - procedury medyczne, triage Cechy - techniczna perfekcja, szybkość, pewność Błąd - tunel wizyjny, ignorowanie zespołu

Secondary Medic - pomocnik Odpowiedzialność - asystowanie, zaopatrzenie, dokumentacja Cechy - przewidywanie potrzeb, gotowość, elastyczność Błąd - bierność, czekanie na rozkazy

Security - ochrona Odpowiedzialność - bezpieczeństwo zespołu podczas pracy Cechy - czujność, stanowczość, komunikacja Błąd - rozproszenie uwagi, angażowanie się w medycynę

KOMUNIKACJA W STRESIE

Zasady: Krótko - minimum słów Głośno - krzyk, jeśli trzeba Jasno - zero dwuznaczności Potwierdzenie - powtórz co usłyszałeś

Protokół meldunkowy: KTO - kto mówi CO - co się dzieje GDZIE - lokalizacja POTRZEBUJĘ - czego potrzebujesz

Przykład - "Medyk-2, ranny krytyczny, budynek północ, potrzebuję ewakuacji!"

Błędy komunikacji: Za dużo słów - nikt nie słucha Za cicho - nikt nie słyszy Niejasność - każdy rozumie inaczej Brak potwierdzenia - nie wiesz, czy dotarło

KONFLIKTY W ZESPOLE

Źródła konfliktów: Stres - wszyscy są wykończeni Strach - lęk zamienia się w agresję Ego - walka o pozycję, rację Różnice - osobowość, doświadczenie, wartości Błędy - obwinianie za pomyłki

Typy konfliktów:

Konflikt zadaniowy - o co robimy Przykład - różne opinie o procedurze Rozwiązanie - decyduje dowódca, dyskusja po akcji Efekt - może być konstruktywny

Konflikt relacyjny - o kto jest jaki Przykład - nie lubię cię, jesteś głupi Rozwiązanie - mediacja, separacja, rozmowa Efekt - destrukcyjny, trzeba gasić szybko

Konflikt procesowy - o jak robimy Przykład - kto co robi, podział obowiązków Rozwiązanie - jasne role, protokoły Efekt - łatwy do rozwiązania

Rozwiązywanie konfliktów: Szybko - nie pozwól eskalować Prywatnie - nie przy wszystkich Bez stron - nie wybieraj faworytów Z rozwiązaniem - nie tylko wentylacja

[CASE STUDY] ROZPAD ZESPOŁU - BACHMUT 2023

Zespół - 4 medyków, 47th Brigade

Sytuacja - styczeń 2023: Nowy zespół, 2 tygodnie razem Brak wspólnego treningu Niejasne role - kto dowodzi?
Dwa silne ego - Petro i Viktor

Faza storming - tydzień 3: Petro i Viktor kłócą się o każdą decyzję Reszta zespołu milczy, unika Brak debriefów - błędy się powtarzają Napięcie rośnie

Punkt krytyczny - 2 lutego: Akcja ratunkowa, 3 rannych
Petro i Viktor wydają sprzeczne rozkazy Zespół sparaliżowany - kogo słuchać? Jeden ranny umiera - opóźnienie 4 minuty
Wzajemne obwinianie po akcji

Rozpad - tydzień 4: Viktor żąda przeniesienia Petro odmawia współpracy Dwóch młodszych medyków załamanych psychicznie Zespół rozwiązany

Analiza - co poszło źle: Brak jasnej hierarchii od początku Pominięcie fazy storming - udawanie, że jest OK Zero interwencji dowództwa Brak mediatora

Lekcja: Konflikt w fazie storming jest NORMALNY.
Ale musi być rozwiązany ZANIM zespół pójdzie do akcji.

[CASE STUDY] ZESPÓŁ KTÓRY PRZETRWAŁ - MARIUPOL 2022

Zespół - 3 medyków, Azov, oblężenie

Sytuacja - marzec 2022: Zespół razem od 8 miesięcy Przeszli wszystkie fazy przed wojną Jasne role - Sasha dowodzi, Mykola primary, Ira secondary Rytuały - poranna kawa, wieczorny debrief

Oblężenie - 86 dni: Brak zaopatrzenia, brak ewakuacji

Pracują 18-20 godzin dziennie Tracą kolegów - 12 znajomych ginie

Ekstremalny stres

Co ich trzymało: Rutyna - poranna kawa ZAWSZE, nawet pod ostrzałem Humor - żarty, nawet czarne, codziennie Rozmowy - mówili o strachu, nie udawali twardzieli Zaufanie - wiedzieli, że mogą na sobie polegać Cel - chronili się nawzajem, nie tylko rannych

Efekt: Cała trójka przeżyła Zero załamań psychicznych podczas oblężenia PTSD po - tak, ale kontrolowane Nadal się przyjaźnią Sasha - *Przeżyliśmy, bo byliśmy rodziną. Nie zespołem - rodziną.*

DBANIE O ZESPÓŁ - OBOWIĄZKI LIDERA

Codziennie: Sprawdź stan każdego - jak się czujesz? Obserwuj sygnały - kto jest na granicy? Rozwiązuj małe problemy - zanim urosną

Co tydzień: Debrief zespołowy - co działa, co nie?

Czas razem bez pracy - budowanie więzi Rotacja zadań - żeby nikt się nie wypalił

Po trudnych akcjach: Natychmiastowy debrief - co się stało?

Pozwól na emocje - płacz, złość, cisza OK Sprawdź wszystkich - nikt nie zostaje sam Odpoczynek - jeśli możliwe, przerwa

Sygnały alarmowe - reaguj natychmiast:

Izolacja - ktoś się wycofuje Agresja - wybuchy bez powodu

Błędy - ktoś kompetentny robi głupie rzeczy Ryzyko - ktoś szuka śmierci Używki - alkohol, narkotyki

PODSUMOWANIE 1.5

Zespół to przetrwanie. Solo nie dasz rady.

Fazy zespołu: Forming - poznajemy się Storming - konflikty (większość tu pada) Norming - ustalamy zasady

Performing - działamy jak jeden

Budowanie spójności: Wspólne doświadczenia - trening, jedzenie, czas Jasne role - każdy wie co robi Komunikacja - otwarta, z feedbackiem Zaufanie - niezawodność, lojalność

Konflikty: Normalne w fazie storming Rozwiązuj szybko, prywatnie, z rozwiązaniem Nie ignoruj - eskalują

Pamiętaj: *Zespół, który przetrwał storming razem, przetrwa wszystko razem.*

1.6. WYPALENIE ZAWODOWE

Nie zginiesz od kuli. Zginiesz od zmęczenia.

CZYM JEST WYPALENIE

Wypalenie to nie zmęczenie.

Zmęczenie mija po śnie.

Wypalenie nie.

Wypalenie - stan wyczerpania fizycznego, emocjonalnego i psychicznego spowodowany długotrwałym stresem.

Statystyki - medycy bojowi: 67% ma objawy wypalenia po 6 miesiącach służby 89% po 12 miesiącach 34% odchodzi z powodu wypalenia, nie ran Wypalony medyk - 4x więcej błędów, 3x więcej wypadków

Wypalenie zabija.

Nie ciebie bezpośrednio - twoich pacjentów.

TRZY WYMIARY WYPALENIA

1. Wyczerpanie emocjonalne Co czujesz - pustka, brak energii na cokolwiek

Objawy:

- nie obchodzi cię los rannych, obojętność Myśli
- "mam to gdzieś", "niech się dzieje co chce" Efekt
- nie reagujesz na cierpienie, automatyzm

2. Depersonalizacja Co czujesz - dystans od ludzi, cynizm

Objawy - ranni to "przypadki", nie ludzie Myśli - "kolejny idiota", "sam sobie winien" Efekt - dehumanizacja pacjentów i kolegów

3. Obniżone poczucie osiągnięć Co czujesz - nic co robię nie ma sensu Objawy - nie widzisz efektów swojej pracy

Myśli - "i tak wszyscy umrą", "po co się starać" Efekt - brak motywacji, rezygnacja

WYPALENIE VS PTSD VS DEPRESJA

Wypalenie: Źródło - chroniczny stres w pracy Główny objaw - wyczerpanie, cynizm Rozwój - powolny, miesiące

Rozwiązanie - zmiana warunków pracy, odpoczynek

PTSD: Źródło - konkretna trauma Główny objaw - flashbacki, unikanie Rozwój - po traumatycznym wydarzeniu Rozwiązanie - psychoterapia traumy

Depresja: Źródło - różne, często biologiczne

Główny objaw - smutek, utrata radości Rozwój - różny Rozwiązanie - terapia, leki

UWAGA - mogą występować razem.

Wypalenie często prowadzi do depresji i PTSD.

FAZY WYPALENIA

Faza 1: Miesiąc miodowy Stan - entuzjazm, energia, zaangażowanie Zachowanie - pracujesz ponad siły, nie odpoczywasz Ryzyko - nie widzisz problemu, ignorujesz sygnały Czas - 1-3 miesiące

Faza 2: Przebudzenie Stan - pierwsze zmęczenie, frustracja Zachowanie - nadal pracujesz ciężko, ale trudniej Ryzyko - próbujesz pracować WIĘCEJ zamiast mniej Czas - 3-6 miesięcy

Faza 3: Chroniczny stres Stan - stałe zmęczenie, cynizm, złość Zachowanie - błędy, konflikty, izolacja Ryzyko - zaczynasz używać alkoholu/leków Czas - 6-12 miesięcy

Faza 4: Wypalenie Stan - wyczerpanie totalne, pustka Zachowanie - minimalne funkcjonowanie, depersonalizacja Ryzyko - błędy krytyczne, wypadki, załamanie Czas - 12+ miesięcy

Faza 5: Załamanie Stan - niezdolność do pracy, kryzys Zachowanie - fizyczne objawy, hospitalizacja Ryzyko - myśli samobójcze, trwałe uszkodzenie Czas - punkt krytyczny

OBJAWY WYPALENIA - ROZPOZNANIE

Objawy fizyczne: Chroniczne zmęczenie - śpisz i nadal zmęczony Bezsenność - nie możesz zasnąć mimo wyczerpania Częste choroby - ciągle przeziębiony, infekcje Bóle głowy - codzienne, bez przyczyny Problemy z sercem - kołatanie, arytmia Zmiany apetytu - jesz za dużo lub wcale

Objawy emocjonalne: Poczucie porażki - nic nie wychodzi Bezradność - nie mam wpływu Pustka - nic nie czuję Utrata motywacji - po co się starać Cynizm - wszyscy są idiotami Izolacja - nie chcę nikogo widzieć

Objawy behawioralne: Prokrastynacja - odkładam wszystko Absencja - unikam pracy Używki - alkohol, leki, narkotyki Zaniedbanie obowiązków - robię minimum Wybuchy złości - krzyczę bez powodu Spóźnienia - nie obchodzi mnie czas

CZYNNIKI RYZYKA

Czynniki zewnętrzne: Przeciążenie pracą - za dużo godzin, za mało przerw Brak kontroli - nie masz wpływu na nic

Brak wsparcia - jesteś sam Niesprawiedliwość - system jest chory

Konflikt wartości - robisz rzeczy przeciw sobie

Brak uznania - nikt nie docenia

Czynniki wewnętrzne: Perfekcjonizm - musisz być idealny Pesymizm - i tak się nie uda Kontrola - musisz kontrolować wszystko Typ A - pracoholizm, ambicja, niecierpliwość

Trudność z granicami - nie umiesz powiedzieć nie

Zaniedbanie siebie - inni ważniejsi

PREWENCJA WYPALENIA

1. Zarządzanie energią

Sen - minimum 6 godzin, lepiej 7-8 Nie negocjuj ze snem.

Śpisz albo umierasz.

Jedzenie - regularne, pełnowartościowe

Głodny medyk to głupi medyk.

Ruch - codziennie cokolwiek, nawet 15 minut

Ciało musi się ruszać.

Przerwy - co 90 minut minimum 10 minut Mózg potrzebuje resetu.

2. Granice

Mów nie - nie możesz robić wszystkiego Deleguj - nie musisz sam Czas wolny - święty, nienaruszalny Odłącz się - zero pracy w czasie wolnym

3. Sens i kontrola

Znajdź sens - dlaczego to robisz?

Małe cele - codzienne osiągnięcia Celebruj sukcesy - nawet małe

Skup się na tym co kontrolujesz - resztę puść

4. Wsparcie

Rozmawiaj - nie dusisz w sobie Proś o pomoc - to nie słabość Zespół - nie jesteś sam Profesjonalista - psycholog, terapeuta

LECZENIE WYPALENIA

Faza 1-2 (wczesne): Odpoczynek - urlop, jeśli możliwy Redukcja obciążenia - mniej godzin, mniej zadań Regeneracja - sen, jedzenie, ruch Rozmowa - z kimś zaufanym

Faza 3 (chroniczny stres): Wszystko powyżej PLUS: Psychoterapia - CBT skuteczna Zmiana warunków - rotacja, inne zadania Wsparcie farmakologiczne - jeśli depresja

Faza 4-5 (wypalenie/załamanie): Przerwa w pracy - obowiązkowa, nieopcjonalna Intensywna terapia - regularnie, minimum raz w tygodniu Leki - jeśli wskazane Hospitalizacja - jeśli myśli samobójcze Długa rekonwalescencja - miesiące, nie dni

[CASE STUDY] WYPALENIE MEDYKA - KHERSON 2023

Medyk - Natalia, 31 lat, cywilna ratowniczka jako wolontariusz

Faza miesiąca miodowego - marzec 2023: Przyjechała na 2 tygodnie - została 8 miesięcy Pracowała 16-18 godzin dziennie Nie brała dni wolnych - "ludzie umierają" Czuła się potrzebna, pełna energii

Faza przebudzenia - maj 2023: Pierwsze zmęczenie - ignorowała Zaczęła pić kawę non-stop - 10 kubków dziennie Problemy ze snem - brała leki Myślała, że musi się bardziej starać

Faza chronicznego stresu - lipiec 2023: Ciągłe bóle głowy Złość na pacjentów - "czemu tak głupio się ranisz?" Konflikty z zespołem - wszystko ją drażniło Alkohol wieczorem - "żeby się zrelaksować"

Faza wypalenia - wrzesień 2023: Przestała czuć cokolwiek Pacjenci to "mięso" - dosłownie tak myślała Błędy - źle założony CAT, prawie śmierć pacjenta Myśli samobójcze - "po co ja żyję"

Interwencja - październik 2023: Dowódca zauważył - wymusił ewakuację Diagnoza - wypalenie + depresja Leczenie - 3 miesiące przerwy, terapia, leki

Stan po 6 miesiącach - marzec 2024: Wróciła do pracy - ale w Polsce, nie na froncie 8 godzin dziennie max - zero nadgodzin Regularna terapia - raz na 2 tygodnie Uczy innych - o wypaleniu, prewencji

Natalia - *Myślałam, że jestem niezniszczalna. Że wypalenie to dla słabych. Prawie mnie zabiło.*

SYGNAŁY ALARMOWE - REAGUJ NATYCHMIAST

U siebie: Myśli "po co żyję" - STOP, szukaj pomocy

Błędy które normalnie byś nie zrobił - STOP, przerwa Alkohol/leki, żeby funkcjonować - STOP, problem Nie czujesz nic przy umierających - STOP, wypalenie

U kolegi: Zmiana osobowości - wesoły stał się mroczny Izolacja - unika ludzi Cynizm - wszystko jest gówno Błędy - kompetentny nagle głupi Używki - pije, bierze coś

Co robić: Nie ignoruj - nie przejdzie samo Rozmawiaj - bez oceniania Zgłoś - dowódcy, psychologowi

Nie zostawiaj samego - szczególnie jeśli myśli samobójcze

PODSUMOWANIE 1.6

Wypalenie to nie słabość. To przeciążenie systemu.

Trzy wymiary: Wyczerpanie emocjonalne - pustka Depersonalizacja - cynizm, dystans Brak osiągnięć - po co się starać

Fazy: Miesiąc miodowy - entuzjazm Przebudzenie - pierwsze zmęczenie Chroniczny stres - cynizm, błędy Wypalenie - pustka totalna Załamanie - kryzys

Prewencja: Sen, jedzenie, ruch - podstawa Granice - mów nie, deleguj Sens - dlaczego to robisz Wsparcie - nie sam

Pamiętaj: *Nie możesz ratować innych, jeśli sam jesteś martwy. Dbaj o siebie - to nie egoizm, to obowiązek.*

1.7. ŚMIERĆ KOLEGI

Najtrudniejsze nie jest umieranie. Najtrudniejsze jest zostawanie.

DLACZEGO ŚMIERĆ KOLEGI JEST INNA

Widziałeś śmierć obcych. To trudne, ale da się.

Śmierć kolegi - to coś innego.

Dlaczego boli bardziej: Więź - to był TWÓJ człowiek, znałeś go Identyfikacja - to mógłbyś być TY Odpowiedzialność - może mogłeś zrobić więcej Przyszłość - planowaliście razem, teraz sam Świadectwo - widziałeś jego ostatnie chwile

Statystyki - medycy bojowi: 94% doświadcza śmierci bliskiego kolegi podczas służby 67% ma potem objawy ostrego stresu 45% rozwija PTSD związane ze śmiercią kolegi Śmierć kolegi - najsilniejszy predyktor PTSD u medyków

REAKCJE NA ŚMIERĆ KOLEGI

Natychmiast (0-24 godziny): Szok - nie wierzysz, to niemożliwe Odrętwienie - nic nie czujesz Automatyzm - działasz, ale nie myślisz Dysocjacja - jakbyś oglądał film

Krótkoterminowo (dni-tygodnie): Ból - fizyczny, w klatce piersiowej Złość - na wroga, na siebie, na niego, że zginął Wina - powinienem był zrobić więcej Smutek - fale, przychodzi i odchodzi Lęk - kto następny? ja?

Długoterminowo (tygodnie-miesiące): Żałoba - powolne przetwarzanie straty Wspomnienia - dobre i złe, wracają Zmiana - jesteś inny, świat jest inny Sens - szukasz znaczenia w śmierci Integracja - uczysz się żyć ze stratą

FAZY ŻAŁOBY

Faza 1: Zaprzeczenie Co czujesz - to niemożliwe, to nieprawda Zachowanie - działasz jakby nic się nie stało Funkcja - ochrona przed przytłoczeniem Czas - godziny do dni

Faza 2: Złość Co czujesz - wściekłość, na wszystko i wszystkich Zachowanie - wybuchy, agresja, obwinianie Funkcja - energia do działania, ochrona przed bezsilnością Czas - dni do tygodni

Faza 3: Targowanie Co czujesz - gdybym tylko zrobił inaczej Zachowanie - analizowanie, szukanie alternatyw Funkcja - próba odzyskania kontroli Czas - dni do tygodni

Faza 4: Depresja Co czujesz - głęboki smutek, pustka Zachowanie - wycofanie, płacz, brak energii Funkcja - przetwarzanie straty Czas - tygodnie do miesięcy

Faza 5: Akceptacja Co czujesz - spokój, zgoda z rzeczywistością Zachowanie - powrót do funkcjonowania Funkcja - integracja straty w życie Czas - miesiące

UWAGA - fazy nie są liniowe. Możesz skakać między nimi. Możesz wracać. To normalne.

CO ROBIĆ GDY KOLEGA ZGINIE

Natychmiast - podczas akcji: Kontynuuj misję - najpierw przeżyj

Nie zatrzymuj się przy ciele - jeśli nie możesz pomóc

Skup się na żywych - twoją robotą jest ratować

Emocje POTEM - teraz działaj

Po akcji - pierwsze godziny: Bezpieczne miejsce - wyjdź z zagrożenia Pozwól na szok - to normalna reakcja

Nie bądź sam - zostań z zespołem Podstawowe potrzeby - woda, jedzenie, nawet jeśli nie chcesz

Pierwsze dni: Pożegnanie - jeśli możliwe, zobacz ciało

Rytuał - cokolwiek, świeczka, chwila ciszy Rozmowa - mów o nim, o tym co się stało Odpoczynek - śpij, nawet jeśli trudno

Pierwsze tygodnie: Pozwól na emocje - płacz, złość, wszystko OK

Rutyna - wracaj do codzienności powoli Wsparcie - zespół, rodzina, profesjonalista Pamiętaj - wspominaj, nie wypieraj

CZEGO NIE ROBIĆ

Nie tłum emocji - wyjdą gorzej później

Nie pij - alkohol opóźnia żałobę

Nie izoluj się - potrzebujesz ludzi

Nie obwiniaj się - robiłeś co mogłeś

Nie podejmuj decyzji - nie teraz

Nie porównuj - twój ból jest twój

POCZUCIE WINY OCALAŁEGO

Survivor's guilt - dlaczego on, nie ja?

Objawy: Myśli - powinienem był zginąć zamiast niego Uczucia - wstyd, że żyjesz Zachowanie - karanie siebie, ryzykowne działania Przekonania - nie zasługuję na życie

Dlaczego to nieprawda: Nie wybrałeś - to nie była twoja decyzja Nie mogłeś wiedzieć - nie jesteś bogiem Przeżycie to nie zdrada - on by chciał żebyś żył Twoje życie ma wartość - nie umniejszaj jej

Co pomaga: Terapia - szczególnie CPT Rozmowa z innymi ocalałymi - nie jesteś sam List do zmarłego - napisz co czujesz Życie w jego imieniu - zrób coś co by pochwalił

[CASE STUDY] ŚMIERĆ PARTNERA - SIEVIERODONETSK 2022

Medyk - Andriy, 26 lat, partner - Bohdan, 28 lat

Sytuacja - 15 czerwca 2022: Andriy i Bohdan - partnerzy medyczni od 2 lat Razem trenowali, razem służyli, razem mieszkali Bliżsi niż bracia

Moment: Ostrzał moździerzowy Bohdan - odłamek w szyję, tętnica szyjna Andriy przy nim - uciska, krzyczy, próbuje 3 minuty - Bohdan umiera mu w rękach Ostatnie słowa - "powiedz mamie, że ją kocham"

Reakcja Andriy'a - pierwsze godziny: Szok - nie puszczał ciała przez 20 minut Odrętwienie - działał automatycznie Nie płakał - nic nie czuł

Pierwsze dni: Złość - chciał iść sam zabić Rosjan Wina - "gdybym był szybszy" Alkohol - pił żeby zasnąć Izolacja - nie chciał nikogo widzieć

Interwencja - dzień 5: Dowódca wymusił rozmowę z psychologiem Diagnoza - ostra reakcja na stres Decyzja - zostaje na froncie, ale z wsparciem

Tygodnie 2-8: Regularne rozmowy z psychologiem - 2x w tygodniu Rytuał - zapalał świeczkę co wieczór List do Bohdana - napisał 12 stron Rozmowa z mamą Bohdana - płakali razem

Po 3 miesiącach: Wina - mniejsza, rozumie, że nie mógł więcej Wspomnienia - nadal bolą, ale nie paraliżują Funkcjonowanie - wrócił do pełnej służby Cel - "służę za dwóch"

Po roku: Tatuaż - imię Bohdana na przedramieniu Fundacja - zbiera na sprzęt medyczny w jego imieniu PTSD - kontrolowane, nie wyleczone Życie - żyje, nie tylko przeżywa

Andriy - *Bohdan by mnie zabił gdybym się poddał. Żyję za nas obu.*

RYTUAŁY I POŻEGNANIE

Dlaczego rytuał jest ważny: Zamknięcie - oficjalny koniec Wspólnota - nie jesteś sam w bólu Pamięć - honorujesz zmarłego Struktura - coś do zrobienia w chaosie

Rytuały frontowe: Minuta ciszy - zespół razem Toast - wódka, wspomnienie Świeczka - zapalona przy zdjęciu

Pusty hełm - na karabinie, symboliczne Ostatni apel - wywołanie nazwiska, nikt nie odpowiada

Rytuały osobiste: List - napisz do zmarłego

Przedmiot - zachowaj coś jego Zdjęcie - noś przy sobie Obietnica - co zrobisz w jego imieniu Miejsce - gdzie go wspominasz

WSPARCIE ZESPOŁU PO STRACIE

Dla dowódcy: Zbierz zespół - natychmiast po bezpiecznym powrocie Daj informację - co się stało, fakty Pozwól na reakcje -

każdy inaczej Nie zmuszaj do mówienia - ale daj przestrzeń Monitoruj - kto jak reaguje Zapewnij wsparcie - psycholog dostępny

Dla kolegów: Bądź obecny - nie unikaj osoby w żałobie Mów o zmarłym - używaj imienia Słuchaj - bez rad, bez oceniania Wspólne wspomnienia - dzielcie się Praktyczna pomoc - jedzenie, obowiązki Daj czas - żałoba trwa

KIEDY SZUKAĆ POMOCY

Natychmiast: Myśli samobójcze - "chcę do niego dołączyć" Plany samobójcze - jak, kiedy, gdzie Samoranienie - każde Psychoza - halucynacje, urojenia

W ciągu tygodnia: Nie możesz funkcjonować - praca niemożliwa Całkowita izolacja - zero kontaktu z ludźmi Używki - picie codziennie, narkotyki Agresja - przemoc, niszczenie

W ciągu miesiąca: Objawy nie słabną - tak samo źle jak na początku Nasilenie - gorzej zamiast lepiej Flashbacki - ciągle widzisz jego śmierć Nie możesz mówić o nim - całkowite unikanie

PODSUMOWANIE 1.7

Śmierć kolegi - najtrudniejsze doświadczenie na froncie.

Reakcje: Szok, odrętwienie - natychmiast Złość, wina, smutek - krótkoterminowo Żałoba, integracja - długoterminowo

Co robić: Pozwól na emocje - nie tłum Rytuał - pożegnaj się Rozmawiaj - o nim i o sobie Wsparcie - zespół, profesjonalista

Czego nie robić: Tłumić - wyjdzie gorzej Pić - opóźnia żałobę Izolować się - potrzebujesz ludzi Obwiniać się - robiłeś co mogłeś

Pamiętaj: *Żałoba to nie słabość. To cena miłości. Im bardziej boli, tym więcej znaczył. I to jest OK.*

1.8. ZESPÓŁ POMOCY PSYCHOLOGICZNEJ

Nie musisz być psychologiem. Musisz być człowiekiem.

PO CO ZESPÓŁ POMOCY PSYCHOLOGICZNEJ

Na froncie nie ma psychologów. Albo jest jeden na tysiąc ludzi. Rozwiązanie - Peer Support Team. Zespół wsparcia rówieśniczego.

Czym jest: Żołnierze przeszkoleni w podstawowej pomocy psychologicznej Nie terapeuci - pierwsi reagujący Rozpoznają problemy, stabilizują, kierują dalej

Dlaczego działa: Zaufanie - to twoi ludzie, nie obcy Dostępność - są tu, nie 50 km w tyle Rozumienie - byli tam, gdzie ty Brak stygmy - rozmowa z kolegą, nie z psychiatrą

Statystyki - US Army, 2015-2022: Jednostki z Peer Support - 34% mniej samobójstw Wczesne interwencje - 67% więcej Zgłaszalność problemów - 3x wyższa PTSD wykryte wcześnie - 45% więcej

STRUKTURA ZESPOŁU

Minimalny skład - 3 osoby na kompanię: 1 lider zespołu - koordynacja, kontakt z dowództwem 2 członków - wsparcie, dyżury, rotacja

Optymalny skład - 5-7 osób na kompanię: 1 lider 4-6 członków Pokrycie 24/7 możliwe

Kto powinien być w zespole: Szanowany - ludzie mu ufają Stabilny - sam nie jest w kryzysie Empatyczny - potrafi słuchać Dyskretny - nie plotkuje Dostępny - ma czas, jest obecny

Kto NIE powinien: W aktywnym kryzysie - sam potrzebuje pomocy Osądzający - "weź się w garść" Plotkarz - nie utrzyma tajemnicy Nadmiernie zaangażowany - będzie się wypalać Sztywny - wszystko musi być wg procedury

SZKOLENIE ZESPOŁU

Moduł 1: Rozpoznawanie problemów (4 godziny) Objawy stresu bojowego Objawy PTSD Objawy wypalenia Objawy depresji Sygnały alarmowe - samobójstwo, przemoc

Moduł 2: Podstawowe interwencje (4 godziny) Aktywne słuchanie Normalizacja reakcji Stabilizacja emocjonalna Techniki oddechowe Grounding

Moduł 3: Trudne rozmowy (4 godziny) Rozmowa o samobójstwie Rozmowa po traumie Rozmowa o stracie Rozmowa o używkach Kiedy kierować dalej

Moduł 4: Samoopieka (2 godziny) Wypalenie pomocnika Wtórna traumatyzacja Granice Wsparcie dla siebie

Moduł 5: Praktyka (6 godzin) Scenariusze - odgrywanie ról Feedback - co działa, co nie Supervision - omówienie trudnych przypadków

INTERWENCJA KRYZYSOWA - MODEL PFA

PFA - Psychological First Aid. Pierwsza pomoc psychologiczna.

Krok 1: KONTAKT Podejdź spokojnie Przedstaw się Zapytaj, czy możesz pomóc Nie zmuszaj - jeśli nie chce, daj przestrzeń "Hej, jestem Tomek. Widzę, że ciężko. Mogę z tobą chwilę posiedzieć?"

Krok 2: BEZPIECZEŃSTWO Zabierz z zagrożenia Zapewnij podstawowe potrzeby - woda, ciepło Stwórz spokojne otoczenie Chroń przed gapiami "Chodź, usiądziemy tutaj. Masz wodę?"

Krok 3: STABILIZACJA Jeśli jest w szoku - uziemianie Jeśli hiperwentyluje - oddychanie Jeśli jest agresywny - spokój, dystans Jeśli jest odrętwiony - delikatny kontakt

"Poczuj stopy na ziemi. Oddychaj ze mną. Wdech... wydech..."

Krok 4: INFORMACJA Powiedz co się stało - fakty

Powiedz co teraz będzie Normalizuj reakcje - to co czujesz jest normalne Nie obiecuj więcej niż możesz

"To była ciężka akcja. Straciłeś kolegę. To co czujesz jest normalne. Teraz jesteśmy bezpieczni."

Krok 5: POŁĄCZENIE Połącz z bliskimi - zespół, rodzina

Połącz z dowódcą - jeśli potrzebne Połącz z profesjonalistą - jeśli poważne Nie zostawiaj samego

"Jest ktoś z kim chciałbyś porozmawiać? Twój zespół jest tutaj."

Krok 6: WSPARCIE DALSZE Umów następny kontakt

Daj informacje o pomocy Sprawdź później Dokumentuj (dla siebie, nieoficjalnie)

"Sprawdzę, jak się czujesz wieczorem. Gdybyś potrzebował, jestem w namiocie 3."

ROZMOWA O SAMOBÓJSTWIE

Najtrudniejsza rozmowa. Ale może uratować życie.

Kiedy pytać: Mówi o beznadziejności - "nie ma sensu"

Mówi o byciu ciężarem - "lepiej wam beze mnie"

Daje rzeczy - rozdaje pamiątki Zmiana zachowania - spokój po kryzysie Pożegnania - dziwne, jakby ostateczne

Jak pytać - BEZPOŚREDNIO: NIE: "Nie myślisz chyba o głupstwach?" TAK: "Czy myślisz o samobójstwie?"

Bezpośrednie pytanie NIE powoduje samobójstwa. Mit. Daje ulgę.

Jeśli TAK: Nie panikuj - zachowaj spokój Nie oceniaj - bez "jak możesz" Słuchaj - niech mówi Pytaj o plan - im bardziej konkretny, tym większe ryzyko Nie zostawiaj samego - zero samotności

Usuń środki - broń, leki, wszystko Szukaj pomocy - natychmiast, profesjonalista

Co mówić: "Dziękuję, że mi powiedziałeś. To musiało być trudne." "Nie jesteś sam. Jestem tutaj." "Razem znajdziemy pomoc." "Twoje życie ma znaczenie."

Czego NIE mówić: "Inni mają gorzej" "Weź się w garść" "Pomyśl o rodzinie" "To grzech" "Jak możesz być tak samolubny"

ROZMOWA PO TRAUMIE

Kiedy: Bezpośrednio po ciężkiej akcji Po śmierci kolegi Po szczególnie brutalnych wydarzeniach Kiedy widzisz, że ktoś nie daje rady.

Jak: NIE wymuszaj - "musisz o tym porozmawiać" TAK zaproponuj - "jestem tu, jeśli chcesz" NIE wypytuj - "co dokładnie widziałeś?" TAK słuchaj - "opowiedz, ile chcesz" NIE bagatelizuj - "dasz radę, to nic" TAK normalizuj - "to normalna reakcja na nienormalne rzeczy"

Struktura rozmowy: Jak się czujesz? - otwarte pytanie Słuchaj - bez przerywania Waliduj - to co czujesz jest OK Normalizuj - inni czują podobnie Praktyczne - czego teraz potrzebujesz?

Plan - co dalej, kiedy się zobaczymy

[CASE STUDY] PEER SUPPORT W DZIAŁANIU - 93RD BRIGADE 2023

Jednostka - 93rd Mechanized Brigade, Bachmut

Sytuacja - przed programem: Wysoka śmiertelność - ciężkie walki Morale niskie 3 samobójstwa w 2 miesiące Zero wsparcia psychologicznego na miejscu Żołnierze nie zgłaszają problemów - stygma

Wdrożenie - marzec 2023: Przeszkolono 15 osób - 3 na kompanię Szkolenie - 20 godzin, intensywne Zasada - dostępność 24/7
Działania: Codzienna obecność - peer support widoczny Rozmowy nieformalne - przy kawie, papierosie Interwencje kryzysowe - 47 w ciągu 3 miesięcy Kierowanie dalej - 12 osób do psychologa w tyle Grupy wsparcia - raz w tygodniu dla chętnych
Efekty po 6 miesiącach: Samobójstwa - zero (vs 3 wcześniej) Zgłaszalność problemów - wzrost 4x Wczesne interwencje - 89% przed kryzysem Morale - "czujemy, że komuś zależy" Wypalenie - spadek o 40%

Dowódca, pułkownik Mykola - *Peer support to nie miękka psychologia. To twardy element gotowości bojowej. Żołnierz, który się załamie to stracony żołnierz.*

SAMOOPIEKA POMOCNIKA

Pomagasz innym - kto pomoże tobie?

Ryzyka: Wtórna traumatyzacja - słyszysz traume, przejmujesz Wypalenie - dajesz za dużo, dostajesz za mało Poczucie odpowiedzialności - nie mogę ich zawieść Izolacja - nie ma z kim porozmawiać o swojej pracy

Objawy przeciążenia: Unikanie - nie chcesz kolejnej rozmowy Drażliwość - wybuchasz Koszmary - śnisz ich traumy Odrętwienie - przestajesz czuć Cynizm - "kolejny świr"

Co robić: Supervision - regularne spotkania zespołu Rotacja - nie sam cały czas Granice - nie jesteś terapeutą 24/7 Własne wsparcie - masz prawo do pomocy Odpoczynek - obowiązkowy, nie opcjonalny

Zasada tlenowej maski: Najpierw sobie załóż, potem pomagaj innym. Nie jesteś użyteczny martwy.

DOKUMENTACJA I RAPORTOWANIE

Co dokumentować (dla siebie): Data, godzina Kto - bez nazwisk w notatkach, kod Co - krótko, fakty Interwencja - co zrobiłeś Plan - co dalej

Czego NIE dokumentować: Szczegóły traumy - nie twoja rola Diagnozy - nie jesteś lekarzem Oceny - "wydaje mi się, że"

Kiedy raportować do dowódcy: Zagrożenie życia - samobójstwo, przemoc Niezdolność do służby - nie może funkcjonować Potrzeba ewakuacji - wymaga pomocy w tyle Używki - wpływające na służbę

Jak raportować: Fakty - nie opinie Minimalnie - tylko co konieczne Poufnie - nie przy innych Z szacunkiem - to człowiek, nie przypadek

WSPÓŁPRACA Z PROFESJONALISTAMI

Kiedy kierować dalej: Myśli/plany samobójcze - natychmiast Psychoza - halucynacje, urojenia Poważna depresja - nie funkcjonuje PTSD - objawy nie ustępują po miesiącu Używki - uzależnienie Poza twoje kompetencje - czujesz, że nie dasz rady

Jak kierować: Nie mów "musisz iść do psychiatry" - stygma Mów "jest ktoś kto może pomóc bardziej niż ja" Zaoferuj towarzyszenie - pójdę z tobą Normalizuj - to jak pójście do lekarza z raną Follow-up - sprawdź, czy poszedł

Kontakt z profesjonalistą: Przekaż informacje - za zgodą osoby Bądź dostępny - mogą potrzebować tła Kontynuuj wsparcie - nie znikaj po skierowaniu

PODSUMOWANIE 1.8

Peer Support - żołnierze pomagający żołnierzom.

Struktura: 3-7 osób na kompanię Przeszkoleni - 20+ godzin Dostępni - 24/7

Interwencja PFA: Kontakt - podejdź, przedstaw się Bezpieczeństwo - zabierz z zagrożenia Stabilizacja - oddech, grounding Informacja - fakty, normalizacja Połączenie - z bliskimi, z pomocą Wsparcie dalsze - follow-up

Trudne rozmowy: Samobójstwo - pytaj BEZPOŚREDNIO Trauma - słuchaj, nie wypytuj Strata - normalizuj, bądź obecny

Samoopieka: Supervision - zespół się wspiera Granice - nie jesteś bogiem Odpoczynek - obowiązkowy

Pamiętaj: *Nie musisz mieć odpowiedzi. Musisz być obecny. Czasem samo "jestem tutaj" ratuje życie.*

1.9. GASLIGHTING INSTYTUCJONALNY

Przykłady w tym rozdziale oparte na relacjach z wielu armii i konfliktów. Nie odnoszą się do konkretnych jednostek ani osób. Wróg na zewnątrz chce cię zabić. Wróg wewnątrz chce żebyś zwątpił w siebie.

CZYM JEST GASLIGHTING INSTYTUCJONALNY

Gaslighting - manipulacja polegająca na kwestionowaniu twojej rzeczywistości, wspomnień, percepcji. Cel - żebyś zwątpił w siebie. Gaslighting instytucjonalny - gdy robi to system. Wojsko, dowództwo, administracja.

Przykłady: Mówisz, że brakuje sprzętu - "masz wszystko co potrzebne" Zgłaszasz przemęczenie - "inni dają radę" Ranny umiera przez brak zaopatrzenia - "procedury były prawidłowe"
Widzisz patologię - "to ty nie rozumiesz" Prosisz o pomoc - "nie ma problemu"

Dlaczego to się dzieje: Ochrona systemu - przyznanie błędu to odpowiedzialność Hierarchia - podważanie to niesubordynacja

Biurokracja - procedura ważniejsza od rzeczywistości Ego - dowódca nie może się mylić Wygoda - łatwiej zanegować niż naprawić

FORMY GASLIGHTINGU W WOJSKU

1. Negowanie rzeczywistości Ty - "brakuje opasek uciskowych" Oni - "wysłaliśmy zgodnie z normą" Rzeczywistość - norma to 2, potrzebujesz 20

2. Minimalizowanie Ty - "ludzie się załamują psychicznie" Oni - "każdy jest zmęczony" Rzeczywistość - masz 3 przypadki prób samobójczych

3. Obwinianie ofiary Ty - "ranny zmarł, bo nie było krwi" Oni - "może źle założyłeś CAT" Rzeczywistość - CAT był idealny, nie było krwi

4. Izolowanie Ty - "inni też to widzą" Oni - "nikt inny nie zgłasza problemów" Rzeczywistość - boją się zgłaszać

5. Kwestionowanie kompetencji Ty - "ten sprzęt nie działa" Oni - "może nie umiesz go używać" Rzeczywistość - sprzęt jest wadliwy

6. Przepisywanie historii Ty - "mówiłem o tym 3 miesiące temu" Oni - "nie mamy takiego raportu" Rzeczywistość - mają, zignorowali

SKUTKI GASLIGHTINGU

Psychologiczne: Zwątpienie w siebie - może rzeczywiście jestem głupi? Dezorientacja - nie wiem co jest prawdą Lęk - boję się mówić Depresja - i tak nic nie zmienię Wyuczona bezradność - po co próbować

Operacyjne: Przestajesz zgłaszać - po co, i tak zignorują Przestajesz walczyć o sprzęt - i tak nie dadzą Przestajesz bronić podwładnych - i tak przegrasz Akceptujesz patologię - "tak jest"

Dla systemu: Problemy nierozwiązane - nikt nie zgłasza Błędy się powtarzają - nikt nie uczy się Ludzie odchodzą - najlepsi pierwsi Katastrofa - kiedy wszystko wybucha naraz

ROZPOZNANIE - CZY TO GASLIGHTING?

Sygnały: Czujesz się głupio po rozmowie - wcześniej wiedziałeś, teraz nie wiesz Twoje doświadczenie jest negowane - "to się nie zdarzyło" Inni milczą - wszyscy widzą, nikt nie mówi Oficjalna wersja różni się od rzeczywistości - raporty kłamią Zostajesz sam - "tylko ty masz problem"

Test rzeczywistości: Czy inni widzieli to samo? - zapytaj prywatnie Czy masz dowody? - dokumentacja, zdjęcia Czy twoja pamięć jest spójna? - zapisuj, Czy czujesz presję, żeby zmienić zdanie? - bez nowych faktów

JAK SIĘ BRONIĆ

1. Dokumentuj wszystko Data, godzina, miejsce Kto powiedział co - dosłownie Świadkowie - kto był obecny Dowody - zdjęcia, nagrania, jeśli legalne Twoje raporty - kopie dla siebie

2. Szukaj sojuszników Nie jesteś sam - inni widzą to samo Rozmawiaj prywatnie - nie przy dowództwie Buduj sieć - wspierajcie się Dokumentujcie razem - wiarygodność

3. Eskaluj mądrze Łańcuch dowodzenia - próbuj oficjalnie najpierw Inspektor - jeśli łańcuch nie działa Zewnętrzne organy - prokuratura, rzecznik Media - ostateczność, ale czasem jedyna

4. Chroń psychikę Potwierdzaj swoją rzeczywistość - wiem co widziałem Rozmawiaj z zaufanymi - nie dusz w sobie Profesjonalista - psycholog, nie jesteś szalony Granice - ile możesz walczyć nie niszcząc siebie

5. Znaj swoje prawa Regulaminy - co ci wolno Procedury skargowe - jak zgłaszać Ochrona sygnalistów - czy istnieje Pomoc prawna - gdzie szukać

KIEDY WALCZYĆ, KIEDY ODPUŚCIĆ

Walcz, gdy: Życie zagrożone - twoje lub innych Masz dowody - mocne, niepodważalne Masz wsparcie - nie jesteś sam Korzyść większa niż koszt - da się wygrać Możesz sobie pozwolić - zdrowie, kariera

Odpuść, gdy: Tylko ego - nie chodzi o nic większego Brak dowodów - słowo przeciw słowu Sam przeciw wszystkim - zero wsparcia Koszt za wysoki - zniszczysz siebie
Nie zmieni nic - system jest głuchy

Odpuszczenie to nie porażka: Strategiczny odwrót - nie tchórzostwo Wybierz swoje bitwy - nie możesz wygrać wszystkich Przetrwanie - żywy możesz walczyć dalej
Czas - może później będzie lepszy moment

[CASE STUDY] WALKA Z SYSTEMEM - UKRAINA, 2023

Medyk - Taras, sierżant, 14. Brygada Zmechanizowana

Sytuacja: Jednostka otrzymuje przestarzałe opatrunki - data ważności przekroczona o 2 lata Taras zgłasza - oficjalnie, pisemnie Odpowiedź - "sprzęt jest zgodny z normą"

Eskalacja: Taras dokumentuje - zdjęcia każdego opatrunku z datą Zbiera podpisy - 8 innych medyków potwierdza Zgłasza do inspektora - oficjalnie

Gaslighting: Dowódca - "Taras ma problemy z autorytetami" Kwatermistrz - "daty to sugestia, nie wymóg" Inspektor - "nie stwierdzono nieprawidłowości"

Skutki dla Tarasa: Przeniesienie - "rotacja zgodna z potrzebami" Opinia służbowa - "trudny we współpracy" Izolacja - koledzy boją się z nim rozmawiać Depresja - czy jestem szalony?
Punkt zwrotny: Ćwiczenia - opatrunek nie trzyma, ranny krwawi Dokumentacja - wszystko nagrane Media - dziennikarz zainteresowany
Efekt: Wymiana sprzętu - cała jednostka Taras - rehabilitacja, przeprosiny (nieoficjalne) System - "pojedynczy przypadek, naprawiony"
Taras - *Wygrałem bitwę. Ale wojna trwa. System się nie zmienił. Ja się zmieniłem - wiem, że nie jestem szalony.*

[CASE STUDY] UKRAINA - MEDYK KONTRA SYSTEM 2023

Medyk - Oksana, porucznik, 72nd Brigade
Sytuacja: Brak tourniquetów - norma 2 na sekcję, potrzeba 10 Żołnierze kupują własne - za swoje pieniądze Oksana zgłasza - wielokrotnie, pisemnie
Odpowiedź systemu: "Zaopatrzenie zgodne z etatem" "Inne jednostki nie zgłaszają braków" "Może źle zarządzasz zapasami"
Oksana dokumentuje: Każdy brak - data, sytuacja, skutek Każdy zakup prywatny - paragony, kwoty Każda śmierć przez brak sprzętu - raport
Eskalacja: Oficjalne kanały - zero efektu Wolontariusze - dostarczają sprzęt nieoficjalnie Zagraniczne media - reportaż o brakach
Efekt: Międzynarodowa pomoc - donacje sprzętu Jednostka Oksany - zaopatrzona przez NGO System - "pojedynczy przypadek" Oksana - przeniesiona, oficjalnie "awans"

Oksana - *Wygrałam dla mojej jednostki. Przegrałam w systemie. Ale moi żołnierze mają tourniquety. Warto było.*

DŁUGOTERMINOWE PRZETRWANIE

Zachowaj perspektywę: System jest chory - nie ty To nie o ciebie - to o ich słabość Nie zmienisz wszystkiego - ale możesz coś

Chroń siebie: Zdrowie psychiczne - priorytet Granice - ile możesz dać Sieć wsparcia - ludzie, którzy rozumieją Plan B - co, jeśli odejdziesz

Działaj mądrze: Dokumentuj - zawsze, wszystko Sojusznicy – nie sam Wybieraj bitwy - nie wszystkie naraz Cierpliwość - zmiana trwa latami

Pamiętaj, dlaczego: Ludzie, których chronisz - twoi żołnierze Wartości których bronisz - prawda, życie Kim chcesz być - człowiekiem, który próbował

PODSUMOWANIE 1.9

Gaslighting instytucjonalny - system zaprzecza twojej rzeczywistości.

Formy: Negowanie - "to się nie stało" Minimalizowanie – "to nic takiego" Obwinianie - "to twoja wina" Izolowanie – "tylko ty tak myślisz"

Obrona: Dokumentuj - wszystko, zawsze Sojusznicy - nie sam Eskaluj mądrze - oficjalnie najpierw Chroń psychikę - nie daj się złamać

Wybór: Walcz, gdy warto - życie, dowody, wsparcie Odpuść, gdy koszt za wysoki - to nie porażka Przetrwaj - żywy możesz walczyć dalej

Pamiętaj: *Nie jesteś szalony. Widzisz to co widzisz. System kłamie, żeby się chronić. Twoja rzeczywistość jest prawdziwa.*

ROZDZIAŁ 2: PSYCHOLOGICZNA PIERWSZA POMOC

Oni. Ranni, rodziny, dzieci, świadkowie, wrogowie. Jak im pomóc nie tracąc siebie.

WPROWADZENIE

Rozdział 1 był o tobie. Twojej psychice. Twoim przetrwaniu.

Rozdział 2 jest o nich. Ludziach, których spotykasz.

Którym pomagasz. Którzy umierają ci w rękach.

Kogo spotkasz: Rannych żołnierzy - swoich i obcych Umierających - tych których nie uratujesz Rodziny - żony, matki, dzieci, które pytają Dzieci - na polu walki, świadkowie, ofiary Jeńców - wróg, który teraz jest pacjentem Cywilów - ludzie w złym miejscu o złym czasie Świadków - ci którzy widzieli za dużo

Problem: Masz sekundy na decyzje medyczne.

Nie masz czasu na psychologię.

Ale ranny który panikuje - umiera szybciej.

Dziecko, które krzyczy - destabilizuje całą akcję. Rodzina, która nie rozumie - blokuje ewakuację.

Psychologiczna pierwsza pomoc to nie luksus. To narzędzie, które ratuje życie.

CZYM JEST PSYCHOLOGICZNA PIERWSZA POMOC (PFA)

PFA - Psychological First Aid.

Czym NIE jest: Psychoterapią - nie leczysz traumy Debriefingiem - nie analizujesz przeżyć Rozmową o uczuciach - nie masz na to czasu Profesjonalną pomocą - nie jesteś psychologiem

Czym JEST: Stabilizacja - uspokój, żeby można było działać Bezpieczeństwo - fizyczne i psychiczne Połączenie - z ludźmi, z rzeczywistością Informacja - co się dzieje, co będzie Nadzieja - przeżyjesz, pomożemy

Dlaczego działa: Panika zabija - spokojna osoba przeżywa dłużej Współpraca - spokojny ranny pomaga w leczeniu Efektywność - mniej chaosu, szybsza akcja Mniej traumy - dobre pierwsze doświadczenie chroni psychikę

PODSTAWOWE ZASADY PFA

1. Najpierw bezpieczeństwo Twoje - nie giniesz ratując Ich - zabierz z zagrożenia Otoczenia - ustabilizuj sytuację

2. Nie szkodź Nie zmuszaj do mówienia - milczenie OK Nie obiecuj więcej niż możesz - realistycznie Nie oceniaj - bez moralizowania Nie projektujesz - twoje emocje to nie ich

3. Bądź obecny Fizycznie - jesteś tu Mentalnie - skupiony na nich Emocjonalnie - spokojny, ale ludzki

4. Słuchaj więcej niż mówisz Pytaj - co potrzebujesz? Słuchaj - bez przerywania Obserwuj - słowa to nie wszystko

5. Normalizuj Reakcje są normalne - strach, płacz, krzyk Sytuacja jest nienormalna - to ona jest chora Nie są słabi - są ludźmi

6. Wzmacniaj Autonomię - daj wybór, gdzie możliwe Kompetencję - potrafisz oddychać, to rób Nadzieję - jesteś żywy, działamy

CO BĘDZIE W TYM ROZDZIALE

2.1. Wsparcie rannych w polu Jak uspokoić rannego, żeby można było go leczyć Komunikacja podczas procedur medycznych Ranny przytomny vs nieprzytomny Ranny w panice vs w szoku

2.2. Komunikacja z umierającym Najtrudniejsza rozmowa

Co mówić, czego nie mówić Obecność przy śmierci

Jak nie zabrać tego ze sobą

2.3. Praca z rodzinami Przekazywanie informacji Rodzina w szoku Rodzina agresywna Granice - nie jesteś ich terapeutą

2.4. Dzieci na polu walki Dziecko jako świadek Dziecko jako ofiara Komunikacja dostosowana do wieku Długoterminowe skutki

2.5. Jeńcy i cywile wroga Etyka - wróg to nadal pacjent Praktyka - jak leczyć kogoś kto strzelał do ciebie Psychologia - dehumanizacja i jej skutki Twoje zdrowie psychiczne

2.6. Ewakuacja psychiczna Kiedy ktoś wymaga ewakuacji psychicznej Jak transportować osobę w kryzysie Przekazanie profesjonalistom Dokumentacja

ZANIM ZACZNIESZ - PAMIĘTAJ

Nie jesteś psychologiem. Nie musisz być.

Jesteś pierwszym kontaktem.

Człowiekiem, który jest TUTAJ, TERAZ.

Czasem wystarczy: Być obecnym Mówić spokojnie

Trzymać za rękę Powiedzieć "jestem tu"

To nie jest mało. To czasem wszystko.

2.1. WSPARCIE RANNYCH W POLU

Ranny który panikuje wykrwawia się szybciej.

Spokojny ranny to żywy ranny.

DLACZEGO PSYCHOLOGIA PRZY RANNYM

Masz 3 minuty. CAT, QuikClot, Chest seal. Nie ma czasu na rozmowy.

Ale ranny który panikuje: Oddycha szybciej - zużywa tlen, którego nie ma Serce bije szybciej - wykrwawia się szybciej Rusza się - nie możesz założyć opatrunku Krzyczy - dezorganizuje całą akcję Walczy - z tobą zamiast o życie

Ranny który jest spokojny: Oddycha wolniej - oszczędza tlen Serce bije wolniej - mniej krwawi Współpracuje - podaje ci kończynę, leży nieruchomo Wykonuje polecenia - "oddychaj", "nie ruszaj się"

Statystyki: Ranni uspokojeni w pierwszych 30 sekundach - 23% większa przeżywalność Ranni w panice przez całą ewakuację - 2x większa śmiertelność Czas procedury na spokojnym rannym - 40% krótszy

PIERWSZE 30 SEKUND - STABILIZACJA

Krok 1: Kontakt wzrokowy (sekundy 0-5) Złap jego wzrok - patrz w oczy Twoja twarz blisko - żeby widział Spokojny wyraz - nawet jeśli sam się boisz NIE patrz na ranę najpierw - patrz na NIEGO

Krok 2: Dotyk (sekundy 5-10) Ręka na ramieniu - pewny, mocny chwyt Lub ręka na twarzy - jeśli nie ma tam ran Fizyczny kontakt - kotwica w rzeczywistości NIE łap za ranną kończynę

Krok 3: Głos (sekundy 10-20) Imię - jeśli znasz, użyj Głośno i wyraźnie - przekrzycz chaos Krótko - maksimum 5 słów Pewnie - nie pytaj, mów

"SERHIY. PATRZĘ NA CIEBIE. ŻYJESZ."

Krok 4: Polecenie (sekundy 20-30) Jedno proste polecenie - tylko jedno Możliwe do wykonania - w jego stanie Konkretne - nie "uspokój się"

"ODDYCHAJ ZE MNĄ. WDECH."

KOMUNIKACJA PODCZAS PROCEDUR

Zasada: MÓWISZ CO ROBISZ

Nie pracuj w ciszy. Ranny nie widzi co robisz. Wyobraźnia jest gorsza niż rzeczywistość.

Przed procedurą: "Zakładam opaskę na nogę" "Będzie ciasno, to normalne" "Zrobię to szybko"

W trakcie: "Zaciskam, poczujesz ucisk" "Jeszcze chwila" "Dobrze idzie"

Po procedurze: "Gotowe, krwawienie zatrzymane" "Noga zabezpieczona" "Idziemy dalej"

Czego NIE mówić: "To będzie bolało" - nie strasz przed "Ojej" / "kurwa" - nie reaguj na widok "Nie wiem, czy się uda" - nie okazuj wątpliwości Cisza - najgorsza, ranny myśli, że umiera

TYPY RANNYCH - RÓŻNE PODEJŚCIA

1. Ranny przytomny, spokojny Najłatwiejszy przypadek. Mów co robisz Angażuj go - "trzymaj to", "patrz na mnie" Odpowiadaj na pytania - krótko, prawdziwie Chwal - "dobrze ci idzie", "świetnie współpracujesz"

2. Ranny przytomny, w panice Najtrudniejszy przypadek. Kontakt wzrokowy - złap i trzymaj Głos - głośny, pewny, dominujący Polecenia - proste, powtarzaj Oddychanie - "oddychaj ZE MNĄ" Jeśli walczy - unieruchom, ale mów spokojnie Nie tłumacz - nie ma czasu, działaj

3. Ranny w szoku (cichy, nieobecny) Pozornie spokojny, ale niebezpieczny. Mów do niego - nawet jeśli nie reaguje Sprawdzaj reakcje - "ściśnij mi rękę" Utrzymuj kontakt - fizyczny i słowny Obserwuj - może odpływać, tracić przytomność

4. Ranny nieprzytomny Nadal mów - mogą słyszeć Informuj - "jesteś bezpieczny, działam" Delikatność - traktuj z szacunkiem Dla ciebie - mówienie pomaga tobie też

RANNY W PANICE - PROTOKÓŁ

Poziom 1: Lekka panika Objawy - szybki oddech, pytania, niepokój Reakcja - spokojny głos, informowanie, oddychanie razem Czas - 30-60 sekund na uspokojenie

Poziom 2: Średnia panika Objawy - krzyk, płacz, chaotyczne ruchy Reakcja - głośny głos, dominacja, proste polecenia Czas - może wymagać 1-2 minut

Poziom 3: Ciężka panika Objawy - walczy, nie reaguje na słowa, szarpie się Reakcja - unieruchomienie, stały kontakt, powtarzanie Jeśli zagraża akcji - siłowe unieruchomienie, kontynuuj procedury

Zdanie, które działa: "PATRZYSZ NA MNIE. ODDYCHASZ. ŻYJESZ. ZAJMUJĘ SIĘ TOBĄ."

Powtarzaj jak mantrę. Działa na większość.

RANNY KTÓRY MYŚLI ŻE UMIERA

Często mówią: "Umieram" "Powiedz żonie..." "Nie czuję nóg" "Zimno mi"

Co robić: NIE zaprzeczaj gwałtownie - "nie umierasz, głupoty gadasz" NIE potwierdzaj - "tak, wygląda źle"

TAK mów: "Słyszę cię. Walczę o ciebie. Oddychaj." "Jesteś ze mną. Działam. Trzymaj się." "Nogi sprawdzę za chwilę. Teraz oddychaj."

Jeśli naprawdę umiera: To inna sekcja - 2.2. Komunikacja z umierającym.

RANNY Z AMPUTACJĄ / CIĘŻKIM OBRAŻENIEM

Widzi swoją ranę. Panika gwarantowana.

Zasada: NIE POZWÓL PATRZEĆ Zasłoń ranę - kocem, bandażem, swoim ciałem Odwróć uwagę - "patrz na MNIE, nie w dół" Fizycznie obróć głowę - delikatnie, ale stanowczo

Jeśli zobaczył: Nie kłam - "tak, noga jest ranna" Minimalizuj - "zajmuję się tym" Przekieruj - "teraz oddychanie, noga potem" Daj nadzieję - "ludzie z tym żyją, najpierw przeżyj"

Czego NIE mówić: "Spokojnie, to tylko noga" - dla niego to katastrofa "Nie patrz" (po tym jak zobaczył) - za późno "Widziałem gorsze" - to nie pomaga

BOL - KOMUNIKACJA

Ranny cierpi. Nie możesz tego zmienić natychmiast.

Co mówić: "Wiem, że boli. Trzymaj się." "Ból znaczy, że żyjesz." "Za chwilę dam ci coś na ból." "Jeszcze trochę, prawie gotowe."

Czego NIE mówić: "Nie boli tak bardzo" - nie wiesz "Inni mieli gorzej" - to nie pomaga "Przestań krzyczeć" - nie może Cisza - najgorsza

[CASE STUDY] RANNY W PANICE - BACHMUT 2023

Sytuacja - 8 marca 2023, godzina 14:20

Ranny - Dmytro, 24 lata, odłamek w brzuch Stan - przytomny, widzi krew, panika totalna Zachowanie - krzyczy, szarpie się, próbuje wstać

Medyk Olena - pierwsze 30 sekund: Kontakt wzrokowy - łapie jego twarz obiema rękami Głos - "DMYTRO. PATRZYSZ NA MNIE." Powtarza - 3 razy, głośno Dmytro - nadal krzyczy, ale patrzy na nią

Sekundy 30-60: Olena - "ODDYCHASZ ZE MNĄ. WDECH." Sama oddycha głęboko - pokazuje Dmytro - łapie rytm, oddech wolniejszy Olena - "DOBRZE. JESZCZE RAZ."

Procedura - minuta 1-3: Olena - "Zakładam opatrunek. Leż nieruchomo." Dmytro - próbuje patrzeć w dół Olena - "PATRZ NA MNIE, NIE W DÓŁ." Dmytro - słucha, patrzy na nią Olena pracuje - mówi co robi "Opatrunek na brzuch. Uciskam. Dobrze idzie."

Efekt: Dmytro stabilny - oddech 18/min (vs 40 na początku) Współpracuje - leży nieruchomo Ewakuacja - sprawna, bez komplikacji Przeżył - operacja w szpitalu, 3 tygodnie później zdrowy Olena - *30 sekund na uspokojenie to najlepsza inwestycja. Spokojny ranny to żywy ranny.*

RANNY KTÓRY NIE MÓWI W TWOIM JĘZYKU

Ukraina - ukraiński, rosyjski, angielski, gruzijski... Misje - dziesiątki języków

Co robić: Ton głosu - spokojny, pewny, uniwersalny Gesty - pokazuj co robisz Mimika - uśmiech, spokój Dotyk - uniwersalny język Proste słowa - "OK", "good", "breathe"

Naucz się w każdym języku:

"Jestem medykiem" - допомога / help / დახმარება

"Oddychaj" - дихай / breathe / სუნთქვა

"Spokojnie" - спокійно / calm / მშვიდად "

Ból?" - біль? / pain? / ტკივილი?

Uniwersalne: Kciuk w górę - OK Pokazanie na siebie - ja Pokazanie na niego - ty Ręka na sercu - spokojnie Głęboki oddech - oddychaj

BŁĘDY W KOMUNIKACJI Z RANNYM

Błąd 1: Cisza Pracujesz w ciszy, ranny nie wie co się dzieje. Skutek - wyobraźnia, panika, brak współpracy. Rozwiązanie - mów co robisz, cały czas.

Błąd 2: Kłamstwo "Nic ci nie jest" - a on widzi krew. Skutek - utrata zaufania, większa panika. Rozwiązanie - prawda, ale z nadzieją.

Błąd 3: Za dużo informacji "Masz odłamek 3 cm w brzuchu, możliwe uszkodzenie jelita..." Skutek - przytłoczenie, panika. Rozwiązanie - minimum, konkret, teraz.

Błąd 4: Pytania zamiast poleceń "Możesz się uspokoić?" - NIE "ODDYCHAJ ZE MNĄ" - TAK Skutek - pytania dają wybór, polecenia dają strukturę.

Błąd 5: Okazywanie własnego strachu "Ojej, dużo krwi..." Skutek - ranny widzi twój strach, jego panika rośnie. Rozwiązanie - poker face, spokojny głos, nawet jeśli w środku krzyczysz.

PODSUMOWANIE 2.1

Spokojny ranny - żywy ranny. 23% większa przeżywalność.

Pierwsze 30 sekund: Kontakt wzrokowy - złap i trzymaj Dotyk - ręka na ramieniu Głos - imię, krótko, pewnie Polecenie - jedno, proste, "oddychaj ze mną"

Podczas procedur: Mów co robisz - cały czas Informuj przed - "zakładam opaskę" Informuj po - "gotowe, krwawienie stanęło" Zero ciszy - cisza to panika

Typy rannych: Spokojny - angażuj, informuj W panice - dominuj, polecenia W szoku - mów nawet bez reakcji Nieprzytomny - mów mimo wszystko

Pamiętaj: *Twój głos to narzędzie medyczne.*

Używaj go jak CAT-a - świadomie, celowo, żeby ratować życie.

2.2. KOMUNIKACJA Z UMIERAJĄCYM

Niektórych nie uratujesz. Ale możesz być z nimi do końca.

NAJTRUDNIEJSZA CZĘŚĆ ROBOTY

Zrobiłeś wszystko. CAT, QuikClot, Chest seal. Wszystko.

I nie wystarczy.

On umiera. Ty to wiesz. On może też.

Co teraz?

Statystyki - medycy bojowi: 89% było przy umierającym co najmniej raz 67% więcej niż 5 razy 34% mówi, że to najtrudniejsze doświadczenie służby Trudniejsze niż własne rany.

Trudniejsze niż strach o siebie.

Dlaczego to takie trudne: Bezsilność - nie możesz nic zrobić Odpowiedzialność - czy zrobiłem wystarczająco? Świadectwo - widzisz ostatnie chwile człowieka Bliskość - trzymasz go, gdy odchodzi Pytania - co powiedzieć? co zrobić?

ROZPOZNANIE - KIEDY KTOŚ UMIERA

Fizyczne znaki: Oddech - nieregularny, płytki, charczący (death rattle) Skóra - szara, sina, zimna, wilgotna Oczy - szklisty wzrok, nieobecne, źrenice szerokie Puls - słaby, nieregularny, zanika Świadomość - odpływa, wraca, odpływa

Zachowanie: Spokój - nagły, po walce Mówienie do nieobecnych - "mama jest tutaj" Patrzenie w jeden punkt - jakby widział coś Próby ruchu - jakby chciał wstać, iść Pożegnania - "powiedz, że..."

Kiedy przestać reanimować: Brak oznak życia przez 20+ minut mimo CPR Obrażenia niekompatybilne z życiem Brak zasobów - musisz ratować tych co mają szansę Decyzja triage - expectant

To nie porażka. To rzeczywistość wojny.

CO ROBIĆ GDY KTOŚ UMIERA

Jeśli masz czas (minuty):

Zostań - nie zostawiaj samego Dotyk - trzymaj za rękę, ręka na ramieniu Mów - spokojnie, łagodnie Słuchaj - jeśli mówi, słuchaj

Komfort - przykryj, jeśli zimno, ułóż wygodnie Godność - osłoń od gapiów, od chaosu

Jeśli nie masz czasu (sekundy):

Jeden gest - ręka na twarzy, na piersi Jedno zdanie - "jesteś nie sam, jestem tu" Spojrzenie - w oczy, z obecnością Idź - masz żywych do ratowania

Nie możesz zostać z każdym. To też jest OK.

CO MÓWIĆ

Zdania, które pomagają: "Jestem tutaj. Nie jesteś sam." "Trzymam cię." "Jest dobrze. Możesz odpocząć." "Zrobiłeś co mogłeś. Byłeś dzielny." "Twoja rodzina wie, że ją kochasz."

Jeśli jest wierzący: "Bóg jest z tobą." "Anioły czekają." Modlitwa - jeśli znasz, jeśli chce

Jeśli pyta "umieram?": Nie kłam brutalnie - "nie, nic ci nie jest" (wie, że kłamiesz) Nie potwierdzaj brutalnie - "tak, umierasz"

Mów: "Jestem z tobą. Cokolwiek się stanie, nie jesteś sam."

Jeśli chce przekazać wiadomość: Słuchaj - to może być ostatnie co powie Zapamiętaj - imię, wiadomość, dla kogo Obiecaj - "przekażę, obiecuję" Dotrzymaj - później, ale dotrzymaj

CZEGO NIE MÓWIĆ

"Będzie dobrze" - wie, że nie będzie "Zaraz przyjdzie pomoc" - jeśli nie przyjdzie "Nie umieraj" - nie ma kontroli "Walcz" - czasem trzeba przestać walczyć Cisza - najgorsza, zostawia samego

Czego nie robić: Kłamać - umierający często wiedzą

Uciekać - zostawiać samego Płakać histerycznie - to o niego, nie o ciebie Panikować - potrzebuje spokoju

Rozmawiać z innymi - jakby go nie było

BYCIE OBECNYM

Czasem nie ma co mówić. I nie musisz.

Obecność fizyczna: Trzymaj za rękę - mocno, pewnie

Ręka na czole - gest matki, ojca Głowa przy jego głowie - blisko

Gładzenie - włosy, ramię, cokolwiek

Obecność mentalna: Skup się na nim - nie na chaosie wokół

Oddychaj spokojnie - on może synchronizować

Bądź tu - nie myśl o następnym rannym, o tym co potem

Obecność emocjonalna: Czuj to co czujesz - ale nie na zewnątrz

Pozwól na połączenie - człowiek z człowiekiem

Nie udawaj - on wyczuje fałsz

Czasem najlepsze co możesz zrobić - być ciepłą ręką w zimnym świecie.

PO ŚMIERCI - PIERWSZE MINUTY

Zaraz po: Sprawdź - naprawdę nie żyje? Zostań chwilę - 30 sekund, minuta Zamknij oczy - jeśli otwarte Ułóż godnie - na plecach, ręce wzdłuż ciała Przykryj - twarz lub całe ciało

Dla siebie: Oddech - 3 głębokie wdechy Chwila - zamknij oczy na 5 sekund Reset - masz żywych do ratowania Emocje potem - teraz działaj

Potem: Dokumentacja - czas, miejsce, okoliczności Rzeczy osobiste - zabezpiecz Identyfikacja - jeśli możesz Zgłoszenie - dowódcy, procedura

[CASE STUDY] OSTATNIE MINUTY - SIEVIERODONETSK 2022

Medyk - Taras, 29 lat Ranny - Vasyl, 22 lata, wieloodłamkowe rany brzucha i klatki

Sytuacja: Ostrzał artyleryjski. Vasyl bez szans - zbyt dużo uszkodzeń. Taras wie. Vasyl chyba też. Czas do śmierci - może 5-10 minut. Ewakuacja niemożliwa - trwa ostrzał.

Co zrobił Taras: Usiadł przy Vasylu - plecami do ściany, głowa Vasyla na jego kolanach Trzymał za rękę - mocno Mówił - spokojnie, cicho

"Jestem tu, Vasyl. Nie idziesz sam." "Byłeś dzielny.

Twoi rodzice będą dumni." "Jest dobrze. Możesz odpocząć."

Vasyl: "Powiedz mamie... powiedz, że przepraszam, że nie zadzwoniłem..." Taras - "Powiem. Obiecuję."

Ostatnie 2 minuty: Vasyl przestał mówić. Patrzył w sufit. Taras głaskał go po włosach. Mówił dalej. "Jestem tu. Nie jesteś sam. Jest dobrze."

Moment śmierci: Vasyl przestał oddychać. Cicho, bez walki.

Taras został jeszcze minutę. Zamknął mu oczy.

Potem wrócił do żywych.

Potem: Taras zadzwonił do matki Vasyla - 3 dni później.

Przekazał wiadomość - "przeprasza, że nie zadzwonił, kochał panią"

Matka płakała. Dziękowała.

Taras - *Nie mogłem go uratować. Ale mogłem być z nim. I dotrzymałem obietnicy.*

GDY UMIERA KOLEGA

Najtrudniejsze z najtrudniejszych.

Różnica: Obcy - współczucie, profesjonalizm Kolega - ból, osobisty, głęboki

Co robić tak samo: Obecność - być z nim Słowa - te same, spokojne Dotyk - trzymać

Co może być inne: Wspomnienia - "pamiętasz jak..."

Imiona - mów jego imię Wasz język - żarty, słowa, które mieliście

Obietnice - "zaopiekuję się nimi"

Potem: Pozwól sobie poczuć - nie teraz, ale potem Sekcja 1.7 - Śmierć kolegi. Wróć do niej.

GDY UMIERA WRÓG

Też człowiek. Też umiera.

Etyka: Medyk leczy wszystkich - to twoja rola Wróg ranny to pacjent - nie więzień, nie cel Godność śmierci - każdy na nią zasługuje

Praktyka: Możesz mniej czuć - to normalne Możesz nie zostać - jeśli żywi czekają Ale jeśli masz czas - bądź człowiekiem On też ma matkę. Też się bał.

Dla ciebie: Nie musisz czuć tego samego co przy swoich Ale nie odczłowieczaj - to zostaje w tobie Sekcja 2.5 - więcej o tym

GDY NIE MOŻESZ ZOSTAĆ

Masz 5 rannych. Jeden umiera. Czterech ma szansę.

Musisz odejść.

To nie jest: Zdrada - to triage Słabość - to decyzja medyczna Okrucieństwo - to ratowanie żywych

Co zrobić: Jeden gest - dotknij, popatrz Jedno zdanie - "przepraszam, muszę iść" Jeśli ktoś może - poproś, żeby został Jeśli nikt - idź

Potem: Poczucie winy normalne - ale fałszywe Zrobiłeś co mogłeś - w tym wyborze Nie byłoby lepiej - gdybyś został, czterech by umarło Rozmawiaj - z kimś, o tym, nie dusić

TWOJE ZDROWIE PSYCHICZNE

Bycie przy umierających zostaje w tobie.

Co jest normalne: Wspomnienia - twarze, słowa, momenty Smutek - fale, przychodzą i odchodzą Pytania - czy mogłem więcej? Koszmary - czasem

Co jest sygnałem alarmowym: Ciągłe wspomnienia - flashbacki, nie odpuszczają Unikanie - nie możesz robić swojej roboty Odrętwienie - nie czujesz nic przy nikim Używki - pijesz, żeby zapomnieć

Co pomaga: Rozmawiaj - z kimś kto rozumie Rytuały - świeczka, chwila ciszy, cokolwiek Pamiętaj ich imiona - ale nie tylko śmierć, też życie Profesjonalista - jeśli nie przechodzi

PODSUMOWANIE 2.2

Niektórych nie uratujesz. Możesz być z nimi.

Jeśli masz czas: Zostań - nie zostawiaj samego Dotyk - trzymaj za rękę Mów - spokojnie, "nie jesteś sam" Słuchaj - jeśli mówi, zapamiętaj

Co mówić: "Jestem tutaj" "Nie jesteś sam" "Możesz odpocząć" Obietnice - jeśli dasz, dotrzymaj

Czego nie mówić: "Będzie dobrze" - wie, że nie "Walcz" - czasem trzeba odpuścić Nic - cisza jest najgorsza

Dla siebie: Oddech - zaraz po Rozmawiaj - potem Pamiętaj - ale nie tylko śmierć

Pamiętaj: *Nie możesz uratować wszystkich.*

Ale możesz sprawić, że nikt nie umiera sam. To też jest ratowanie.

2.3. PRACA Z RODZINAMI

Najtrudniejsza rozmowa nie jest z rannym. Jest z jego matką.

DLACZEGO TO TAKIE TRUDNE

Ranny - wiesz co robić. Procedury, protokoły, działanie.

Rodzina - nie ma procedury na rozpacz matki.

Kiedy spotkasz rodziny: Ewakuacja przez tereny cywilne - rodzina widzi Szpital polowy - rodzina przyjechała Telefon - "co z moim synem?" Po śmierci - musisz powiedzieć Powrót do domu - "co mu się stało?"

Dlaczego to twoja robota: Byłeś przy nim - ty wiesz Jesteś medykiem - oczekują informacji Czasem nie ma nikogo innego - tylko ty Rodzina potrzebuje - prawdy, obecności, człowieka

RODZINA W SZOKU - ROZPOZNANIE

Faza 1: Niedowierzanie Co mówią - "to niemożliwe", "to pomyłka" Zachowanie - spokój, dziwny, jakby nie dotarło Czego potrzebują - potwierdzenia, faktów, cierpliwości

Faza 2: Chaos emocjonalny Co mówią - krzyk, płacz, pytania bez sensu Zachowanie - histeria, szarpanie, upadek Czego potrzebują - obecności, bezpieczeństwa, czasu

Faza 3: Szukanie informacji Co mówią - "co się stało?", "gdzie jest?", "jak?" Zachowanie - gorączkowe pytania, powtarzanie Czego potrzebują - prostych odpowiedzi, prawdy

Faza 4: Początek przetwarzania Co mówią - ciszej, wolniej, konkretniej Zachowanie - słuchają, rozumieją Czego potrzebują - planu, co dalej

PRZEKAZYWANIE ZŁYCH WIADOMOŚCI - PROTOKÓŁ

Krok 1: Przygotowanie Miejsce - ciche, prywatne, z siedzeniem Czas - nie w biegu, nie między drzwiami Ty - oddech, zbierz się, wiesz co powiesz Obecność - ktoś jeszcze, jeśli możliwe

Krok 2: Kontakt Przedstaw się - "jestem... byłem przy..." Upewnij się kogo masz - "pani Kowalska, matka Piotra?" Usiądź - na ich poziomie, nie stój nad nimi Kontakt wzrokowy - ale nie wpatruj się

Krok 3: Strzał ostrzegawczy Przygotuj na złe - "mam trudne wiadomości" Nie przedłużaj - ale daj sekundę Nie mów "proszę usiąść" - jeśli siedzą

Krok 4: Informacja Jasno - bez eufemizmów, jeśli śmierć " Piotr zginął" - nie "odszedł", "nie żyje" jasne Krótko - szczegóły potem Cisza - daj czas na dotarcie

Krok 5: Obecność Zostań - nie uciekaj Cisza OK - nie musisz mówić Dotyk - jeśli właściwe, ręka na ramieniu Płacz OK - ich i twój, jeśli przyjdzie

Krok 6: Pytania Odpowiadaj - na to co pytają Prawda – ale nie brutalna "Nie wiem" OK - jeśli nie wiesz Powtarzanie OK - będą pytać to samo

CO MÓWIĆ

Na początku: "Byłem przy nim. Zrobiłem wszystko co mogłem." "Nie cierpiał długo." (jeśli prawda) "Nie był sam." (jeśli prawda) "Był dzielny."

Na pytania:

"Czy cierpiał?" Jeśli nie - "Nie, było szybko." Jeśli tak – "Daliśmy mu leki na ból. Zrobiliśmy co mogliśmy."

"Czy mówił coś?"

Jeśli tak - przekaż, dokładnie Jeśli nie - "Nie miał siły mówić, ale był spokojny."

"Czy można było go uratować?" Prawda - "Zrobiliśmy wszystko. Obrażenia były zbyt ciężkie." Nie obwiniaj się - "Przy takich ranach..." nie "Może gdybym..."

"Dlaczego on?" Nie ma odpowiedzi - "Nie wiem. Przepraszam. Nie wiem."

CZEGO NIE MÓWIĆ

"Wiem co pani czuje" - nie wiesz "Czas leczy rany" - nie teraz "Był bohaterem" - może potem, nie teraz "Przynajmniej nie cierpiał" - nie minimalizuj "To był Boży plan" - nie twoja rola

"Musi pani być silna" - ma prawo być słaba

Nie: Nie tłumacz się nadmiernie - "gdybym tylko..."

Nie obwiniaj nikogo - nie teraz Nie dawaj szczegółów medycznych - jeśli nie pytają Nie uciekaj - zostań

RODZINA AGRESYWNA

Złość to część żałoby. Czasem kierują ją na ciebie.

Co mogą mówić: "To wasza wina!" "Dlaczego go nie uratowaliście?!" "Jesteście mordercy!" "Gdzie byliście?!"

Co robić: Nie broń się agresywnie - to nie o ciebie

Nie kłóć się - nie przekonasz Słuchaj - niech wykrzyczą Spokój - twój głos cichy, wolny Waliduj - "Rozumiem, że pani jest zła. Ma pani prawo."

Co mówić: "Słyszę panią. To straszne co się stało." "Ma pani prawo być wściekła." "Zrobiłem wszystko co mogłem. Rozumiem, że to nie wystarcza." "Przepraszam, że nie mogłem więcej."

Granice: Przemoc fizyczna - odejdź, wróć później

Przedłużająca się agresja - "Widzę, że teraz ciężko rozmawiać. Wrócę." Twoje bezpieczeństwo - priorytet

RODZINA KTÓRA CHCE SZCZEGÓŁÓW

Niektórzy chcą wiedzieć wszystko. Inni nic.

Pytaj: "Chce pani wiedzieć co się stało?" "Ile chce pani wiedzieć?" "Mogę opowiedzieć, ale to trudne. Pani decyzja."

Jeśli chcą: Fakty - co się stało, krótko Bez graficznych szczegółów - "odłamek", nie "wyrwało mu..." Prawda - ale z szacunkiem Jego działania - co robił, jak się zachował

Jeśli nie chcą: Szanuj - nie zmuszaj Zostaw opcję - "Jeśli kiedyś będzie pani chciała wiedzieć..." Minimum - "Zginął w walce. Nie cierpiał."

RODZINA PRZY RANNYM

Ranny żyje, rodzina przy nim.

Zasady: Informuj - co robisz, co będzie Włączaj - "może pan trzymać go za rękę" Uspokajaj - "działamy, robi postępy" Granice - jeśli przeszkadzają, delikatnie odsuń

Co mówić: "Zajmuję się nim. Proszę stać tutaj." "Może pani z nim mówić. To pomaga." "Jest stabilny. Teraz ewakuujemy." "Proszę mi zaufać. Robię wszystko."

Jeśli przeszkadzają: "Rozumiem, że chce pani pomóc. Najlepsza pomoc to dać mi przestrzeń." "Proszę stanąć tu - może pani go trzymać za rękę, ale muszę pracować." Stanowczo - jeśli trzeba, ale bez agresji

[CASE STUDY] ROZMOWA Z MATKĄ - KYIV 2023

Sytuacja - szpital polowy, matka przyjechała

Medyk - Oksana, 34 lata Matka - pani Halyna, 54 lata Syn - Viktor, 23 lata, zginął 6 godzin wcześniej

Przygotowanie: Oksana wie, że matka jedzie - uprzedzono Przygotowała pokój - cichy, z krzesłami Wie co powiedzieć - była przy Viktorze Koleżanka z nią - wsparcie

Spotkanie: Pani Halyna wchodzi - na nogach, ale ledwo Oksana - "Pani Halyno, jestem Oksana. Byłam przy Viktorze." Ręka na ramieniu - prowadzi do krzesła

Przekazanie: Oksana - "Mam bardzo trudną wiadomość. Viktor zginął dziś rano." Cisza - 10 sekund Pani Halyna - krztusi się, nie płacze jeszcze, szok Oksana - zostaje, milczy, trzyma za rękę

Po minucie: Pani Halyna - "Jak... jak to się stało?" Oksana - "Ostrzał artyleryjski. Był ranny w klatkę piersiową. Zrobiłam wszystko co mogłam. Obrażenia były zbyt ciężkie."

Pytania: "Cierpiał?" Oksana - "Dałam mu morfinę.
Nie cierpiał na końcu. Był spokojny."
"Mówił coś?" Oksana - "Tak. Mówił o pani. Powiedział, że panią kocha. I żeby pani nie płakała." Pani Halyna - teraz płacze Oksana - zostaje, milczy, jest

30 minut później: Pani Halyna spokojniejsza Oksana - "Czy mogę coś dla pani zrobić?" Pani Halyna - "Dziękuję, że przy nim byłaś. Dziękuję, że mi powiedziałaś."

Oksana - *Nie uratowałam Viktora. Ale byłam z jego matką.*
To też było ważne.

TELEFON - GDY NIE MOŻESZ OSOBIŚCIE

Czasem musisz zadzwonić.

Zasady: Nie przez SMS - nigdy złe wiadomości SMS-em Upewnij się kto odbiera - "czy rozmawiam z...?" Upewnij się, że może rozmawiać - "czy może pani teraz rozmawiać?" Przygotuj na złe - "mam trudne wiadomości o..."

Struktura: "Dzień dobry, nazywam się... Jestem medykiem przy jednostce..." "Czy rozmawiam z żoną / matką...?" "Muszę przekazać trudne wiadomości. Czy jest przy pani ktoś bliski?" Poczekaj - niech kogoś znajdzie, jeśli może Informacja - jasna, krótka Zostań na linii - nie rozłączaj się pierwszy

Potem: Podaj kontakt - "może pani zadzwonić..." Informacje praktyczne - co dalej, dokąd jechać Sprawdź - "czy jest przy pani ktoś?"

GRANICE - NIE JESTEŚ TERAPEUTĄ

Możesz dużo. Ale nie wszystko.

Twoja rola: Przekazać informacje - prawdziwe, z szacunkiem Być obecnym - w pierwszych chwilach Odpowiedzieć na pytania - to co wiesz Połączyć z pomocą - kto dalej pomoże

Nie twoja rola: Terapia długoterminowa - nie masz na to czasu ani kompetencji Rozwiązywanie problemów rodziny - ich sprawy Bycie dostępnym 24/7 - masz swoje życie i robotę Branie odpowiedzialności za ich żałobę - to ich proces

Jak stawiać granice: "Muszę teraz iść, ale może pani zadzwonić do..." "Nie jestem w stanie odpowiedzieć na to pytanie, ale..." "Bardzo mi przykro, ale muszę wracać do służby."

Dbaj o siebie: Te rozmowy kosztują - psychicznie Rozmawiaj z kimś - po takich rozmowach Nie bierz do domu - ich żałoba to nie twoja

PODSUMOWANIE 2.3

Rodzina potrzebuje prawdy, obecności, człowieka.

Przekazywanie złych wiadomości: Przygotuj się - miejsce, czas, słowa Jasno - "zginął", nie eufemizmy Zostań - nie uciekaj Słuchaj - pytań, krzyku, ciszy

Co mówić: "Byłem przy nim" "Zrobiłem wszystko" "Nie cierpiał" (jeśli prawda) Przekaż ostatnie słowa - jeśli były

Czego nie mówić: "Wiem co czujesz" "Czas leczy rany" "Musi pani być silna"

Rodzina agresywna: Nie broń się - to nie o ciebie Słuchaj - niech wykrzyczą Granice - jeśli przemoc, odejdź

Pamiętaj: *Nie możesz zabrać im bólu. Ale możesz być człowiekiem, który powiedział prawdę z szacunkiem. To dużo.*

2.4. DZIECI NA POLU WALKI

Dziecko nie powinno tu być. Ale jest. I potrzebuje ciebie.

DLACZEGO DZIECI TO INNA KATEGORIA

Dorośli - rozumieją co się dzieje. Mniej więcej.

Dzieci - nie rozumieją. Świat, który znały właśnie się skończył.

Gdzie spotkasz dzieci: Tereny cywilne - ewakuacja, ostrzał miast Przy rannych rodzicach - "mama nie wstaje" Same - zgubione, uciekające, ukrywające się Ranne - ofiary ostrzału, min, wypadków Świadkowie - widziały za dużo

Dlaczego to trudniejsze: Zależność - dziecko nie może samo sobie pomóc Rozwój - trauma uderza w rozwijający się mózg Rozumienie - nie pojmują śmierci, wojny, przyczyn Reakcje - inne niż u dorosłych Ty - dziecko uruchamia twoje najgłębsze instynkty

ROZWÓJ DZIECKA - KRÓTKI PRZEWODNIK

Niemowlęta (0-1 rok): Rozumienie - zero, nie wiedzą co się dzieje Reakcja na stres - płacz, problemy ze snem, jedzeniem Potrzeby - fizyczny kontakt, ciepło, spokój, rutyna Komunikacja - ton głosu, dotyk, twarz

Małe dzieci (1-3 lata): Rozumienie - minimalne, wyczuwają emocje dorosłych Reakcja na stres - regres (znów siusia w majtki), lęk separacyjny, koszmary Potrzeby - obecność opiekuna, stałość, proste wyjaśnienia Komunikacja - proste słowa, pokazywanie, spokój dorosłego

Przedszkolaki (3-6 lat): Rozumienie - częściowe, mieszają fantazję z rzeczywistością Reakcja na stres - myślenie magiczne ("to moja wina"), lęki, zachowania regresywne Potrzeby - wyjaśnienia proste, ale prawdziwe, poczucie kontroli Komunikacja - proste zdania, konkrety, odpowiadanie na pytania

Dzieci szkolne (6-12 lat): Rozumienie - już sporo, ale nie wszystko Reakcja na stres - problemy w szkole, somatyczne (boli brzuch), lęki konkretne Potrzeby - informacje, bycie wysłuchanym, normalność Komunikacja - więcej szczegółów, uczciwe odpowiedzi

Nastolatki (12-18 lat): Rozumienie - prawie dorosłe Reakcja na stres - ryzykowne zachowania, wycofanie, depresja, złość Potrzeby - autonomia, szacunek, bycie traktowanym poważnie Komunikacja - jak z dorosłym, ale z większą cierpliwością

DZIECKO W SZOKU - ROZPOZNANIE

Objawy: Cisza - nienaturalna, nie płacze, nie reaguje Wzrok - pusty, nieobecny, wpatrzone w jeden punkt Ciało - sztywne lub całkiem wiotkie Reakcje - brak reakcji na imię, dotyk, ból Powtarzanie - jednego ruchu, dźwięku, słowa

Co robić: Bezpieczeństwo fizyczne - najpierw Spokojny głos - cichy, monotonny prawie Dotyk - delikatny, przewidywalny Proste polecenia - "popatrz na mnie" Czas - nie poganiaj, szok musi minąć

Czego NIE robić: Krzyczeć - pogłębia szok Szarpać - trauma cielesna Zostawiać samego - nigdy Wypytywać - nie teraz

DZIECKO W PANICE

Objawy: Krzyk - przeszywający, nie do zatrzymania

Płacz - histeryczny, z hiperwentylacją Ruchy - chaotyczne, ucieczka, chowanie się Trzymanie się - kurczowo dorosłego, czegokolwiek

Protokół uspokajania:

Krok 1: Twój spokój Oddech - uspokój SIEBIE najpierw

Głos - niski, wolny, spokojny Twarz - spokojna, nieprzerażona

Dziecko czuje twój stres - najpierw ty

Krok 2: Fizyczny kontakt Zejdź na jego poziom - kucnij, usiądź

Kontakt wzrokowy - jeśli pozwala Dotyk - ręka na ramieniu, plecach

Trzymaj - jeśli chce, mocno, ale delikatnie

Krok 3: Głos Imię - powtarzaj spokojnie Proste słowa - "jestem tu", "jesteś bezpieczny" Powtarzaj - jak mantra, w kółko

Nie tłumacz - nie teraz

Krok 4: Oddychanie Pokaż - sam oddychaj głośno, widocznie

Zachęć - "oddychaj ze mną" Dmuchanie - "dmuchnij na moją rękę"

Bańki (jeśli masz) - najlepsze narzędzie do oddechu

Krok 5: Uziemienie "Pokaż mi 5 palców" "Trzymaj to" - coś do ręki "Popatrz na moje buty, jakiego są koloru?" Zmysły - cokolwiek co wróci do "teraz"

DZIECKO PRZY RANNYM RODZICU

Najtrudniejsza sytuacja z dziećmi.

Scenariusz: Ranny dorosły - matka, ojciec Dziecko obok - widzi, krzyczy, jest w szoku Ty musisz - ratować dorosłego i zająć się dzieckiem

Co robić:

Jeśli masz kogoś do pomocy: Oddaj dziecko - "zajmij się małym" Skup się na rannym - twoja praca Instrukcje - "trzymaj go, mów, że mama będzie OK"

Jeśli jesteś sam: Nie ignoruj dziecka - pogarsza jego traumę Włącz je - kontrolowanie, daj zadanie "Trzymaj to dla mnie" - bandaż, cokolwiek "Mów do mamy, ona słyszy" - jeśli żyje "Siedź tu i pilnuj" - przy nodze, z boku

Co mówić dziecku: "Pomagam mamie/tacie." "Mama jest ranna, ale ja ją leczę." "Ty mi pomagasz. Jesteś dzielny." "Niedługo będzie lepiej."

Czego NIE mówić: "Nic się nie stało" - widzi, że się stało "Nie płacz" - ma prawo "Idź stąd" - zostanie samo, trauma gorsza

GDY RODZIC UMIERA / UMARŁ

Najgorsze co może spotkać dziecko.

Jeśli umiera przy dziecku: Decyzja - czy dziecko ma być przy tym? Jeśli tak - trzymaj dziecko, spokojnie tłumacz Jeśli nie - oddaj komuś, ale nie zostawiaj samego Nie ukrywaj - dziecko i tak wie, wyczuwa

Po śmierci:

Co mówić: "Mama umarła. To znaczy, że jej ciało przestało działać." "Już nie oddycha i nie może się obudzić."
"To nie jest sen. Nie wróci." "Bardzo ją kochałeś i ona ciebie kochała." "To nie twoja wina."

Czego NIE mówić: "Mama zasnęła" - dziecko będzie bało się spać "Mama odeszła" - poczuje się porzucone "Mama patrzy z nieba" - za wcześnie, najpierw fakty "Mama jest w lepszym miejscu" - dla dziecka najlepsze było z nim

Co robić: Pożegnanie - jeśli możliwe, niech dotknie, powie pa Pytania - odpowiadaj prosto, prawdziwie Płacz - pozwól, płacz z nim, jeśli przyjdzie Nie zostawiaj - znajdź kogoś kto się zajmie

DZIECKO RANNE

Wszystko co u dorosłego PLUS:

Różnice fizjologiczne: Mniejsze ciało - mniejsze dawki, inne proporcje Szybsza dekompensacja - stabilne → krytyczne szybciej Inne parametry - inne normy tętna, oddechu, ciśnienia Trudniejszy dostęp - małe żyły, małe drogi oddechowe

Różnice psychologiczne: Większy strach - wszystko jest ogromne Mniej współpracy - może nie rozumieć poleceń Większy ból - lub brak wyrażania bólu Obecność rodzica - kluczowa, jeśli możliwa

Komunikacja podczas procedur: Mów co robisz - "zakładam opaskę" Ostrzegaj - "będzie ciasno" Chwal - "super, jesteś dzielny" Angażuj - "trzymaj to", "licz ze mną" Rozpraszaj - "jak ma na imię twój pies?"

[CASE STUDY] DZIEWCZYNKA W MARIUPOLU - MARZEC 2022

Sytuacja - blok mieszkalny, po ostrzale

Dziecko - Ania, 5 lat Matka - martwa, odłamki Ojciec - nieznany, może na froncie Ania - fizycznie cała, w szoku

Znalezienie: Wolontariusze wchodzą do budynku Ania siedzi obok matki - cicho, nieruchomo Trzyma matkę za rękę - od może godziny Nie reaguje na głos

Interwencja - medyk Ira: Kuca przy Ani - na jej poziomie Spokojny głos - "cześć, jestem Ira" Nie dotyka od razu - daje czas Ania - patrzy, ale nie reaguje

Minuty 2-5: Ira - "Widzę, że jesteś przy mamie. Mama jest ranna." Ira - nie mówi, że martwa, nie teraz Ira - "Muszę cię zabrać w bezpieczne miejsce." Ania - ściska rękę matki mocniej

Minuty 5-10: Ira - "Możemy zabrać mamę też. Ale najpierw ciebie." Ira - wyciąga rękę, nie chwyta Ira - "Możesz trzymać moją rękę?" Ania - po chwili bierze Ira - "Idziemy powoli. Dobrze."

Ewakuacja: Ira niesie Anię - Ania pozwala Drugi wolontariusz - zabiera ciało matki Ania widzi - wie, że mama jedzie z nimi

Potem - bezpieczna lokalizacja: Ira zostaje z Anią - 2 godziny Prosta rozmowa - "Jak ma na imię twój miś?" Jedzenie - Ania je, pierwszy dobry znak Informacja o mamie - "Mama umarła. Jej ciało przestało działać." Ania płacze - pierwszy raz od znalezienia Ira trzyma - nic nie mówi, jest

Efekt: Ania - przekazana psychologowi dziecięcemu Trauma - tak, ale nie pogłębiona przez interwencję Kontakt utrzymany - Ira sprawdzała przez miesiące

Ira - *Nie mogłam uratować jej matki. Ale mogłam być przy niej. Mogłam nie zostawić samej.*

BŁĘDY W PRACY Z DZIEĆMI

Błąd 1: Traktowanie jak dorosłego "Musisz być dzielny" - nie musi "Nie płacz" - ma prawo Zbyt dużo informacji - przytłacza Rozwiązanie - dostosuj do wieku

Błąd 2: Ignorowanie dziecka Skupienie tylko na dorosłych Dziecko "przeszkadza" Rozwiązanie - dziecko to też pacjent, zawsze

Błąd 3: Kłamanie "Mama śpi" - traumatyzuje bardziej "Nic się nie stało" - widzi, że nieprawda Rozwiązanie - prawda dostosowana do wieku

Błąd 4: Zostawianie samego "Poczekaj tu" - i odchodzisz Rozwiązanie - zawsze ktoś przy dziecku, zawsze

Błąd 5: Przymuszanie do mówienia "Powiedz co widziałeś" "Opowiedz co się stało" Rozwiązanie - powie jak będzie gotowe, nie forsuj

DŁUGOTERMINOWE SKUTKI - CO WARTO WIEDZIEĆ

Trauma dziecięca: Głębsza - mózg się rozwija, trauma wbudowuje się Dłuższa - efekty na lata, dekady Ukryta - może się ujawnić później Leczona - można pomóc, terapia działa

Sygnały, że dziecko potrzebuje pomocy: Regres - zachowuje się młodziej niż jest Koszmary - powtarzające się, o tym samym Lęki - nowe, intensywne Agresja - nowa, bez powodu Wycofanie - nie chce się bawić, mówić Somatyczne - boli brzuch, głowa, bez przyczyny

Twoja rola: Pierwsza pomoc - psychologiczna, tu i teraz Przekazanie - profesjonalistom Informacja - dla opiekunów, co obserwować Nie terapia - to nie twoja rola

SAMOOPIEKA - DZIECI ZOSTAJĄ W GŁOWIE

Praca z dziećmi w traumie - najtrudniejsza.

Co jest normalne po: Myśli - o tym dziecku, o własnych dzieciach Emocje - smutek, złość, bezsilność Pytania - "dlaczego dzieci?" Koszmary - czasem

Co powinno niepokoić: Ciągłe myśli - nie możesz przestać Unikanie - nie możesz patrzeć na dzieci Własne dzieci - nie możesz z nimi normalnie Flashbacki - widzisz tamto dziecko

Co robić: Rozmawiaj - z kimś kto rozumie Pozwól na emocje - to normalna reakcja na nienormalne

Profesjonalista - jeśli nie przechodzi Granice - ile możesz, nikt nie wymaga wszystkiego

PODSUMOWANIE 2.4

Dziecko nie rozumie wojny. Ale czuje wszystko.

Podstawy: Dostosuj do wieku - inne słowa, inne podejście Spokój - twój spokój to ich spokój Obecność - nie zostawiaj samego Prawda - dostosowana, ale prawda

Dziecko w szoku: Spokój - głos, dotyk, obecność Czas - nie poganiaj Proste polecenia - "popatrz na mnie"

Dziecko w panice: Twój oddech - najpierw ty Kontakt fizyczny - trzymaj Powtarzaj - "jesteś bezpieczny" Uziemienie - zmysły, tu i teraz

Przy rannym rodzicu: Włącz - daj zadanie Informuj - "pomagam mamie" Nie zostawiaj - nigdy samego

Pamiętaj: *Dziecko zapamięta jak się przy tobie czuło. Nieco powiedziałeś. Bądź spokojem w jego chaosie.*

2.5. JEŃCY I CYWILE WROGA

Wróg, który krwawi to pacjent. Nie cel.

NAJTRUDNIEJSZY PACJENT

Godzinę temu strzelał do ciebie. Zabił twojego kolegę. Może.

Teraz leży. Krwawi. Potrzebuje pomocy.

Ty jesteś medykiem.

Co robisz?

Prawo jest jasne: Konwencja Genewska - ranny jeniec to pacjent Prawo międzynarodowe - obowiązek leczenia Twój kodeks medyczny - nie wybierasz kogo leczyć

Rzeczywistość jest trudna: Nienawiść - naturalna po tym co zrobili Zasoby - ograniczone, twoi też potrzebują Bezpieczeństwo - czy on naprawdę nie zagraża? Psychika - jak leczyć wroga?

ETYKA - DLACZEGO LECZYĆ WROGA

Argument prawny: Konwencja Genewska, art. 12 - ranni leczeni bez dyskryminacji Zbrodnia wojenna - odmowa pomocy rannemu jeńcowi Odpowiedzialność - twoja osobista, nie tylko rozkaz

Argument praktyczny: Jeniec żywy - źródło informacji

Jeniec martwy przez odmowę pomocy - incydent, problem

Twoi jeńcy - chcesz, żeby ich leczono? Reputacja - jednostka, która nie leczy jeńców = odwet

Argument ludzki: On też człowiek - matka, dzieci, strach Mundur - nie wybrał może tej wojny Rozkazy - wykonywał tak jak ty swoje Ranny - już nie walczy, już nie wróg

Argument o tobie: Kim chcesz być - katem czy medykiem? Co zostanie w tobie - po odmowie pomocy? Jak będziesz żyć - ze świadomością, że pozwoliłeś umrzeć?

BEZPIECZEŃSTWO - NAJPIERW

Wróg ranny to nadal potencjalne zagrożenie.

Zanim zaczniesz: Rozbrojenie - zabierz broń, noże, wszystko Przeszukanie - granaty, ukryta broń Unieruchomienie - jeśli może się ruszać Ochrona - ktoś pilnuje, gdy ty pracujesz

Sygnały ostrzegawcze: Zbyt spokojny - czeka na moment Ręce ukryte - co trzyma? Oczy - śledzi, gdzie twoja broń Nerwowość - planuje coś

Zasada: Leczyć - tak Zginąć lecząc - nie Bezpieczeństwo twoje i zespołu - absolutny priorytet

PROCEDURA MEDYCZNA - TAK SAMO

Medycznie - identycznie jak swojego.

MARCH: Massive bleeding - zatrzymaj krwawienie Airway - drogi oddechowe Respiration - oddychanie Circulation - krążenie Hypothermia - temperatura

Nie ma: Gorszego sprzętu - bo to wróg Wolniejszego działania - bo to wróg Mniejszej staranności - bo to wróg

Medycyna nie ma narodowości.

KOMUNIKACJA Z JEŃCEM

Bariera językowa: Proste słowa - "pain?", "ból?", "біль?" Gesty - pokazuj co robisz Ton - spokojny, profesjonalny Uniwersalne - dźwięki bólu są te same

Co mówić: "Medic" / "Медик" - kim jesteś "Help" / "Допомога" - co robisz Pokazuj - zanim dotkniesz Spokój - twój głos uspokaja nawet wroga

Czego NIE robić: Nie poniżaj - "ruska świnio" Nie strasz - "zaraz zdechniesz" Nie odmów - "sam sobie radź" Nie ignoruj bólu - to nadal człowiek

GDY NIENAWIŚĆ PRZESZKADZA

Normalne jest czuć nienawiść. Nie jesteś maszyną.

Co możesz czuć: Złość - oni zabili moich Obrzydzenie - do nich, do siebie, że pomagam Satysfakcja - że cierpi Konflikt - chcę pomóc / nie chcę pomóc

Co z tym zrobić:

W momencie - odseparuj: To ręce, nogi, rany - nie "on" To procedura - CAT, QuikClot, mechanika Skup się na czynnościach - nie na osobie Emocje POTEM - teraz robota

Po - przepracuj: Rozmawiaj - z kimś kto rozumie Nie tłum - wyjdzie gorzej Normalizuj - każdy to czuje Profesjonalista – jeśli zostaje w głowie

TRIAGE - WRÓG VS SWÓJ

Najtrudniejsza decyzja.

Scenariusz: Dwóch rannych - twój żołnierz i jeniec Zasoby - jeden zestaw Obaj krytyczni

Zasada oficjalna: Triage medyczny - kto ma większe szanse Bez dyskryminacji - narodowość nie ma znaczenia Decyzja medyczna - nie polityczna

Zasada praktyczna: Swoi najpierw - jeśli szanse równe Zasoby limitowane - swoi priorytet Ale jeśli jeniec ma większe szanse - etyczny dylemat

Co robić: Decyzja medyczna - kto przeżyje z pomocą Dokumentuj - dlaczego taka decyzja Nie kłam sobie - jeśli wybrałeś swojego przy równych szansach, nazwij to

Sekcja 3.1 i 3.2 - więcej o triage

CYWILE WROGA

Nie żołnierze - ale z tamtej strony.

Kim są: Rodziny żołnierzy - na terenach zajętych Ludność cywilna - zwykli ludzie Kolaboranci - może, może nie Dzieci - zawsze niewinne

Zasada: Cywil to cywil - nie kombatant Pomoc medyczna - bez dyskryminacji Podejrzenia - dla wywiadu, nie dla ciebie Twoja rola - medyczna, nie śledcza

Wyzwania: Język - mogą nie mówić po twojemu Strach - boją się ciebie Wrogość - może nienawidzą ciebie Informacje - mogą kłamać, ukrywać

[CASE STUDY] MEDYK I JENIEC - BACHMUT 2023

Medyk - Serhiy, 31 lat, 2 lata na froncie

Sytuacja - po szturmie, 3 rannych swoich, 1 jeniec ranny

Stan: 3 swoich - dwóch lekko, jeden średnio Jeniec - ciężko, odłamki w brzuch, dużo krwi

Decyzja triage: Swoi dwaj lekko - mogą czekać Swój średni - stabilny, ale potrzebuje opatrunku Jeniec - krytyczny, bez pomocy umrze w 10 minut

Serhiy: Zaczyna od jeńca - medycznie uzasadnione Zespół - "co robisz, to Rusek" Serhiy - "to pacjent"

Procedura: CAT na nogę - krwawienie QuikClot na brzuch - tamowanie IV - płyny Całość - 8 minut

Potem swój średni: Opatrunek - stabilizacja Ewakuacja - wszyscy czterej

Efekt: Jeniec przeżył - trafił do szpitala, potem wymiana Swoi przeżyli - wszyscy trzej Zespół - początkowo wściekły, potem zrozumieli

Tydzień później: Serhiy do zespołu - "gdyby to my byli jeńcami?" Zespół - cisza, potem kiwnięcie Zrozumienie - nie zgoda na wroga, zgoda na etykę

Serhiy - *Nie leczyłem Rosjanina. Leczyłem rannego. To różnica.*

[CASE STUDY] GDY NIE MOŻESZ - SIEVIERODONETSK 2022

Medyk - Olena, 28 lat

Sytuacja - dzień po tym jak Rosjanie zabili jej brata

Ranny jeniec: Rosjanin - podobny wiek do brata Ranny średnio - przeżyje z pomocą Olena jedyna medyk na miejscu

Reakcja Oleny: Patrzy na niego - widzi twarz wroga Ręce drżą - nie może zacząć Myśli - "oni zabili Miszę" Stoi - nie rusza się

Interwencja - dowódca Petro: Widzi, że Olena zamarzła Podchodzi - "Olena, ja przejmę" Olena - "nie, ja dam radę" Petro - "nie musisz. Ja to zrobię."

Efekt: Petro opatruje jeńca - podstawowa pomoc Olena asystuje - podaje materiały, nie dotyka Jeniec przeżywa

Potem: Olena do Petro - "przepraszam" Petro - "za co? Jesteś człowiekiem. Wczoraj zginął ci brat." Olena - "ale jestem medykiem" Petro - "jesteś najpierw człowiekiem. Potem medykiem."

Tydzień później: Olena leczy innego jeńca - sama Trudne - ale robi Nie czuje się winna - że za pierwszym razem nie mogła

Olena - *Myślałam, że jestem słaba, bo nie mogłam. Teraz wiem, że byłam ludzka. To nie to samo.*

GDY NIE MOŻESZ - CO ROBIĆ

Czasem nie dasz rady. Psychicznie.

To nie hańba: Jesteś człowiekiem - nie maszyną Trauma jest realna - świeża szczególnie Emocje są silniejsze - niż procedury czasem

Co robić: Przyznaj - "nie dam rady" Poproś - "ktoś inny niech przejmie" Asystuj - jeśli możesz chociaż to Odejdź - jeśli nawet asystowanie nie działa

Czego NIE robić: Zmuszać się - zrobisz błąd

Udawać - że OK, gdy nie jest Karać się - potem, że nie dałeś rady

Odmawiać pomocy - znajdź kogoś innego

Po: Rozmawiaj - o tym co czułeś Normalizuj - każdy ma granice

Pracuj nad tym - jeśli chcesz móc następnym razem

Akceptuj - jeśli to twoja granica

DEHUMANIZACJA - PUŁAPKA

Łatwiej nie leczyć - jeśli to nie człowiek.

Mechanizm: "Orki" - nie ludzie "Ruskie świnie" - zwierzęta "Terroryści" - potwory Łatwiej - zabić, zostawić, ignorować

Problem: To zostaje w tobie - dehumanizacja drugiego dehumanizuje ciebie Przenosi się - na innych, na bliskich, na siebie Psychika - koszt jest ogromny Po wojnie - jak wrócić do normalności?

Alternatywa: Wróg - tak, jest wrogiem

Człowiek - tak, jest człowiekiem Jedno i drugie - jednocześnie

Możesz walczyć - bez nienawiści do istoty

TWOJE ZDROWIE PSYCHICZNE

Leczenie wroga kosztuje.

Co jest normalne: Konflikt wewnętrzny - chcę/nie chcę pomóc Złość - podczas i po Pytania - czy dobrze zrobiłem?

Dyskomfort - że uratowałem wroga

Co jest sygnałem: Koszmary - o tym konkretnie Obsesja - myślisz ciągle Wina - w którąkolwiek stronę Zmiana zachowania - brutalność, lub paraliż

Co pomaga: Rozmowa - z kimś kto rozumie Etyka - przypominaj sobie, dlaczego Perspektywa - on też człowiek, ty też

Profesjonalista - jeśli nie odpuszcza

PODSUMOWANIE 2.5

Wróg ranny to pacjent. Prawo. Etyka. Twoja dusza.

Bezpieczeństwo: Najpierw rozbrojenie - zawsze

Pilnowanie - ktoś czuwa Twoje życie - priorytet absolutny

Procedura: Taka sama - medycyna nie ma narodowości

MARCH - bez wyjątków Profesjonalizm - to co cię definiuje

Psychika: Nienawiść normalna - nie działaj pod jej wpływem Oddziel - procedura od emocji Przepracuj - potem, z kimś Nie możesz - poproś o zmianę, to OK

Pamiętaj: *Możesz być żołnierzem, który zabija wroga w walce.*
I medykiem, który ratuje wroga po walce.
To nie sprzeczność. To człowieczeństwo.

2.6. EWAKUACJA PSYCHICZNA

Nie każda rana jest widoczna.
Nie każda ewakuacja jest z powodu krwi.

CZYM JEST EWAKUACJA PSYCHICZNA

Ewakuacja medyczna - ranny fizycznie, wymaga szpitala.
Ewakuacja psychiczna - ranny psychicznie, wymaga pomocy psychiatrycznej.

Kiedy ktoś wymaga ewakuacji psychicznej: Zagrożenie dla siebie - samobójstwo, samookaleczenie Zagrożenie dla innych - agresja, utrata kontroli Niezdolność do funkcjonowania - nie może wykonywać zadań Psychoza - oderwanie od rzeczywistości Załamanie całkowite - nie reaguje, nie funkcjonuje

Dlaczego to ważne: Żołnierz w kryzysie psychicznym - zagrożenie dla siebie i zespołu Nieewakuowany - może zginąć, lub spowodować śmierć innych Ewakuowany w porę - może wrócić do służby po leczeniu Ignorowany - katastrofa gwarantowana

ROZPOZNANIE - KIEDY EWAKUOWAĆ

Kategoria 1: NATYCHMIASTOWA EWAKUACJA

Samobójstwo: Aktywne myśli - "chcę się zabić" Plan - wie jak, kiedy, gdzie Środki - ma broń, leki, dostęp Próba - właśnie próbował lub zaraz spróbuje

Psychoza: Halucynacje - widzi, słyszy rzeczy, których nie ma Urojenia - przekonania oderwane od rzeczywistości Dezorganizacja - mowa bez sensu, zachowania chaotyczne Brak kontaktu - nie można się dogadać

Agresja niekontrolowana: Atakuje innych - bez powodu lub z minimalnej przyczyny Nie reaguje na rozkazy - nie można powstrzymać słowem Zagrożenie - dla zespołu, dla misji Broń - jeśli ma dostęp, natychmiast zabrać

Kategoria 2: PILNA EWAKUACJA (24-48 godzin)

Załamanie funkcjonowania: Nie wykonuje zadań - podstawowych Nie reaguje - na polecenia, rozmowę Nie dba o siebie - nie je, nie pije, nie śpi Odrętwienie - totalne, głębokie

Ciężka depresja: Nie wstaje - od dni Nie mówi - wycofany całkowicie Myśli rezygnacyjne - "po co żyć" bez aktywnego planu Zaniedbanie - higieny, jedzenia, bezpieczeństwa

Ciężki PTSD: Flashbacki ciągłe - nie funkcjonuje między nimi Dysocjacja - nie wie, gdzie jest, kim jest Paraliż - nie może działać z powodu lęku

Kategoria 3: PLANOWA EWAKUACJA (dni-tydzień)

Wypalenie zaawansowane: Błędy - niebezpieczne, powtarzające się Cynizm ekstremalny - "wszyscy niech zdechną" Wyczerpanie - mimo odpoczynku nie wraca

PTSD średni: Funkcjonuje - ale słabo Pogarsza się - mimo wsparcia na miejscu Potrzebuje terapii - której tu nie ma

Uzależnienie: Alkohol/narkotyki - codziennie Wpływa na służbę - błędy, nieobecności Sam nie może przestać

PROCEDURA EWAKUACJI

Krok 1: Decyzja Oceń stan - która kategoria? Konsultuj – z dowódcą, z innymi medykami, jeśli możliwe Dokumentuj – co widzisz, dlaczego ewakuacja

Krok 2: Zabezpieczenie Broń - zabierz natychmiast, bez dyskusji Leki - zabierz, jeśli ma dostęp do dużych ilości Ostre przedmioty - jeśli ryzyko samookaleczenia Nie zostawiaj samego - ktoś przy nim 24/7

Krok 3: Komunikacja z pacjentem Spokojnie - nie pogłębiaj kryzysu Informuj - "zabieramy cię po pomoc" Bez stygmy - "to nie słabość, to rana" Nie kłam - dokąd jedzie, po co

Krok 4: Komunikacja z dowództwem Fakty - stan, zachowanie, ryzyko Rekomendacja - natychmiastowa/pilna/planowa Dokumentacja - pisemna, jeśli możliwe Kanał - ustalony dla ewakuacji medycznej

Krok 5: Transport Osoba towarzysząca - nie sam Środowisko - spokojne, bez bodźców Monitoring - ciągły w drodze Przekazanie - pełna informacja dla odbierających

TRANSPORT OSOBY W KRYZYSIE

Zasady ogólne: Nigdy sam - zawsze ktoś z nim Bez broni - ani jego, ani widocznej twojej (jeśli możliwe) Spokój - cisza, monotonia, minimum bodźców Kontakt - mów do niego, nawet jeśli nie odpowiada

Osoba spokojna, ale w kryzysie: Pozycja - wygodna, może leżeć Rozmowa - jeśli chce, słuchaj Cisza - jeśli nie chce, OK Dotyk - ręka na ramieniu, jeśli akceptuje

Osoba pobudzona/agresywna: Przestrzeń - nie tłocz się Głos - spokojny, niski, wolny Nie prowokuj - nie krzycz, nie szarp

Unieruchomienie - tylko jeśli zagrożenie życia Siła minimalna - tyle ile trzeba, nie więcej

Osoba w psychozie: Nie zaprzeczaj - halucynacjom, urojeniom Nie potwierdzaj - też nieneutralnie - "słyszę, że widzisz X. Jestem tu z tobą." Proste komunikaty - jedno zdanie, powtarzaj Bezpieczeństwo - twoje i jego priorytet

Osoba w dysocjacji: Uziemianie - "poczuj stopy na podłodze" Zmysły - "co widzisz? co słyszysz?" Orientacja - "jesteś w pojeździe, jedzie z nami Petro" Powtarzaj - imię, miejsce, czas, wielokrotnie

CO MÓWIĆ PODCZAS TRANSPORTU

Zdania, które pomagają: "Jesteś bezpieczny." "Jadę z tobą." "Zabieramy cię do ludzi, którzy pomogą." "To nie wstyd. To rana jak każda inna." "Zrobiłeś co mogłeś. Teraz czas na pomoc."

Jeśli mówi o samobójstwie: "Słyszę cię. Cieszę się, że mówisz." "Jadę z tobą. Nie jesteś sam." "Są ludzie, którzy mogą pomóc z tym bólem." "Teraz jedziemy po tę pomoc."

Jeśli jest agresywny: "Widzę, że jesteś zły. To OK." "Nie chcę ci zrobić krzywdy." "Jadę z tobą, nie przeciw tobie." "Powiedz mi co czujesz." (jeśli mówi, mniej działa)

Czego NIE mówić: "Weź się w garść" - nie może "Inni mają gorzej" - nie pomaga "Pomyśl o rodzinie" - może pogorszyć "Będziesz miał problemy" - strach nie pomaga "To nic takiego" - to dla niego bardzo takiego

PRZEKAZANIE PROFESJONALISTOM

Co przekazać: Dane - imię, wiek, jednostka, czas służby Stan - co widziałeś, od kiedy Zachowania - konkretnie, bez interpretacji Zagrożenie - samobójstwo, agresja, poziom Interwencje - co zrobiłeś, jak reagował Historia - jeśli znasz, wcześniejsze problemy

Jak przekazać: Pisemnie - jeśli masz czas Ustnie - jasno, krótko, fakty Prywatnie - nie przy pacjencie wszystko
Pytania - odpowiedz na pytania specjalisty
Format raportu: "Żołnierz X, 25 lat, 8 miesięcy służby.
Od 3 dni nie śpi, nie je, mówi o samobójstwie. Dziś powiedział, że ma plan - broń zabrana. Nie stawiał oporu, współpracował w transporcie. Podczas drogi mówił o beznadziejności, że jest ciężarem. Nie mam informacji o wcześniejszych problemach psychicznych."

[CASE STUDY] EWAKUACJA PO PRÓBIE - KHERSON 2023

Żołnierz - Andriy, 29 lat, 14 miesięcy służby
Sytuacja: Kolega z zespołu znajduje Andriy'a - sam, pistolet w ręce
Nie strzelił jeszcze - ale trzyma przy skroni Kolega krzyczy po pomoc
Interwencja - medyk Taras: Wchodzi powoli - ręce widoczne
Głos - "Andriy, to ja, Taras." Nie podchodzi za blisko - 3 metry
Kontakt - "Popatrz na mnie."
Rozmowa - minuty 1-5: Taras - "Widzę, że jest ci ciężko.
Chcę pomóc." Andriy - "Nie da się pomóc. Wystarczy." Taras – "Co się stało? Powiedz mi." Andriy - milczy, ale pistolet lekko opada
Taras - "Mogę podejść bliżej?" Andriy - kiwa głową
Minuty 5-10: Taras podchodzi - powoli, bez gwałtownych ruchów
Siada obok - nie naprzeciwko Ręka na ramieniu - "Jestem tu."
Andriy - zaczyna płakać, pistolet opada Taras - delikatnie zabiera broń, oddaje koledze
Minuty 10-20: Andriy mówi - o zmęczeniu, o winie, o koszmarach
Taras słucha - nie przerywa Andriy - "Co ze mną zrobią?"
Taras - "Zabierzemy cię do ludzi, którzy pomogą. To nie kara."

Ewakuacja: Transport - Taras jedzie z Andriyem Rozmowa - ciągła, o wszystkim, o niczym Przekazanie - szpital psychiatryczny, pełna informacja

Efekt - 3 miesiące później: Andriy - po leczeniu, stabilny

Nie wrócił na front - ale żyje Pracuje - w logistyce, w tyle Kontakt z Tarasem - dzwonią czasem

Taras - *Gdybym wszedł z krzykiem, gdybym skoczył na niego - może by strzelił. Spokój uratował mu życie.*

[CASE STUDY] PSYCHOZA W POLU - BACHMUT 2023

Żołnierz - Mykola, 23 lata, 6 miesięcy służby

Sytuacja: Mykola zaczyna mówić o "aniołach" - że widzi je nad pozycją Mówi, że "oni powiedzieli" że musi iść "tam" - wskazuje na pozycje wroga Próbuje wyjść z okopu - bez broni, bez kamizelki Koledzy go trzymają

Stan: Oczy - szkliste, patrzy "przez" ludzi Mowa - chaotyczna, przeskakuje Przekonania - "anioły mnie ochronią"

Reakcja - nie rozumie, dlaczego go trzymają

Interwencja - dowódca Viktor: Nie konfrontuje - nie mówi "nie ma aniołów" Spokojnie - "Mykola, usiądź tu ze mną." Przekierowuje - "Anioły poczekają. Teraz porozmawiaj ze mną." Fizycznie - trzyma za ramię, blokuje wyjście

Zabezpieczenie: Broń - zabrana wcześniej przez kolegów Przestrzeń - w osłoniętym miejscu Ludzie - dwóch przy nim cały czas Medyk wezwany - ocena, decyzja

Decyzja: Ewakuacja natychmiastowa - psychoza aktywna Nie może zostać - zagrożenie dla siebie i innych Transport - pojazd z dwoma osobami

Transport: Mykola - spokojniejszy, ale nadal mówi o aniołach Medyk - "Widzę, że widzisz coś ważnego. Jedziemy do miejsca, gdzie pomogą ci to zrozumieć." Nie kłamie - nie mówi "do lekarza od głowy" Nie zaprzecza - nie mówi "nie ma aniołów" Neutralnie - obecność, spokój

Efekt: Mykola - hospitalizacja, leczenie psychiatryczne Diagnoza - epizod psychotyczny, stres jako wyzwalacz Po 2 miesiącach - remisja, ale nie wraca na front Żyje - to sukces Viktor - *Gdyby wyszedł z okopu, byłby martwy w 30 sekund. Psychoza go nie zabiła, bo zdążyliśmy.*

STYGMA - JAK Z NIĄ WALCZYĆ

Największa bariera ewakuacji psychicznej.

Co myślą żołnierze: "Będę tchórzem" - ewakuacja = słabość "Zniszczę karierę" - wpis do akt "Zawiedę zespół" - zostawiam ich "Dam radę sam" - nie potrzebuję pomocy

Co mówić: "Rana psychiczna to rana jak każda inna." "Złamana noga - idziesz do szpitala. Złamana psychika - to samo." "Wracanie do walki w takim stanie to zagrożenie dla wszystkich." "Ewakuacja teraz to szansa na powrót później." "Najsilniejsi proszą o pomoc, gdy jej potrzebują."

Jako dowódca/medyk: Normalizuj - mów o zdrowiu psychicznym otwarcie Niekaranie - ewakuacja to leczenie, nie dyscyplinarka Przykład - jeśli sam korzystałeś, powiedz Kultura - zespół, który wspiera, nie ocenia

DOKUMENTACJA

Co dokumentować: Data, godzina - kiedy zauważono problem Objawy - konkretnie, co widziałeś/słyszałeś Zachowania –

co robił, mówił Zagrożenie - dla siebie, innych, poziom Interwencja - co zrobiłeś Transport - kiedy, z kim, dokąd Przekazanie - komu, jakie informacje

Po co: Ciągłość opieki - następni wiedzą co było Twoja ochrona - zrobiłeś co trzeba Analiza - wzorce, prewencja Historia – dla dalszego leczenia

Jak: Fakty - nie interpretacje Obserwacje - "mówił, że chce umrzeć", nie "był samobójczy" Czas - kiedy co się działo Krótko – ale kompletnie

TWOJA REAKCJA PO

Ewakuacja psychiczna kosztuje też ciebie.

Co możesz czuć: Ulga - że żyje, że pojechał Wina - że nie zauważyłeś wcześniej Strach - że następny będziesz ty Smutek – za kolegę Złość - że system doprowadza do takich stanów

Co robić: Rozmawiaj - z zespołem, z dowódcą Debrief - co poszło dobrze, co można lepiej Normalizuj - to trudne, reakcja jest normalna Obserwuj siebie - czy tobie też nie trzeba pomocy

PODSUMOWANIE 2.6

Ewakuacja psychiczna ratuje życie jak ewakuacja medyczna.

Kiedy ewakuować: Natychmiast - samobójstwo, psychoza, agresja niekontrolowana Pilnie - załamanie, ciężka depresja, ciężki PTSD Planowo - wypalenie, uzależnienie, PTSD średni

Procedura: Zabezpiecz - broń zabrać, nie zostawiać samego Komunikuj - spokojnie, bez stygmy Transportuj - z osobą towarzyszącą Przekaż - pełna informacja profesjonalistom

Transport: Spokój - minimum bodźców Kontakt - mów, nawet jeśli nie odpowiada Nie konfrontuj - psychozy, urojeń Bezpieczeństwo - twoje i jego

Pamiętaj: *Ewakuacja psychiczna to nie porażka żołnierza. To system, który zadziałał. Żywy i leczony może wrócić. Martwy nie.*

ROZDZIAŁ 3: DYLEMATY MORALNE I ETYKA POLA BITWY

Decyzje. Kogo ratować. Kogo zostawić. Jak żyć z tym potem.

WPROWADZENIE

Rozdział 1 był o tobie. Jak przetrwać psychicznie.

Rozdział 2 był o nich. Jak pomagać innym.

Rozdział 3 jest o decyzjach. Najtrudniejszych jakie podejmiesz w życiu.

Decyzje, które będziesz podejmować: Kogo ratować pierwszego - gdy dwóch krwawi Kogo zostawić - gdy nie starczy zasobów

Czy strzelać - gdy jesteś medykiem

Czy pozwolić umrzeć - gdy nie ma szans i cierpi,

Czy wykonać rozkaz - gdy jest nieetyczny

Czy pomóc wrogowi - gdy przed chwilą zabijał twoich

Czy powiedzieć prawdę - gdy prawda boli

Kogo ewakuować - gdy jedno miejsce i trzech rannych

Dlaczego to takie trudne: Nie ma dobrych odpowiedzi - tylko mniej złe Czas - sekundy na decyzję o życiu i śmierci Konsekwencje - ktoś umrze przez twoją decyzję Potem - musisz z tym żyć. Lata.

ETYKA POLA BITWY - CZYM JEST

Etyka pokojowa - czas na refleksję, dyskusję, szukanie idealnego rozwiązania.

Etyka pola bitwy - sekundy, chaos, krew, niedoskonałe rozwiązania.

Różnice: Czas - nie masz go Informacja - niepełna, często błędna

Zasoby - ograniczone, zawsze za mało

Konsekwencje - natychmiastowe, nieodwracalne Presja - życie i śmierć, teraz

Co to znaczy: Perfekcja niemożliwa - będą błędy Decyzja lepsza niż brak decyzji - paraliż zabija Dobre intencje nie wystarczą - liczy się efekt Musisz żyć z tym potem - niezależnie od wyniku

FRAMEWORK DECYZYJNY - ETD

Prosty model na chaos. ETD - Evaluate, Triage, Do.

E - EVALUATE (Oceń) Co mam? - zasoby, czas, ludzi

Co widzę? - rannych, zagrożenia, sytuację

Co wiem? - fakty, nie domysły

Czego nie wiem? - luki, niepewności

T - TRIAGE (Priorytetyzuj) Kto pierwszy? - według szans, nie emocji Co najpierw? - według pilności Kto może czekać? - bez umierania Kto nie przeżyje? - najtrudniejsza kategoria

D - DO (Działaj) Decyzja - podejmij, teraz Działanie - wykonaj, nie zastanawiaj się dalej Adaptacja - jeśli sytuacja się zmieni, zmień plan Dokumentacja - w głowie, potem na papierze

ŹRÓDŁA DYLEMATÓW MORALNYCH

1. Konflikt wartości Ratować życie vs nie szkodzić Pomagać wszystkim vs pomagać swoim Prawda vs ochrona przed bólem Rozkaz vs sumienie

2. Ograniczone zasoby Jeden CAT, dwóch krwawiących Jedno miejsce ewakuacyjne, trzech rannych Mało morfiny, dużo bólu

3. Niepewność Czy przeżyje z pomocą? Czy umrze bez niej? Czy mój wybór jest słuszny?

4. Konflikt ról Jestem medykiem - ratuję Jestem żołnierzem - walczę Jestem człowiekiem - czuję

5. Presja zewnętrzna Rozkazy - czasem sprzeczne z etyką Zespół - oczekiwania, presja System - procedury, które nie pasują do sytuacji

CO BĘDZIE W TYM ROZDZIALE

3.1. Triage - kogo ratować pierwszego Systemy triage - START, SALT, NATO Decyzje triage w praktyce Kategoria expectant - najtrudniejsza Jak podejmować decyzje, gdy wszyscy potrzebują

3.2. Decyzje niemożliwe - dwóch rannych, jeden CAT Gdy zasoby nie wystarczą Gdy czas nie wystarczy Gdy nie możesz uratować wszystkich Jak wybierać i jak z tym żyć

3.3. Zabijanie w samoobronie - medyk jako żołnierz Czy medyk może strzelać? Kiedy broń, kiedy bandaż? Konflikt ról Psychologiczne skutki zabijania

3.4. Eutanazja w terenie - koniec cierpienia Ranny który nie przeżyje i cierpi Prawo, etyka, rzeczywistość Co robią medycy w praktyce Jak żyć z taką decyzją

3.5. Rozkazy nieetyczne - posłuszeństwo vs sumienie Kiedy rozkaz jest nielegalny Kiedy odmówić Konsekwencje odmowy Konsekwencje wykonania

3.6. Prawda vs kłamstwo - kiedy okłamać pacjenta "Czy umrę?" - co odpowiedzieć "Czy moje nogi są?" - gdy nie ma Ochrona vs autonomia Granice kłamstwa

3.7. Dokumentacja zbrodni wojennych Obowiązek dokumentowania Co dokumentować, jak Ochrona dowodów Ochrona siebie

3.8. Odpowiedzialność i wina - żyć z decyzjami Decyzje, które cię prześladują Racjonalizacja vs przepracowanie Poczucie winy - uzasadnione i nie Jak żyć dalej

ZANIM ZACZNIESZ - PAMIĘTAJ

Nie ma idealnych decyzji: Będziesz podejmować złe decyzje - bo wszystkie są złe Będziesz żałować - niezależnie co wybierzesz Będziesz się zastanawiać "co, jeśli" - to normalne

Ale: Decyzja lepsza niż paraliż - stanie i płakanie nikogo nie uratuje Intencja ma znaczenie - nie dla wyniku, ale dla twojej duszy Możesz się pogodzić - z czasem, z pomocą, z pracą nad sobą

Ten rozdział nie da ci: Prostych odpowiedzi - bo ich nie ma Rozgrzeszenia - to musisz sam Pewności - że zawsze wybierzesz dobrze

Ten rozdział da ci: Framework - jak myśleć w chaosie Perspektywę - inni to przeżyli Narzędzia - jak żyć z decyzjami potem Zgodę - na bycie niedoskonałym

---

3.1. TRIAGE - KOGO RATOWAĆ PIERWSZEGO

Nie możesz uratować wszystkich. Możesz uratować jak najwięcej.

CZYM JEST TRIAGE

Triage - segregacja rannych według priorytetów leczenia i ewakuacji.

Słowo z francuskiego "trier" - sortować.

Zasada podstawowa: Nie ratujesz jednego najciężej rannego przez godzinę. Ratujesz dziesięciu średnio rannych w tę godzinę.

Efekt - więcej żywych.

Dlaczego to trudne: Sprzeczne z instynktem - chcesz pomóc temu przed tobą Sprzeczne z etyką pokojową - każde życie równe Wymaga kalkulacji - w chaosie, pod ostrzałem Wymaga zostawiania ludzi - którzy umrą bez pomocy

Dlaczego to konieczne: Zasoby ograniczone - zawsze Czas ograniczony - zawsze Wielu rannych - często Bez triage - chaos, więcej martwych

KATEGORIE TRIAGE - STANDARD NATO

T1 - IMMEDIATE (Natychmiastowy) - CZERWONY Kto - zagrożenie życia, ale przeżyje z pomocą Przykłady - krwotok tętniczy, odma prężna, niedrożność dróg oddechowych

Czas - pomoc TERAZ, w minutach Priorytet - PIERWSZY

T2 - DELAYED (Odroczony) - ŻÓŁTY Kto - poważne obrażenia, ale może czekać Przykłady - złamania, rany penetrujące stabilne, oparzenia średnie Czas - pomoc w ciągu godzin Priorytet - DRUGI

T3 - MINIMAL (Minimalny) - ZIELONY Kto - lekkie obrażenia, chodzący ranni Przykłady - drobne rany, stłuczenia, szok psychiczny bez obrażeń Czas - pomoc, gdy będzie czas Priorytet - TRZECI (lub samoobsługa)

T4 - EXPECTANT (Oczekujący) - CZARNY Kto - nie przeżyje nawet z pomocą, lub wymaga zasobów niewspółmiernych do szans Przykłady - masywne obrażenia mózgu, oparzenia 90%, rozległa amputacja z utratą krwi Czas - komfort, godność, obecność Priorytet - ostatni medycznie, ale nie ludzko

SYSTEM START - PROSTY TRIAGE W POLU

START - Simple Triage and Rapid Treatment.

30 sekund na pacjenta. Nie więcej.

Krok 1: Czy chodzi? TAK - ZIELONY (T3), idź do następnego NIE - przejdź do kroku 2

Krok 2: Czy oddycha? NIE - udrożnij drogi oddechowe

- Jeśli zacznie - CZERWONY (T1)
- Jeśli nie - CZARNY (T4) TAK - przejdź do kroku 3

Krok 3: Częstość oddechu? Powyżej 30/min - CZERWONY (T1) Poniżej 30/min - przejdź do kroku 4

Krok 4: Perfuzja (nawrót kapilarny lub tętno) Nawrót kapilarny powyżej 2 sekund LUB brak tętna na promieniowej - CZERWONY (T1) Nawrót poniżej 2 sekund I tętno obecne - przejdź do kroku 5

Krok 5: Status psychiczny Nie wykonuje poleceń - CZERWONY (T1) Wykonuje proste polecenia - ŻÓŁTY (T2)

SYSTEM SALT - NOWSZY, DOKŁADNIEJSZY

SALT - Sort, Assess, Lifesaving interventions, Treatment/Transport.

Sort (Sortuj) - głosem: "Kto może chodzić - do mnie!" - ci są ZIELONI "Kto może machać ręką?" - oceniasz tych którzy reagują Kto nie reaguje - oceniasz jako ostatnich (mogą być najcięższi lub martwi)

Assess (Oceń) - indywidualnie: Oddycha? - jeśli nie, udrożnij Krwawi masywnie? - jeśli tak, zatamuj Brak pulsu? - jeśli tak, CZARNY

Lifesaving interventions (Interwencje ratujące): Tylko podstawowe - CAT, udrożnienie, pozycja Maksimum 60 sekund na osobę Nie zatrzymuj się na jednym

Treatment/Transport (Leczenie/Transport): Według kategorii - T1 pierwszy

TRIAGE W PRAKTYCE - CHAOS

Teoria jest prosta. Praktyka nie.

Problem 1: Emocje Przed tobą krzyczy znajomy kolega. Obok leży cichy obcy. Kolega - lekko ranny, głośny. Obcy - ciężko ranny, cichy (w szoku).

Instynkt - zajmij się kolegą. Triage - zajmij się obcym (T1), kolega może czekać (T2/T3).

Problem 2: Zmiana stanu Ranny był ŻÓŁTY - teraz robi się CZERWONY. Inny był CZERWONY - umarł, teraz CZARNY. Kolejny był ZIELONY - krwawienie wewnętrzne, teraz CZERWONY.

Rozwiązanie - re-triage. Ciągle. Co kilka minut.

Problem 3: Liczby 20 rannych, 2 medyków, 30 minut do ewakuacji. Nie ma szans na wszystkich. Musisz wybrać.

Problem 4: Presja zewnętrzna Dowódca - "ratuj mojego zastępcę!" Zastępca - ŻÓŁTY. Obok - szeregowy, CZERWONY.

Twoja decyzja - medyczna, nie hierarchiczna.

KATEGORIA EXPECTANT - NAJTRUDNIEJSZA

Czarny kolor. Nie przeżyje.

Kto trafia do T4: Rozlegle obrażenia mózgu - mózg widoczny, brak reakcji Oparzenia powyżej 90% - bez szans Masywna utrata krwi - już za późno Obrażenia niekompatybilne z życiem - oczywiste

Dlaczego to takie trudne: On jeszcze żyje - oddycha, może mówi Mógłbyś spróbować - poświęcić wszystkie zasoby Może by się udało - 1% szansy Ale wtedy - trzech innych umrze, którzy mieli 80% szans

Co robić z T4: Nie ignoruj - to nadal człowiek Komfort - morfina, jeśli masz, pozycja Obecność - jeśli ktoś może zostać Godność - przykryj, osłoń Nie kłam - ale nie odbieraj nadziei brutalnie

Sekcja 3.8 - więcej o opiece nad expectant

RE-TRIAGE - CIĄGŁY PROCES

Triage to nie jednorazowa decyzja.

Kiedy re-triage: Co 5-10 minut - przy wielu rannych Po interwencji - czy się poprawił? Przy zmianie stanu - lepiej lub gorzej

Przed ewakuacją - kto pierwszy jedzie

Co może się zmienić: ZIELONY → CZERWONY - ukryte obrażenia się ujawniają CZERWONY → CZARNY - nie udało się ustabilizować ŻÓŁTY → CZERWONY - dekompensacja CZERWONY → ŻÓŁTY - stabilizacja po interwencji

[CASE STUDY] TRIAGE POD OSTRZAŁEM - BACHMUT 2023

Sytuacja - 14 kwietnia 2023, godzina 06:40

Medyk - Yuriy, sam, do ewakuacji 15 minut Rannych - 6

Szybki START (2 minuty):

Ranny 1 - chodzi, krwawienie z ręki - ZIELONY Ranny 2 - nie chodzi, oddycha 35/min, krwawi z nogi - CZERWONY Ranny 3 - nie chodzi, oddycha 20/min, przytomny, złamanie - ŻÓŁTY Ranny 4 - nie chodzi, nie oddycha, udrożnienie - zaczął - CZERWONY Ranny 5 - nie chodzi, oddycha, brak reakcji, wgniecenie czaszki - CZARNY Ranny 6 - chodzi, płacze, bez widocznych obrażeń - ZIELONY

Wynik: CZERWONY - 2 (nr 2 i 4) ŻÓŁTY - 1 (nr 3) ZIELONY - 2 (nr 1 i 6) CZARNY - 1 (nr 5)

Decyzja Yuriy'a: Nr 2 - CAT na nogę, 30 sekund Nr 4 - pozycja boczna ustalona, rurka, 45 sekund Nr 3 - może czekać Nr 1 - opatrunek, może sam założyć Nr 6 - bez obrażeń, uspokojenie słowne Nr 5 - "trzymaj się bracie" - nic więcej nie może

Ewakuacja - 15 minut później: Zabierają - nr 2 i 4 (CZERWONI) pierwsi Potem - nr 3 (ŻÓŁTY) Potem - nr 1 (ZIELONY) Nr 6 - idzie sam Nr 5 - umarł po 8 minutach, Yuriy przy nim ostatnie 2 minuty

Efekt: 5 przeżyło 1 zmarł (bez szans od początku) Yuriy podjął właściwe decyzje

Yuriy - *Najtrudniejsze było zostawić piątkę i iść do następnego.*

Ale gdybym przy nim został, dwójka i czwórka by wykrwawiły.

[CASE STUDY] BŁĄD TRIAGE - SKUTKI

Sytuacja - Sievierodonetsk 2022

Medyk - Olena, młoda, 3 miesiące doświadczenia Rannych - 4

Co się stało: Ranny A - krzyczy najgłośniej, rany szrapnelowe brzucha, dużo krwi widocznej Ranny B - cichy, blady, rana klatki piersiowej, mało krwi widocznej Ranny C - przytomny, złamana noga Ranny D - nieprzytomny, brak widocznych ran, oddycha

Błąd Oleny: Zaczęła od A - bo najgłośniejszy, najbardziej dramatyczny Spędziła 8 minut - rany powierzchowne, dużo krwi, ale nie tętnicza Tymczasem B - odma prężna, bez interwencji D - krwawienie wewnętrzne, niewidoczne

Efekt: A - przeżył, rany nie zagrażały życiu B - zmarł, odma prężna, wystarczyła igła dekompresyjna C - przeżył, czekał D - zmarł, krwawienie wewnętrzne, może by przeżył z szybszą ewakuacją

Analiza: Olena poszła za emocjami - głośny, dramatyczny

Nie użyła START - nie sprawdziła oddechu, perfuzji Spędziła za dużo czasu - na jednym

Lekcja: B był cichy, bo nie miał powietrza, żeby krzyczeć.

Cichy ranny może być najcięższy. START istnieje po to, żeby nie iść za instynktem.

Olena - *Żyję z tym do dziś. Dwa trupy, bo poszłam za krzykiem. Teraz uczę innych - cichy ranny to czerwona flaga.*

TRIAGE DZIECI

Inne parametry, inne normy.

Różnice: Oddech - normy wyższe (niemowlę 30-60, dziecko 20-30) Tętno - normy wyższe (niemowlę 100-160, dziecko 80-120) Kompensacja - długo stabilne, potem gwałtowna dekompensacja Komunikacja - może nie wykonać poleceń, bo nie rozumie, nie bo jest nieprzytomny

Jump START (dla dzieci): Podobny do START, ale:

- Oddech - 5 ratowniczych oddechów zanim uznasz za CZARNEGO
- Normy dostosowane
- Ocena neurologiczna - AVPU zamiast poleceń

BŁĘDY W TRIAGE

Błąd 1: Pójście za emocjami Głośny = pilny - NIE, głośny = ma powietrze, żeby krzyczeć Znajomy = priorytet - NIE, medycyna nie zna hierarchii Dramatyczny = ciężki - NIE, czasem surface wounds

Błąd 2: Za dużo czasu na jednego Perfekcja - niemożliwa "Jeszcze chwila" - inni umierają 30 sekund START - maks, potem następny

Błąd 3: Brak re-triage Jednorazowa decyzja - błąd Stany się zmieniają - ciągle Sprawdzaj - co kilka minut

Błąd 4: Hierarchia zamiast medycyny Oficer = pierwszy - NIE Dowódca każe - twoja decyzja medyczna Jedyny wyjątek - przy równych szansach, klucz do operacji

Błąd 5: Nieużywanie systemu "Wiem lepiej" - nie wiesz, stres ogranicza myślenie "To oczywiste" - nie jest w chaosie System działa - używaj go

NARZĘDZIA TRIAGE

Karty triage: Kolorowe - czerwona, żółta, zielona, czarna Zapisujesz - czas, kategorię, interwencje Na rannego - przywiązane, widoczne

Oznaczenia: Marker na czole - T1, T2, T3, T4 Opaski kolorowe - jeśli masz Cokolwiek widocznego - żeby inni wiedzieli

Strefy: CZERWONA strefa - T1 tu leżą ŻÓŁTA strefa - T2 tu czekają ZIELONA strefa - T3 sami się zajmują CZARNA strefa - T4 osobno, z godnością

KOMUNIKACJA TRIAGE

Do rannych: "Zajmę się tobą za chwilę" - ŻÓŁTY "Pomóż sobie sam, opatrunki tu" - ZIELONY "Teraz tobą się zajmuję" - CZERWONY "Jestem przy tobie" - CZARNY

Do zespołu: "Dwóch czerwonych, jeden żółty, jeden czarny" "Czerwoni przy ścianie, zaczynam od lewego" "Re-triage za 5 minut"

Do ewakuacji: "Priorytet - dwóch T1, jeden T2" "T4 na miejscu, już nie żyje / umiera" "T3 mogą iść sami lub czekać na drugą turę"

PODSUMOWANIE 3.1

Triage - ratuj jak najwięcej, nie jednego najdłużej.

Kategorie: T1 CZERWONY - teraz albo umrze, ale przeżyje z pomocą T2 ŻÓŁTY - poważny, ale może czekać T3 ZIELONY - lekki, samoobsługa T4 CZARNY - nie przeżyje nawet z pomocą

System START: Chodzi? - zielony Oddycha? - nie = czarny (po udrożnieniu) Oddech powyżej 30? - czerwony Perfuzja zła? - czerwony Nie wykonuje poleceń? - czerwony Reszta - żółty

Zasady: 30 sekund na pacjenta - nie więcej Re-triage - ciągle System - używaj, nie idź za instynktem Expectant - najtrudniejszy, ale konieczny

Pamiętaj: *Triage to nie wybór kogo uratować. To wybór jak uratować NAJWIĘCEJ. Jeden martwy żebyś mógł uratować pięciu - to nie porażka. To matematyka wojny.*

3.2. DECYZJE NIEMOŻLIWE - DWÓCH RANNYCH, JEDEN CAT

Czasem nie ma dobrej decyzji. Jest tylko decyzja.

SCENARIUSZ KOSZMARNY

Dwóch rannych. Obaj krwawią z tętnic. Obaj umrą bez CAT-a.

Masz jeden CAT.

Kogo wybierasz?

To nie jest teoria: Ukraina 2022-2024 - braki sprzętu, norma Każdy medyk frontowy - przeżył coś takiego Czasem CAT - czasem QuikClot, czasem ewakuacja, czasem czas

Zasoby ZAWSZE ograniczone. Potrzeby ZAWSZE większe.

RODZAJE DECYZJI NIEMOŻLIWYCH

Scenariusz 1: Jeden CAT, dwóch z krwotokiem tętniczym

Co masz - jeden CAT Co potrzebujesz - dwa CAT-y Skutek wyboru - jeden żyje, jeden umiera

Scenariusz 2: Jedno miejsce ewakuacyjne, trzech krytycznych

Co masz - jeden transport, teraz Co potrzebujesz - trzy transporty Skutek wyboru - jeden jedzie, dwóch czeka (może umrze)

Scenariusz 3: Mało morfiny, dużo bólu Co masz - dwie ampułki Co potrzebujesz - dziesięć Skutek wyboru - niektórzy cierpią

Scenariusz 4: Jeden medyk, wielu rannych Co masz - dwie ręce, 24 godziny na dobę Co potrzebujesz - pięciu medyków Skutek wyboru - nie zdążysz do wszystkich

Scenariusz 5: Czas Co masz - 5 minut do ostrzału Co potrzebujesz - 20 minut na stabilizację Skutek wyboru - zostawiasz niedokończone lub giniesz

FRAMEWORK DECYZYJNY - KIEDY NIE MA DOBRYCH OPCJI

Krok 1: ZATRZYMAJ SIĘ (1 sekunda) Oddech - jeden, głęboki Świadomość - to jest decyzja niemożliwa Akceptacja - nie ma dobrego wyjścia

Krok 2: OCEŃ (5 sekund) Kto ma większe szanse przeżycia Z pomocą? Kto umrze NAWET z pomocą? Kto przeżyje BEZ pomocy (dłużej)? Co mam - dokładnie, realnie?

Krok 3: DECYDUJ (1 sekunda) Wybierz - tego z większymi szansami Albo - tego którego pomoc bardziej zmieni wynik Nie wahaj się - wahanie zabija obu

Krok 4: DZIAŁAJ (reszta czasu) Wykonaj - bez oglądania się Skup się - na tym którego wybrałeś Dokończ - zanim przejdziesz do drugiego (jeśli czas)

Krok 5: NASTĘPNY (jeśli możliwe) Jeśli skończyłeś - idź do drugiego Improwizuj - pasek, sznurek, cokolwiek Albo - bądź przy nim, gdy umiera

KRYTERIA WYBORU - GDY WSZYSTKO RÓWNE

Gdy medycznie równi - obaj T1, obaj podobne szanse.

Kryterium 1: Efektywność interwencji U kogo moja pomoc bardziej zmieni wynik? Przykład - u jednego CAT wystarczy, u drugiego CAT + QuikClot + chest seal

Kryterium 2: Czas do śmierci Kto umrze szybciej bez pomocy? Ten dostaje pomoc pierwszy - bo drugi ma więcej czasu

Kryterium 3: Szansa na sukces U kogo większa szansa, że interwencja zadziała? Przykład - czysta rana tętnicza vs rozkawałkowana kończyna

Kryterium 4: Zasoby potrzebne Kto potrzebuje mniej zasobów dla tego samego efektu? Zostanie więcej dla drugiego

Gdy nadal równi - kontrowersyjne kryteria: Wartość operacyjna - dowódca, specjalista, klucz do misji Wiek - młodszy ma więcej lat przed sobą (kontrowersyjne) Rodzina - dzieci w domu (bardzo kontrowersyjne) Losowo - gdy naprawdę nie ma różnicy

Czego NIE używać jako kryterium: Znajomość - to twój kumpel Stopień - oficer vs szeregowy Narodowość - swój vs sojusznik vs jeniec Głośność - kto głośniej krzyczy

IMPROWIZACJA - GDY BRAKUJE SPRZĘTU

Zanim zdecydujesz, że masz jeden CAT - czy na pewno?

Zamienniki CAT-a: Pasek - skórzany, mocny, z klamrą Sznur - skręcony, z kijem do dokręcania Chusta - poskręcana, z torsją Rękaw - od munduru, mocny Kabel - w ostateczności

Technika improwizacji: 2-3 cm powyżej rany - jak CAT Podkładka - żeby nie wciąć w skórę Dokręcaj - do ustania krwawienia Zabezpiecz - żeby się nie odkręciło Monitoruj - czy trzyma

UWAGA: Improwizacja gorsza od CAT-a - ale lepsza od niczego

Uszkodzenia tkanek - większe niż przy CAT

Ale żywy z uszkodzeniem - lepszy niż martwy bez

[CASE STUDY] JEDEN CAT, DWÓCH RANNYCH - BACHMUT 2023

Sytuacja - 7 maja 2023, godzina 11:20

Medyk - Dmytro, doświadczony, 14 miesięcy frontu Miejsce - okop po uderzeniu moździerzowym Rannych - dwóch

Ranny A - Serhiy, 24 lata: Rana - amputacja urazowa podudzia, prawa noga Krwawienie - tętnicze, pulsujące Stan - przytomny, krzyczy Szanse - wysokie z CAT-em

Ranny B - Viktor, 31 lat: Rana - amputacja urazowa uda, lewa noga (wyżej) Krwawienie - tętnicze, masywne, kałuża krwi Stan - półprzytomny, blady, cichy Szanse - niższe, dużo krwi stracił

Co ma Dmytro: Jeden CAT - sprawdzony Jeden bandaż elastyczny - może improwizować 30 sekund na decyzję - ostrzał może się powtórzyć

Decyzja Dmytro (5 sekund): Viktor - większa utrata krwi, mniej czasu Ale - rana wyżej, CAT może nie wystarczyć Serhiy - mniejsza utrata, więcej czasu Ale - CAT na podudzie zadziała na pewno Dmytro decyduje - CAT dla Serhiy'a Dlaczego - pewny efekt vs niepewny efekt Viktor - improwizowany zacisk z paska i bandaża

Wykonanie: Serhiy - CAT, 15 sekund, krwawienie zatrzymane Viktor - pasek jako turoiket, bandaż na ranę, dociśnięcie Dmytro krzyczy - po pomoc, po ewakuację

Efekt: Serhiy - przeżył, amputacja chirurgiczna potem Viktor - przeżył 12 minut, zmarł przed ewakuacją

Po: Dmytro - "Czy wybrałem dobrze?" Analiza - Viktor prawdopodobnie umarłby nawet z CAT-em (utrata krwi już krytyczna) Ale pewności nie ma - nigdy

Dmytro - *Nie śpię czasem. Myślę - a jeśli dałbym CAT Viktorowi? Może by przeżył. Ale może wtedy obaj by umarli. Nie wiem. Nigdy się nie dowiem.*

[CASE STUDY] JEDNO MIEJSCE, TRZECH RANNYCH - MARIUPOL 2022

Sytuacja - oblężenie, 15 marca 2022

Medyk - Oksana Transport - jeden samochód, jedno miejsce, ostatni przejazd przed nocą Ranni trzej - wszyscy T1

Ranny A - Andriy: Obrażenia - penetrująca rana brzucha

Szanse - 50% z operacją, 0% bez Czas - 6-8 godzin do śmierci bez operacji

Ranny B - Mykola: Obrażenia - odma prężna zdrenowana, ale niestabilna Szanse - 70% z monitorem, 20% bez Czas - może się zdekompensować w każdej chwili

Ranny C - Petro: Obrażenia - amputacja, krwawienie opanowane, ale wymaga transfuzji Szanse - 80% z transfuzją, 40% bez

Czas - 12 godzin względnie stabilny

Decyzja Oksany: Myślenie - kto najbardziej skorzysta z ewakuacji TERAZ? Andriy - bez operacji zero szans, z operacją połowa

Mykola - niestabilny, może się zdekompensować tu lub w drodze

Petro - najstabilniejszy, może czekać do rana

Oksana decyduje - Andriy jedzie Dlaczego - różnica między 0% a 50% największa

Noc: Mykola - Oksana przy nim, drenaż działa, przeżył do rana

Petro - stabilny, dostał płyny, przeżył do rana Rano - oba ewakuowane

Efekt: Andriy - operacja, przeżył Mykola - przeżył, ewakuowany rano Petro - przeżył, ewakuowany rano Wszyscy trzej żyją

Ale: Mogło być inaczej - Mykola mógł się zdekompensować Decyzja była ryzykowna - Oksana to wie Szczęście - było częścią równania

Oksana - *Miałam szczęście. Wszyscy przeżyli. Ale następnym razem mogę nie mieć. I będę musiała żyć z tym, że wybrałam źle.*

GDY WYBIERASZ ŹLE

Będzie tak. Pewnego dnia.

Co się stanie: Wybierzesz A - A przeżyje B umrze - którego zostawiłeś Potem dowiesz się - może B miał większe szanse Lub - obaj umrą mimo wszystko

Co poczujesz: Wina - zabiłem go, mogłem wybrać inaczej Wątpliwości - a jeśli... Koszmary - twarz tego którego zostawiłeś Pytania - czy jestem mordercą?

Prawda: Nie zabiłeś - wojna zabiła Wybrałeś - na podstawie informacji, które miałeś Informacja była niepełna - zawsze jest Zrobiłeś co mogłeś - w tym momencie, z tym co wiedziałeś

Co robić: Nie - "powinienem był wiedzieć" Tak - "nie mogłem wiedzieć" Nie - "to moja wina" Tak - "zrobiłem najlepszą decyzję jaką mogłem"

ŻYĆ Z DECYZJĄ

Decyzje niemożliwe zostają.

Krótkoterminowo (dni-tygodnie): Intruzywne myśli - normalne Odtwarzanie - "a jeśli" scenariusze Smutek - za tego którego nie wybrałeś Wątpliwości - czy dobrze

Co pomaga: Rozmawiaj - z kimś kto rozumie Racjonalizuj - przejdź przez fakty, logicznie Akceptuj niepewność - nigdy nie będziesz wiedział na pewno

Skup się na tym kogo uratowałeś - nie tylko na tym kogo nie

Długoterminowo (miesiące-lata): Integracja - to część twojej historii Sens - może znajdziesz, może nie Pogodzenie - z niedoskonałością, swoją i świata Profesjonalista - jeśli nie odpuszcza, szukaj pomocy

PRZYGOTOWANIE - ZANIM TO SIĘ STANIE

Mentalnie: Zaakceptuj - że to się stanie, pewnego dnia Przemyśl - jakie kryteria będziesz stosować Ćwicz - scenariusze, w głowie, z zespołem Rozmawiaj - z doświadczonymi, jak radzili sobie

Praktycznie: Zapasy - miej więcej niż myślisz, że potrzebujesz Improwizacja - umiej robić CAT z paska Szybkość - im szybciej decyzja, tym więcej czasu na działanie Zespół - nie bądź sam, jeśli możliwe

PODSUMOWANIE 3.2

Decyzje niemożliwe - nie ma dobrych opcji, jest tylko decyzja.

Framework: Zatrzymaj się - 1 sekunda, oddech Oceń - kto ma większe szanse Decyduj - teraz, nie za chwilę Działaj - bez oglądania się Następny - jeśli możliwe

Kryteria wyboru: Efektywność interwencji - u kogo pomoże bardziej Czas do śmierci - kto umrze szybciej Szansa na sukces - gdzie większa NIE - znajomość, stopień, głośność

Improwizacja: Pasek, sznur, chusta - zanim powiesz, że nie masz nic Gorsze niż CAT - ale lepsze niż śmierć

Żyć z tym: Rozmawiaj - z kimś kto rozumie Racjonalizuj - zrobiłeś co mogłeś z tym co miałeś Nie obwiniaj się - za to czego nie mogłeś wiedzieć Szukaj pomocy - jeśli nie odpuszcza

Pamiętaj: *Decyzja podjęta jest lepsza niż decyzja idealna podjęta za późno. Wahanie zabija więcej niż zły wybór. Wybierz i działaj.*

3.3. ZABIJANIE W SAMOOBRONIE - MEDYK JAKO ŻOŁNIERZ

Jesteś medykiem. Ale najpierw musisz przeżyć.

DYLEMAT MEDYKA

Konwencja Genewska - medyk jest chroniony, nie walczy.

Rzeczywistość - wróg nie zawsze przestrzega konwencji.

Pytania, które zadasz sobie: Czy mogę nosić broń? Czy mogę strzelać? Kiedy strzelać, kiedy opatrywać? Czy zabijając tracę status medyka? Czy zabijając tracę siebie?

Odpowiedzi: Prawo - tak, możesz się bronić Taktyka - musisz, bo martwy medyk nie ratuje nikogo Psychologia - zabijanie kosztuje, niezależnie od okoliczności Etyka - samoobrona to nie morderstwo

PRAWO - CO MÓWI

Konwencja Genewska: Medyk ma prawo nosić broń osobistą Medyk ma prawo bronić siebie i rannych Użycie broni w obronie NIE pozbawia ochrony

Co pozbawia ochrony: Działania ofensywne - atakowanie wroga poza obroną Udział w walce - jako kombatant, nie medyk Używanie statusu - do zdobycia przewagi taktycznej

W praktyce: Obrona siebie - legalna Obrona rannych - legalna Obrona pozycji - szara strefa Atak - nielegalne dla medyka

TAKTYKA - KIEDY BROŃ, KIEDY BANDAŻ

Zasada TCCC: Massive hemorrhage - najpierw broń, potem bandaż Środowisko musi być bezpieczne Martwy medyk = martwi ranni

Fazy opieki:

Care Under Fire (Pod ostrzałem): NAJPIERW - odpowiedz ogniem lub schowaj się POTEM - podstawowe interwencje (CAT, sam sobie) Priorytet - przetrwanie, twoje i rannego

Tactical Field Care (Opieka taktyczna): Zagrożenie mniejsze - ale obecne Broń gotowa - ale leczysz Obserwuj - środowisko, nie tylko rannego

Tactical Evacuation Care (Ewakuacja): Względne bezpieczeństwo - więcej medycyny Broń zabezpieczona - ale dostępna Skup na rannym - ale świadomość sytuacji

SCENARIUSZE

Scenariusz 1: Ostrzał podczas opatrywania Sytuacja - opatrujesz rannego, zaczyna się ostrzał Decyzja - zostawiasz rannego, odpowiadasz ogniem lub chowasz się Po ustaniu - wracasz do rannego Uzasadnienie - martwy nie dokończysz opatrunku

Scenariusz 2: Wróg widzi rannego Sytuacja - wróg zbliża się do twojego rannego Decyzja - osłaniasz ogniem, jeśli możesz Jeśli nie możesz - decydujesz: zginąć z rannym czy przetrwać Trudna prawda - czasem trzeba zostawić, żeby przetrwać

Scenariusz 3: Wróg atakuje ciebie Sytuacja - bezpośrednie zagrożenie życia Decyzja - broń się Bez wahania - to samoobrona Prawo i etyka - po twojej stronie

Scenariusz 4: Możesz zabić, ale nie musisz Sytuacja - wróg cię nie widzi, możesz zaatakować lub odpuścić Decyzja - jako medyk, NIE atakujesz bez konieczności Dlaczego - to byłoby działanie ofensywne Wyjątek - jeśli zaatakuje za chwilę twoich rannych

PSYCHOLOGIA ZABIJANIA

Dave Grossman - "On Killing". Większość ludzi ma opór przed zabijaniem.

Opór biologiczny: 95% żołnierzy - trudność z celowym zabiciem Dystans psychiczny - łatwiej z daleka niż z bliska Dystans fizyczny -

łatwiej zza 300m niż zza 3m Autorytet - łatwiej, gdy ktoś każe Dehumanizacja - łatwiej, gdy wróg nie jest "ludzki"

U medyka opór może być silniejszy: Szkolenie - ratujesz życie, nie odbierasz Tożsamość - jestem od leczenia, niezabijania Dysonans - godzinę temu ratowałem, teraz zabijam Hipokrates - "po pierwsze nie szkodzić"

SKUTKI PSYCHICZNE ZABIJANIA

Natychmiast: Adrenalina - tremor, przyspieszone tętno Euforia lub - odrętwienie Niedowierzanie - "czy ja to zrobiłem?" Automatyzm - działasz, nie czujesz

Krótkoterminowo (dni-tygodnie): Powrót wspomnień - twarz wroga, moment strzału Pytania - "czy musiałem?" Wyobrażenia - "kim on był?" Sny - często

Długoterminowo (miesiące-lata): Integracja - lub brak integracji Zmiana światopoglądu - świat jest inny Możliwy PTSD - szczególnie jeśli wątpliwości etyczne Moral injury - rana moralna, poczucie, że zrobiłeś coś złego

MORAL INJURY - RANA MORALNA

Nie PTSD - ale powiązane.

Czym jest: Głębokie poczucie - że przekroczyłeś swoją moralność Wina - nie za to, że zrobiłeś coś niebezpiecznego, ale złego Wstyd - kim się stałem? Pytania - czy jestem nadal dobrym człowiekiem?

U medyka, który zabił: "Jestem od ratowania, a zabiłem" "Złamałem swoją przysięgę" "Kim jestem - lekarzem czy mordercą?" "Czy zasługuję, żeby dalej leczyć?"

Co pomaga: Racjonalizacja uzasadniona - to była samoobrona, musiałeś Rozmowa - z kimś kto rozumie, był w podobnej sytuacji Kontekst - wojna to nie normalność, inne zasady Profesjonalista - szczególnie przy moral injury Czas - i praca nad sobą

[CASE STUDY] MEDYK KTÓRY ZABIŁ - KHERSON 2022

Medyk - Oleksandr, 28 lat, paramedyk cywilny przed wojną

Sytuacja - 8 listopada 2022: Oleksandr opatruje rannego w budynku Wchodzi rosyjski żołnierz - widzi ich Ułamek sekundy na decyzję

Moment: Rosjanin podnosi karabin Oleksandr - pistolet przy boku Refleks - wyciąga, strzela, dwa razy Rosjanin pada

Zaraz po: Oleksandr - dokańcza opatrunek rannego Ręce trzęsą się - ale robi co musi Adrenalina - działa Myśli - zero, automatyzm

Godziny później: Zaczyna docierać - zabiłem człowieka Widzi twarz - młody, może 20 lat Pytania - czy musiałem? może tylko ranić? Tremor - nie ustępuje

Dni później: Koszmary - twarz Rosjanina Intruzyjne myśli - moment strzału, ciągle Wątpliwości - jestem medykiem, miałem ratować Funkcjonuje - ale ciężko

Rozmowa z kapelanem - tydzień później: Kapelan - "Uratowałeś siebie i rannego." Oleksandr - "Ale zabiłem." Kapelan - "On by zabił was obu." Oleksandr - "Wiem. Ale miałem ratować życie, nie odbierać." Kapelan - "Uratowałeś życie. Swoje i rannego. Dwa za jedno."

Miesiące później: Oleksandr - funkcjonuje, wrócił do roboty Wspomnienia - zostały, ale nie paraliżują Pogodzenie - "zrobiłem co musiałem" Zmiana - "jestem inny niż przed, ale OK"

Oleksandr - *Byłem ratownikiem 6 lat. Nigdy nikogo nie skrzywdziłem. Potem zabiłem człowieka. Długo myślałem, że nie zasługuję już być medykiem. Teraz wiem, że właśnie dlatego nim jestem - bo zrobiłem wszystko, żeby mój ranny przeżył. Nawet to.*

[CASE STUDY] MEDYK KTÓRY NIE STRZELIŁ - SEVERODONETSK 2022

Medyk - Ira, 25 lat

Sytuacja: Ira transportuje rannego - sama, na noszach ciągnie Rosyjski żołnierz - wyskakuje zza rogu, 10 metrów Ma karabin - ale nie strzela od razu, zaskoczony

Moment: Ira ma pistolet - na biodrze Czas - może sekunda, może dwie Rosjanin - młody, przestraszony, waha się Ira - patrzy mu w oczy

Decyzja: Ira - nie sięga po broń Podnosi ręce - "medyk, ranny" Rosjanin - stoi, waha się Ira - "ya medyk" (po rosyjsku) Rosjanin - opuszcza broń, odchodzi

Po: Ira - kontynuuje transport Ranny przeżył Ira przeżyła Rosjanin - zniknął

Dlaczego tak zdecydowała: "Widziałam, że się boi. Że nie chce strzelać. Gdybym sięgnęła po broń, musiałby. Dałam mu wyjście."

Czy to było mądre: Może - i dlatego żyje Może nie - mógł strzelić Ryzyko - ogromne Intuicja - zadziałała

Czy by powtórzyła: "Nie wiem. Wtedy czułam, że to jedyna szansa. Przy innym przeciwniku - może bym strzeliła."

Ira - *Nie jestem bohaterką. Miałam szczęście. I dobrą intuicję. Nie wiem czy następnym razem zrobiłabym to samo.*

PRZYGOTOWANIE - ZANIM BĘDZIESZ MUSIAŁ

Mentalnie: Zaakceptuj - że możesz musieć zabić Przemyśl - scenariusze, co zrobisz Pogódź się - z faktem, że medyk może strzelać Nie idealizuj - "nigdy nie będę musiał"

Szkoleniowo: Strzelanie - regularnie, żebyś mógł Scenariusze - kiedy strzelać, kiedy nie Refleks - broń musi być automatyczna Decyzja - przećwiczona w głowie

Etycznie: Samoobrona to nie morderstwo - przyswój to Ratowanie życia - swojego też Broń chroni rannych - nie tylko ciebie Prawo po twojej stronie - przy samoobronie

GDY MUSISZ - JAK

Technicznie: Cel - neutralizacja zagrożenia, nie zabójstwo Skutecznie - żeby zagrożenie ustało Minimum konieczne - ale skuteczne Potem sprawdź - czy zagrożenie ustało

Psychicznie w momencie: Nie myśl - działaj Automatyzm - szkolenie przejmuje Oddech - jeśli masz sekundę Skup na zadaniu - przeżyć

Zaraz po: Sprawdź siebie - czy jesteś ranny? Sprawdź otoczenie - czy bezpiecznie? Wróć do rannych - twoja główna robota Emocje potem - teraz działaj

GDY NIE MUSISZ - ALE MOŻESZ

Pytania, które zadaj: Czy zagrożenie jest bezpośrednie?
Czy muszę strzelać, czy mogę uniknąć?
Czy są inne opcje - ucieczka, ukrycie, negocjacja?
Co się stanie, jeśli NIE strzelę?

Jeśli nie musisz: Nie strzelaj - jako medyk, unikaj walki, gdy możesz Twoja wartość - w leczeniu, nie zabijaniu

Zasoby - dla rannych, nie dla walki Ale - jeśli sytuacja się zmieni, bądź gotowy

PODSUMOWANIE 3.3

Medyk może zabić w samoobronie. Prawo, taktyka, etyka - po twojej stronie.

Prawo: Samoobrona legalna - nie tracisz ochrony Obrona rannych legalna - też Atak ofensywny - nie, to nie twoja rola

Taktyka: Care Under Fire - najpierw przeżyć Broń gotowa - zawsze Martwy medyk - zero pomocy dla rannych

Psychologia: Zabijanie kosztuje - przygotuj się Moral injury - możliwa, szczególnie u medyków Pomoc istnieje - szukaj, jeśli potrzebujesz

Przygotowanie: Mentalnie - zaakceptuj możliwość Szkoleniowo - umiej strzelać Etycznie - samoobrona to nie morderstwo

Pamiętaj: *Jesteś medykiem. Twoją misją jest ratować życie. Czasem - żeby ratować życie innych - musisz najpierw ochronić swoje. To nie sprzeczność. To konieczność.*

3.4. EUTANAZJA W TERENIE - KONIEC CIERPIENIA

Najtrudniejsze pytanie. Bez dobrych odpowiedzi.

SCENARIUSZ KTÓREGO NIE CHCESZ

Ranny. Nie przeżyje. Wiesz to na pewno.

Obrażenia niekompatybilne z życiem. Ewakuacja niemożliwa.

Śmierć za godzinę, może dwie.

I cierpi. Krzyczy. Błaga.

"Zabij mnie. Proszę. Nie mogę już."

Co robisz?

ZASTRZEŻENIE

Ten rozdział opisuje rzeczywistość wojny. Nie zachęca do żadnych działań.

Eutanazja jest nielegalna w większości jurysdykcji.

Każda decyzja opisana tutaj ma konsekwencje - prawne, etyczne, psychologiczne.

Ten rozdział ma pomóc zrozumieć dylemat. Nie rozwiązać go.

PRAWO - CO MÓWI

Prawo międzynarodowe: Eutanazja - nielegalna Zabójstwo z litości - to nadal zabójstwo Brak wyjątków - dla pola bitwy

Prawo krajowe (większość państw): Eutanazja czynna - nielegalna Pomoc w samobójstwie - nielegalna Przerwanie leczenia - czasem legalne, przy określonych warunkach Sedacja terminalna - szara strefa

Konsekwencje prawne: Oskarżenie o zabójstwo - możliwe Sąd wojenny - możliwy Degradacja, więzienie - możliwe Nawet przy "dobrych intencjach" - prawo nie uznaje

Rzeczywistość: Prawo pisane w gabinetach - nie w okopach Przypadki rzadko zgłaszane - kto powie? Rzadko ścigane - ale mogą być Ciężar zostaje - z tobą, niezależnie od prawa

ETYKA - CO MÓWIĄ RÓŻNE PERSPEKTYWY

Perspektywa 1: Świętość życia Życie święte - nie odbierasz, nigdy Cierpienie - część życia, nie uzasadnia zabójstwa Twoja rola - towarzyszyć, nie kończyć Bóg / natura - decyduje o śmierci, nie ty

Perspektywa 2: Minimalizacja cierpienia Cierpienie - złe, należy minimalizować Gdy śmierć pewna - przedłużanie cierpienia jest okrutne Twoja rola - pomagać, także w umieraniu Godność śmierci - ważniejsza niż długość życia

Perspektywa 3: Autonomia pacjenta Jego życie - jego decyzja Prosi o śmierć - ma prawo Twoja rola - respektować wolę Ale - czy może świadomie decydować w takim stanie?

Perspektywa 4: Pragmatyzm wojenny Rzeczywistość - jest jaka jest Zasoby - ograniczone Ranni którzy przeżyją - potrzebują cię Czas spędzony przy umierającym - to czas zabrany żywym

Nie ma jednej słusznej odpowiedzi.

CO MEDYCY NAPRAWDĘ ROBIĄ

Nikt nie mówi głośno. Ale rzeczywistość jest.

Opcja 1: Pełna opieka do końca Zostać - przy umierającym Komfort - wszystko co możesz Obecność - do ostatniego oddechu Nic nie przyspieszać

Opcja 2: Sedacja terminalna Morfina - na ból, dużo Cel oficjalny - zniesienie cierpienia Efekt uboczny - może przyspieszyć śmierć Szara strefa - legalna, jeśli cel to ból, nie śmierć

Opcja 3: Wycofanie się Zostawić - iść do tych co przeżyją Nie przyspieszać - ale nie przedłużać Natura - niech zdecyduje Trudne - zostawiasz cierpiącego

Opcja 4: Aktywne zakończenie To co prosi - kula, nóż, przedawkowanie Nielegalne - zawsze Nieodwracalne - zawsze Robione - rzadko, ale tak

SEDACJA TERMINALNA - SZARA STREFA

Co to jest: Morfina lub inne opioidy - w dawkach znoszących ból Dawki mogą być wysokie - bo ból jest straszny Efekt uboczny - depresja oddechowa, śmierć szybsza

Zasada podwójnego efektu: Intencja - zniesienie cierpienia (legalna) Efekt uboczny - przyspieszona śmierć (przewidywana, ale nie zamierzona) Etycznie akceptowane - przez większość tradycji Prawnie - zależy od jurysdykcji

W praktyce: "Daję morfinę na ból" Dawka - wysoka, ale "uzasadniona bólem" Dokumentacja - "ból 10/10, podano morfinę" Co naprawdę się dzieje - wiesz ty i on

Granica: Dawka, która znosi ból - OK Dawka, która zabija natychmiast - eutanazja Gdzie jest granica - nikt nie powie jasno

[CASE STUDY] DECYZJA MEDYKA - MARIUPOL 2022

Medyk - anonimowy, poproszony o anonimowość

Sytuacja: Ranny - młody żołnierz, 22 lata Obrażenia - mina, obie nogi urwane, penetracja brzucha, klatki Szanse - zero, dosłownie zero Stan - przytomny, krzyczący Ewakuacja - niemożliwa, oblężenie

Godzina 1-2: Morfina - wszystko co miał Obecność - trzymał za rękę Rozmowa - o rodzinie, o domu Ból - nadal, mimo morfiny

Godzina 3: Ranny - "proszę, nie mogę, zakończ to" Medyk - "nie mogę, trzymaj się" Ranny - "błagam" Medyk - "jestem z tobą"

Godzina 4: Ranny - słabnie, ale nadal przytomny, nadal cierpi Morfina - skończona dawno Medyk - nic więcej nie ma

Decyzja - zostać czy iść do innych rannych?

Co zrobił: Został - do końca Nie przyspieszył - nic nie zrobił aktywnie Trzymał - za rękę, mówił, był

Ranny umarł - po 5 godzinach

Po: Medyk - "Czy powinienem był? Codziennie o tym myślę."

"Miałem pistolet. Mógł przestać cierpieć 4 godziny wcześniej."

"Nie zrobiłem tego. Nie wiem czy dobrze."

"On błagał. Ja odmówiłem." "Żyję z tym."

[CASE STUDY] INNA DECYZJA - ANONIMOWY

Medyk - anonimowy, inny konflikt, inna wojna

Sytuacja: Ranny - oparzenia 95%, twarz, ciało, wszystko

Przytomny - i świadomy Szanse - zero Ból - niewyobrażalny, wrzaski słychać z daleka

Ewakuacja - 6 godzin minimum, jeśli w ogóle

Prośba: Ranny - nie mógł mówić, ale pisał palcem na ziemi "ZABIJ" Wielokrotnie Patrzył w oczy medyka

Decyzja medyka: Morfina - wszystko co miał

Potem więcej - z zapasów innych Potem jeszcze więcej - dawka, która... Ranny zasnął - przestał oddychać po 20 minutach

Co medyk mówi: "Oficjalnie - podałem morfinę na ból."

"Nieoficjalnie - wiem co zrobiłem." "Prawo powie, że zabójstwo."

"On by powiedział, że litość." "Ja nie wiem co powiedzieć."

"Nie żałuję. Ale nie jestem dumny." "Zrobiłem co uznałem za jedyne ludzkie wyjście." "Żyję z tym. Jakoś."

GDY KTOŚ PROSI - CO ROBIĆ

Krok 1: Oceń świadomość Czy rozumie sytuację?

Czy to świadoma prośba czy krzyk z bólu?

Czy próbowałeś wszystko na ból?

Krok 2: Zmaksymalizuj komfort Morfina - ile masz, ile można

Pozycja - najwygodniejsza możliwa Obecność - nie zostawiaj samego Słowa - spokojne, łagodne

Krok 3: Bądź szczery (z sobą) Czy naprawdę nie przeżyje?

Czy naprawdę nie ma innej opcji?

Czy TY możesz z tym żyć - z którąkolwiek decyzją?

Krok 4: Zdecyduj Nikt nie powie ci co robić Prawo powie jedno

Etyka powie różne rzeczy Serce powie swoje

Ty decydujesz Ty żyjesz z konsekwencjami

CZEGO NIE ROBIĆ

Nie podejmuj pochopnie: Adrenalina - zaburza osąd Emocje - zaburzają osąd Upewnij się - że sytuacja jest beznadziejna

Nie mów nigdy nikomu (jeśli zdecydujesz): Prawo - może ścigać Dokumentacja - nie istnieje Rozmowy - nie było

Twoja pamięć - jedyne miejsce

Nie zakładaj, że wiesz lepiej: On prosi o śmierć - może za godzinę zmieni zdanie On prosi o życie - szanuj nawet gdy beznadziejne

Autonomia - jego, nie twoja

ŻYĆ Z DECYZJĄ

Niezależnie co zdecydujesz - zostanie z tobą.

Jeśli nie przyspieszysz: Wspomnienie cierpienia - jego krzyki

Pytanie - "czy mogłem skrócić?" Wina - "pozwoliłem cierpieć"

Ale - "nie zabiłem"

Jeśli przyspieszysz: Wspomnienie decyzji - moment

Pytanie - "czy miałem prawo?" Wina - "zabiłem człowieka"

Ale - "skróciłem cierpienie"

Nie ma wyjścia bez kosztu.

Co pomaga: Rozmowa - z kimś zaufanym, kto zrozumie

Nie szukaj rozgrzeszenia - nikt ci go nie da Akceptuj niepewność - czy dobrze, nigdy nie będziesz wiedział

Kontekst - to była wojna, nie normalność

Profesjonalista - jeśli nie dajesz rady

PRZYGOTOWANIE - PRZED

Mentalnie: Przemyśl - co byś zrobił Nie idealizuj - "nigdy nie będę w takiej sytuacji" Zaakceptuj - że może się zdarzyć

Nie podejmuj decyzji teraz - ale przemyśl opcje

Praktycznie: Morfina - miej dość, zawsze Wiedza - jak podać, ile

Alternatywy - sedacja, inne metody kontroli bólu

Etycznie: Poznaj swoje granice - co możesz, czego nie

Poznaj swoje wartości - co dla ciebie ważne

Nie osądzaj innych - ich decyzje, ich sumienie

WSPARCIE DLA MEDYKÓW

Jeśli przeżyłeś taką sytuację:

Nie jesteś sam: Inni medycy - przeżyli to samo

Historia wojen - pełna takich dylematów

Nie jesteś potworem - jesteś człowiekiem w nieludzkiej sytuacji

Szukaj pomocy: Rozmowa - z kimś kto rozumie

Profesjonalista - specjalista od traumy wojennej

Czas - potrzebujesz go Nie alkohol - nie rozwiąże

Moral injury: To co czujesz - ma nazwę To można leczyć - terapia pomaga Nie musisz sam - z tym żyć

PODSUMOWANIE 3.4

Najtrudniejszy dylemat. Bez dobrych odpowiedzi.

Prawo: Eutanazja nielegalna - wszędzie Konsekwencje - możliwe

Sedacja terminalna - szara strefa

Etyka: Różne perspektywy - żadna jedynie słuszna

Świętość życia vs minimalizacja cierpienia Autonomia pacjenta vs twoje sumienie Ty decydujesz - ty żyjesz z tym

Opcje: Pełna opieka do końca - bez przyspieszania

Sedacja terminalna - morfina na ból, dużo Wycofanie - iść do żywych Aktywne zakończenie - nielegalne, nieodwracalne

Żyć z tym: Niezależnie co wybierzesz - koszt jest Rozmowa pomaga - z kimś zaufanym Profesjonalista - jeśli nie dajesz rady Nie jesteś potworem - jesteś człowiekiem w piekle

Pamiętaj: *Ten rozdział nie mówi ci co robić. Nikt nie może. To twoja decyzja, twoje sumienie, twoje życie potem. Cokolwiek wybierzesz - jesteś człowiekiem, który stanął przed nieludzkim wyborem. To samo w sobie jest ciężarem, który niewielu rozumie.*

3.5. ROZKAZY NIEETYCZNE - POSŁUSZEŃSTWO VS SUMIENIE

Rozkaz to nie rozgrzeszenie. Odpowiedzialność zostaje z tobą.

DYLEMAT ŻOŁNIERZA

Wojsko opiera się na posłuszeństwie. Rozkaz - wykonanie.

Ale co, gdy rozkaz jest zły?

Scenariusze: "Nie, lecz jeńców" - a ty jesteś medykiem

"Zostaw rannych, idziemy dalej" - a możesz ich uratować

"Nie dokumentuj tego" - a widziałeś zbrodnię

"Dobij go" - a on się poddał "Nie marnuj zasobów na niego" - a on ma szansę przeżyć

Co robisz?

PRAWO - CO MÓWI

Zasada norymberska: "Wykonywałem rozkazy" - nie jest obroną Odpowiedzialność indywidualna - za zbrodnie wojenne Żołnierz ma obowiązek - odmówić rozkazu nielegalnego

Rozkazy które MUSISZ odmówić: Zabójstwo jeńców - zbrodnia wojenna Zabójstwo cywilów - zbrodnia wojenna Tortury - zbrodnia wojenna Odmowa pomocy medycznej rannym - naruszenie Konwencji Genewskiej Użycie zakazanej broni - zbrodnia wojenna

Rozkazy które MOŻESZ kwestionować: Taktycznie nielogiczne - ale nie nielegalne Etycznie wątpliwe - ale nie nielegalne Niebezpieczne - dla ciebie, dla misji

Różnica: Nielegalny rozkaz - MUSISZ odmówić Głupi rozkaz - MOŻESZ zakwestionować Trudny rozkaz - MUSISZ wykonać

JAK ROZPOZNAĆ ROZKAZ NIELEGALNY

Test 1: Prawo międzynarodowe Czy narusza Konwencję Genewską? Czy narusza prawa człowieka?

Czy to zbrodnia wojenna? TAK = nielegalny

Test 2: Prawo krajowe Czy narusza kodeks karny?

Czy narusza regulaminy wojskowe? TAK = nielegalny

Test 3: Test "nagłówka gazety" Czy chciałbyś, żeby to było na pierwszej stronie? Czy mógłbyś to wyjaśnić swojej matce?

Czy mógłbyś z tym żyć za 20 lat? NIE = prawdopodobnie nielegalny lub nieetyczny

Test 4: Instynkt Czy czujesz, że to złe?

Czy coś ci mówi, że nie powinieneś?

Słuchaj - instynkt często ma rację

KONSEKWENCJE ODMOWY

Jeśli rozkaz BYŁ nielegalny: Prawo po twojej stronie - teoretycznie

Ale praktycznie - możesz mieć problemy

Dowodzenie może nie przyznać, że rozkaz był nielegalny Proces - długi, trudny

Jeśli rozkaz BYŁ legalny (a ty odmówiłeś): Niesubordynacja - zarzut Sąd wojenny - możliwy Degradacja - możliwa Więzienie - możliwe

Konsekwencje natychmiastowe: Gniew przełożonego - pewny Izolacja - możliwa Zemsta - możliwa Utrata zaufania - pewna

Konsekwencje odmowy vs wykonania: Odmówisz nielegalnego - ryzykujesz karierę Wykonasz nielegalny - ryzykujesz duszę i wolność

JAK ODMÓWIĆ

Krok 1: Upewnij się Czy dobrze zrozumiałeś rozkaz?

Poproś o powtórzenie - "Czy dobrze zrozumiałem, że mam...?"

Daj szansę na cofnięcie - może się pomylił, może emocje

Krok 2: Zakwestionuj prywatnie (jeśli czas) Nie przy wszystkich - daj mu twarz "Panie kapitanie, czy mogę zamienić słowo na osobności?" Wyjaśnij wątpliwości - spokojnie, rzeczowo

Daj mu wyjście - "Może źle zrozumiałem intencję?"

Krok 3: Odmów formalnie (jeśli konieczne) Jasno - "Nie wykonam tego rozkazu." Uzasadnienie - "Uważam, że jest nielegalny, ponieważ..." Spokojnie - bez agresji Dokumentuj - w głowie, potem na papierze

Krok 4: Eskaluj (jeśli możliwe) Wyższe dowództwo - zgłoś

Inspektor wojskowy - jeśli dostępny

Dokumentacja - wszystko co możesz

Krok 5: Akceptuj konsekwencje Mogą być - natychmiastowe

Stój przy swojej decyzji - jeśli wiesz, że masz rację Szukaj wsparcia - prawnego, koleżeńskiego

SPECYFIKA MEDYKA

Jako medyk masz szczególną pozycję.

Rozkazy które ZAWSZE odmawiasz: "Nie, lecz jeńców" - naruszenie Konwencji Genewskiej "Nie, lecz X, bo Y" - dyskryminacja w medycynie "Użyj środków medycznych do tortur" - zbrodnia "Sfałszuj dokumentację medyczną" - nielegalne " Nie dokumentuj obrażeń" - ukrywanie zbrodni

Twój autorytet medyczny: Decyzje medyczne - twoje, nie dowódcy

Kogo leczyć - ty decydujesz (triage) Jak leczyć - ty decydujesz

Dowódca może nakazać priorytety - ale nie może zakazać leczenia

Gdy dowódca mówi "nie leczył tego jeńca": "Z całym szacunkiem, decyzje medyczne należą do mnie." "Konwencja Genewska wymaga leczenia wszystkich rannych." "Odmawiam wykonania rozkazu naruszającego prawo międzynarodowe."

[CASE STUDY] ODMOWA ROZKAZU - UKRAINA 2023

Medyk - Vasyl, sierżant, 18 miesięcy służby

Sytuacja: Po ciężkiej walce - jeden jeniec ranny Dowódca plutonu - "Nie marnuj na niego bandaży. Zostaw." Jeniec - ranny w nogę, tętnica, umrze bez pomocy Vasyl - ma zasoby, może pomóc

Rozmowa: Vasyl - "Panie poruczniku, to ranny. Muszę go opatrzyć." Dowódca - "To wróg. Godzinę temu zabił Mykołę. Zostaw go." Vasyl - "Rozumiem. Ale teraz to pacjent. Konwencja Genewska..." Dowódca - "Pierdolę konwencję. To rozkaz." Vasyl - "Nie wykonam tego rozkazu. Jest nielegalny."

Konfrontacja: Dowódca - wściekły, krzyczy Vasyl - spokojny, nie ustępuje Inni żołnierze - patrzą, milczą Napięcie - ogromne

Rozwiązanie: Vasyl - zaczyna opatrywać, mimo krzyków Dowódca - przez chwilę wygląda jakby chciał go powstrzymać Potem - odchodzi, klnąc

Po: Jeniec przeżył - ewakuowany, wymiana później Dowódca - przez tydzień nie rozmawiał z Vasylem Potem - przeprosił, prywatnie, po pijaku "Miałeś rację. Byłem wściekły, nie myślałem."

Konsekwencje: Żadne oficjalne - dowódca nie zgłosił Relacja naprawiona - z czasem Vasyl szanowany - zespół widział, że ma kręgosłup

Vasyl - *Bałem się, że mnie zastrzeli. Serio. Ale wiedziałem, że jak zostawię tego jeńca, nie będę mógł patrzeć w lustro. Wolałem ryzykować.*

[CASE STUDY] WYKONANIE ROZKAZU - KONSEKWENCJE

Medyk - anonimowy, inny konflikt

Sytuacja: Ranny cywil - podejrzany o współpracę z wrogiem

Dowódca - "Nie leczysz go. Niech zdechnie."

Medyk - młody, przestraszony, wykonał

Co się stało: Cywil zmarł - z ran, które można było opatrzyć

Nikt nie zgłosił - wtedy Świadkowie - byli

Lata później: Śledztwo - ktoś powiedział Medyk przesłuchiwany - "wykonywałem rozkaz" Odpowiedź prokuratora - "rozkaz był nielegalny, miał pan obowiązek odmówić"

Konsekwencje: Proces - wieloletni Wyrok - warunkowo, ale wyrok

Życie zniszczone - reputacja, praca, rodzina

Sumienie - gorsze niż wyrok

Medyk - *Przez całe życie myślałem, że zrobiłem dobrze, bo wykonałem rozkaz. Sąd powiedział, że to nie obrona. Ale gorsze jest to co ja wiem - że mogłem powiedzieć nie i nie powiedziałem.*

GDY NIE MASZ CZASU NA DYSKUSJĘ

Czasem decyzja musi być natychmiastowa.

Rozkaz pada - masz sekundy: Instynkt - słuchaj go

Jeśli czujesz, że złe - odmów Konsekwencje - potem Żywy z konsekwencjami - lepiej niż zbrodniarz bez

Technika: "Nie." - jedyne słowo, które musisz powiedzieć

Potem działaj - zgodnie ze swoim sumieniem Wyjaśnienia - potem, nie teraz

Gdy dowódca ma broń: Realne zagrożenie - czasem tak Twoje życie vs zbrodnia - trudny wybór Przymus - może być obroną w sądzie Ale musisz z tym żyć - ty

OCHRONA SIEBIE

Dokumentacja: Zapisuj - co, kiedy, kto rozkazał Świadkowie - kto był przy tym Dowody - jeśli możesz, bezpiecznie

Sojusznicy: Znajdź ludzi - którzy myślą podobnie Wzajemne wsparcie - psychiczne i praktyczne Świadkowie - nawzajem

Kanały: Inspektor wojskowy - jeśli istnieje Kapelan - czasem może pomóc Prawnicy wojskowi - jeśli dostępni Organizacje zewnętrzne - ostateczność

Po incydencie: Zapisz wszystko - jak najszybciej, dokładnie Przechowaj bezpiecznie - kopie, poza jednostką Rozważ zgłoszenie - formalne lub nieformalne

GREY ZONE - ROZKAZY WĄTPLIWE

Nie wszystko jest czarno-białe.

Przykłady: "Zostaw rannego, idziemy dalej" - nieetyczne? taktyczne? "Nie używaj ostatniej morfiny na niego" - odmowa leczenia? triage? "Skup się na naszych, tamten może czekać" - dyskryminacja? priorytet?

Jak podchodzić: Rozróżnij - nielegalne od nieetycznego od trudnego Nielegalne - odmawiasz Nieetyczne - kwestionujesz Trudne - wykonujesz z bólem serca

Twoja interpretacja: Czasem rozkaz ma dwie interpretacje Wybierz tę etyczną - "zrozumiałem, że mam priorytetyzować, nie ignorować" Działaj zgodnie z etyką - w ramach możliwości Mów, że wykonujesz - ale po swojemu

PSYCHOLOGIA POSŁUSZEŃSTWA

Eksperyment Milgrama - ludzie zadają "śmiertelne" szoki, bo autorytet każe.

Dlaczego słuchamy: Szkolenie - posłuszeństwo wdrukowane Hierarchia - wbudowana w wojsko Strach - przed konsekwencjami Grupa - inni wykonują Zaufanie - że przełożony wie lepiej Odpowiedzialność rozproszona - "on kazał, nie ja"

Jak się oprzeć: Świadomość - że posłuszeństwo ma granice Wartości własne - jasno określone przed Praktyka - mentalne scenariusze odmowy Odwaga - bo jej potrzeba

PODSUMOWANIE 3.5

Rozkaz to nie rozgrzeszenie. Odpowiedzialność jest twoja.

Prawo: "Wykonywałem rozkaz" - nie jest obroną Zbrodnie wojenne - odpowiedzialność indywidualna Obowiązek odmowy - rozkazów nielegalnych

Rozpoznanie: Konwencja Genewska - narusza?

Prawo krajowe - narusza? Test gazety - chciałbyś na pierwszej stronie? Instynkt - co ci mówi?

Odmowa: Upewnij się - że dobrze rozumiesz Zakwestionuj prywatnie - jeśli czas Odmów formalnie - jasno, spokojnie Dokumentuj - wszystko Akceptuj konsekwencje - i stój przy decyzji

Jako medyk: Decyzje medyczne - twoje "Nie leczysz" - zawsze nielegalne Twój autorytet - w sprawach medycznych

Pamiętaj: *Możesz stracić stopień za odmowę nielegalnego rozkazu. Ale możesz stracić duszę za jego wykonanie. I wolność, gdy przyjdzie czas rozliczeń. Wybieraj mądrze.*

3.6. PRAWDA VS KŁAMSTWO - KIEDY OKŁAMAĆ PACJENTA

"Czy umieram?" Najtrudniejsze pytanie. Co odpowiesz?

DYLEMAT

Ranny patrzy ci w oczy. Pyta:

"Czy umieram?" "Czy moje nogi są?"

"Czy będzie dobrze?"

"Czy przeżyję?"

Wiesz odpowiedź. Odpowiedź jest zła.

Co mówisz?

ARGUMENTY ZA PRAWDĄ

Autonomia: Jego życie - ma prawo wiedzieć Jego decyzje - może chcieć przekazać wiadomość Jego godność - nie jak dziecku kłamać

Zaufanie: Jeśli skłamiesz - i się dowie - stracisz zaufanie

Zaufanie do medyków - ogólnie ucierpi Prawda buduje - kłamstwo niszczy

Praktyczne: Może mieć sprawy do załatwienia - testament, wiadomości Może chcieć się pożegnać - z kimś przez radio

Przygotowanie na śmierć - niektórzy tego potrzebują

Etyczne: Hipokrates - nie mówi, że kłamać Szacunek do pacjenta - wymaga prawdy Deontologia - kłamstwo złe samo w sobie

ARGUMENTY ZA KŁAMSTWEM

Dobrostan: Prawda może zabić szybciej - szok, rezygnacja

Nadzieja leczy - dosłownie, fizjologicznie Spokój umierającego - wartość sama w sobie

Praktyczne: Ranny który wie, że umiera - może panikować

Panika - wykrwawia szybciej Współpraca - trudniejsza, gdy wie, że bez sensu

Nie do końca kłamstwo: "Będzie dobrze" - może znaczyć różne rzeczy "Zajmuję się tobą" - prawda, nie mówi o wyniku "Walcz" - nie obiecuje sukcesu

Miłosierdzie: Czasem prawda jest okrutna - niepotrzebnie Umierający nie musi wiedzieć - że umiera Spokój ważniejszy - niż informacja

SPEKTRUM ODPOWIEDZI

Nie tylko prawda vs kłamstwo. Jest spektrum.

1. Brutalna prawda: "Tak, umierasz. Nie ma szans." Kiedy - prawie nigdy Problem - okrutne, nie pomaga nikomu

2. Prawda kliniczna: "Twoje obrażenia są bardzo poważne. Robię co mogę." Kiedy - gdy pacjent wyraźnie chce wiedzieć Zaleta - prawdziwe, ale nie odbiera nadziei całkiem

3. Prawda z nadzieją: "Jest ciężko. Ale walczę o ciebie. Ty też walcz." Kiedy - większość sytuacji Zaleta - uczciwe, ale wspierające

4. Unikanie odpowiedzi: "Teraz się tobą zajmuję. Skup się na oddychaniu." Kiedy - gdy prawda by zaszkodziła Zaleta - nie kłamiesz, ale nie mówisz wszystkiego

5. Miłosierne kłamstwo: "Będzie dobrze. Dasz radę." Kiedy - przy umierającym, który potrzebuje spokoju Problem - to kłamstwo, może poczuć fałsz

6. Obecność zamiast słów: Trzymasz za rękę. Milczysz. Jesteś. Kiedy - gdy słowa nie pomagają Zaleta - nie kłamiesz, nie ranisz prawdą

"CZY UMIERAM?" - CO ODPOWIEDZIEĆ

Jeśli ma szanse: "Jest ciężko, ale walczę o ciebie. Oddychaj ze mną." Prawda + nadzieja + działanie

Jeśli nie wiesz: "Nie wiem. Robię wszystko. Trzymaj się."

Uczciwe - nie wiesz na pewno

Jeśli umiera i wie: "Jestem z tobą. Nie jesteś sam."

Nie odpowiadasz na pytanie - dajesz coś ważniejszego

Jeśli umiera i potrzebuje spokoju: "Spokojnie. Jestem tu. Jest dobrze." Kłamstwo? Miłosierdzie? Ty decydujesz.

"CZY MOJE NOGI SĄ?" - GDY AMPUTACJA

Widzi - lub nie widzi - ale pyta.

Jeśli nie widzi, pyta, masz czas: "Teraz zajmuję się krwawieniem. O nogach porozmawiamy potem." Prawda - zajmujesz się krwawieniem Odkładasz - gdy będzie stabilniejszy

Jeśli zobaczył: "Noga jest poważnie uszkodzona. Teraz ratuję ci życie." Nie mówisz "utraciłeś" - ale nie kłamiesz, że jest

Jeśli umiera i pyta: "Jesteś cały. Jestem z tobą."

Kłamstwo - ale co zyskasz mówiąc prawdę?

Jeśli przeżyje i będziesz musiał powiedzieć później: W szpitalu - profesjonaliści powiedzą Twoja rola - ustabilizować, przekazać żywego Informacja - nie zawsze twoja odpowiedzialność

"CZY SERHIY ŻYJE?" - GDY KOLEGA ZGINĄŁ

Pyta o kolegę. Kolega nie żyje.

Podczas akcji: "Teraz ty. O Serhiya potem." Prawda - teraz on jest priorytetem Odkładasz - żeby nie destabilizować

Jeśli nie odpuści: "Nie mogę teraz sprawdzić. Skup się na sobie." Prawda - naprawdę nie wiesz (może) Lub - "Inni się nim zajmują."

Jeśli stabilny i pyta: "Serhiy zginął. Przykro mi."

Prawda - gdy może to znieść Lepiej od ciebie - niż odkryje sam

Timing: Podczas ratowania - nie czas

Przed ewakuacją - może nie czas Po stabilizacji - jeśli pyta, prawda

WYCZUWANIE CZEGO POTRZEBUJE

Nie każdy chce tego samego.

Sygnały, że chce prawdy: Pyta wprost - wielokrotnie Patrzy ci w oczy - czeka na odpowiedź Mówi "powiedz prawdę" - wyraźnie Sprawy do załatwienia - "muszę powiedzieć żonie..."

Sygnały, że chce pocieszenia: Pyta, ale nie słucha odpowiedzi - retoryczne Szuka uspokojenia - nie informacji Mówi "będzie dobrze, prawda?" - chce potwierdzenia Strach w oczach - nie gotowy na prawdę

Gdy nie wiesz: Zapytaj - "Chcesz żebym powiedział ci wszystko?" Obserwuj reakcję - i dostosuj Domyślnie - prawda z nadzieją

[CASE STUDY] PRAWDA KTÓRA POMOGŁA - BACHMUT 2023

Ranny - Viktor, 34 lata, żonaty, dwoje dzieci Obrażenia - penetracja brzucha, masywna Szanse - bardzo małe

Pytanie: Viktor - "Umieram, prawda?" Medyk Taras - patrzy mu w oczy Viktor - "Powiedz. Muszę wiedzieć."

Decyzja - prawda: Taras - "Jest bardzo ciężko, Viktor. Robię wszystko. Ale chcę żebyś wiedział." Viktor - zamyka oczy, oddycha Taras - "Czy chcesz komuś przekazać wiadomość?"

Co się stało: Viktor - dyktuje wiadomość do żony, do dzieci Taras - nagrywa na telefon Viktor - spokojnieje po nagraniu Viktor - "Dziękuję, że powiedziałeś."

Efekt: Viktor zmarł - 40 minut później Ale spokojny - załatwił co chciał Rodzina dostała nagranie - mają jego słowa Taras – "Zrobiłem dobrze. On potrzebował wiedzieć."

Taras - *Gdybym skłamał, umarłby myśląc, że przeżyje. Nie zdążyłby powiedzieć tego co chciał. Prawda dała mu szansę na pożegnanie.*

[CASE STUDY] KŁAMSTWO KTÓRE POMOGŁO - MARIUPOL 2022

Ranny - młody chłopak, 19 lat Obrażenia - amputacja obu nóg, krwotok opanowany Stan - przytomny, nie widział jeszcze Szanse - przeżyje, jeśli ewakuacja

Pytanie: Ranny - "Moje nogi? Czuję je, są?" Medyk Oksana - wie, że ich nie ma Ale wie, że przeżyje

Decyzja - odkłożenie prawdy: Oksana - "Teraz zajmuję się tobą. O nogach porozmawiamy później." Ranny - "Ale są, prawda?" Oksana - "Jesteś żywy. To najważniejsze. Oddychaj."

Co się stało: Ewakuacja - udana Ranny - dowiedział się w szpitalu, od psychologa Przeżył - żyje do dziś, protezy

Dlaczego tak zdecydowała: "Gdybym powiedziała na miejscu - szok, może dekompensacja." "Miał szansę przeżyć.
Prawda mogła tę szansę zmniejszyć." "W szpitalu - profesjonalne wsparcie, psycholog." "Moja robota - dostarczyć go żywego."
Oksana - *Nie skłamałam. Nie powiedziałam, że ma nogi. Powiedziałam, że porozmawiamy później. I porozmawialiśmy. Tyle że nie ja.*

[CASE STUDY] KŁAMSTWO KTÓRE BYŁO BŁĘDEM

Medyk - anonimowy Ranny - ciężko, ale przeżył

Sytuacja: Ranny - "Czy mój brat żyje? Był obok mnie."
Medyk - wie, że brat zginął na miejscu Medyk - "Nie wiem. Inni się nim zajmują."

Problem: Ranny ewakuowany - brat zostaje, martwy
W szpitalu - ranny pyta o brata Nikt nie wie - bo medyk "nie wiedział"

Dni niepewności - tortura dla rannego W końcu dowiaduje się - brat zginął od razu

Konfrontacja: Ranny - "Wiedziałeś, prawda?

Wtedy, na miejscu?" Medyk - "Nie chciałem... myślałem, że..."

Ranny - "Mogłeś mi powiedzieć. Zaufałem ci."

Lekcja: Odkładanie ≠ nigdy nie powiedzieć Musisz przekazać - komuś, informację Pacjent potem wie - że go okłamałeś Zaufanie - stracone

Medyk - *Myślałem, że chronię go. W rzeczywistości dałem mu dni fałszywej nadziei a potem cios. Lepiej było powiedzieć od razu albo przynajmniej przekazać informację dalej.*

TECHNIKI KOMUNIKACJI

Gdy nie chcesz kłamać, ale nie chcesz ranić:

Przekierowanie: "Teraz ty. Reszta potem." "Skup się na oddychaniu." "Ważne, że jesteś żywy."

Częściowa prawda: "Jest ciężko." (Nie mówisz JAK ciężko)

"Robię co mogę." (Prawda, ale nie mówisz o szansach)

"Walczymy o ciebie." (Prawda)

Pytanie zwrotne: "A jak ty się czujesz?" "Co teraz potrzebujesz?"

"Chcesz żebym komuś przekazał wiadomość?"

Obecność bez słów: Trzymasz rękę Patrzysz w oczy

Jesteś - to czasem wystarczy

KULTURA I RELIGIA

Różni ludzie - różne potrzeby.

Niektóre kultury: Prawda o śmierci - tabu, nie mówi się umierającemu Rodzina decyduje - nie pacjent Nadzieja do końca - ważniejsza niż fakty

Inne kultury: Prawda - szanowana, wymagana Autonomia - pacjent ma prawo wiedzieć Przygotowanie na śmierć - duchowo ważne

Religia: Katolik - może chcieć ostatnie namaszczenie Prawosławny - podobnie Muzułmanin - shahada, wyznanie wiary Żyd - vidui, wyznanie grzechów

Jeśli wierzący i umiera: Zapytaj - "Chcesz się pomodlić?" Zapytaj - "Mam wezwać kapelana?" Uszanuj - cokolwiek odpowie

DZIECI - SPECYFIKA

Dziecko pyta - "Czy mama nie żyje?"

Zasady: Nie kłam - dzieci wyczuwają Prosto - bez eufemizmów ("zasnęła") Dostosuj do wieku - ale prawda Obecność - ważniejsza niż słowa

Przykłady: Małe dziecko - "Mama jest bardzo ranna. Lekarze robią wszystko." Starsze dziecko - "Mama ma bardzo poważne obrażenia. Jest mi przykro." Nastolatek - jak dorosłemu, z większą czułością Więcej - sekcja 2.4

TWOJE GRANICE

Nie jesteś maszyną do informowania.

Masz prawo: Nie wiedzieć - "Nie wiem" jest OK Odłożyć - "Porozmawiamy, gdy będziesz stabilny" Przekazać dalej - "Lekarz ci powie więcej" Milczeć - gdy słowa nie pomagają

Twoje emocje: Możesz się wzruszyć - to ludzkie Możesz nie móc powiedzieć - ktoś inny powie Możesz potrzebować chwili - weź ją Potem - zajmij się sobą

PODSUMOWANIE 3.6

Prawda i kłamstwo - nie jest czarno-białe.

Spektrum odpowiedzi: Brutalna prawda - prawie nigdy Prawda kliniczna - gdy chce wiedzieć Prawda z nadzieją - najczęściej

Unikanie - gdy prawda zaszkodzi Miłosierne kłamstwo - przy umierającym Obecność bez słów - gdy słowa nie pomagają

Wyczuwaj: Chce wiedzieć - mów prawdę Chce pocieszenia - daj pocieszenie Nie wiesz - pytaj lub obserwuj

Timing: Podczas ratowania - minimum informacji Stabilny - więcej można powiedzieć Umierający - co mu pomoże, nieco jest "prawdą"

Odkładanie ≠ kłamstwo: "Potem" - jest OK Ale przekaż informację - komuś, żeby potem wiedział Nie zostawiaj w próżni - na zawsze

Pamiętaj: *Nie ma jednej słusznej odpowiedzi. Czasem prawda leczy. Czasem prawda zabija. Czasem kłamstwo jest miłosierdziem. Czasem kłamstwo jest zdradą. Ty decydujesz. Ty znasz tego człowieka w tym momencie. Ufaj sobie.*

3.7. DOKUMENTACJA ZBRODNI WOJENNYCH

Widzisz zbrodnie. Twoje oczy to dowód. Twój telefon to świadek.

DLACZEGO TO TWOJA SPRAWA

Jesteś medykiem. Jesteś wszędzie. Widzisz wszystko.

Co możesz zobaczyć: Ciała cywilów - egzekucje, masakry Ślady tortur - na ciałach rannych i martwych Użycie zakazanej broni - fosfor, kasetowa, chemiczna Ataki na obiekty chronione - szpitale, szkoły Traktowanie jeńców - bicie, zabójstwa Przemoc seksualna - ślady na ofiarach Grabież - okradanie cywilów, martwych

Dlaczego dokumentujesz: Sprawiedliwość - kiedyś, dla ofiar Dowody - dla trybunałów, śledztw Historia - żeby świat wiedział Ochrona - przed wyparciem, kłamstwem Prewencja - nazwane zbrodnie trudniej powtórzyć

CO TO JEST ZBRODNIA WOJENNA

Definicja: Poważne naruszenie prawa wojennego

Konwencje Genewskie i protokoły dodatkowe Statut Rzymski Międzynarodowego Trybunału Karnego

Kategorie:

Zbrodnie przeciw osobom: Zabójstwo - cywilów, jeńców

Tortury - fizyczne, psychiczne Nieludzkie traktowanie - głodzenie, eksperymenty Przemoc seksualna - gwałty, przymusowa prostytucja Branie zakładników Rekrutacja dzieci

Zbrodnie przeciw mieniu: Niszczenie bez uzasadnienia wojskowego Grabież Ataki na obiekty chronione - szpitale, pomniki

Zakazane metody: Użycie zakazanej broni Ataki bez rozróżnienia - na cywilów i wojsko razem Używanie osłon ludzkich

Głodzenie jako metoda wojny Odmowa kwaterunku (zabijanie tych którzy się poddają)

CO DOKUMENTOWAĆ

Ogólna zasada: Wszystko co widzisz jako niezwykłe

Wszystko co wygląda jak zbrodnia Wszystko co może być dowodem

Konkretnie:

Ciała: Pozycja - jak leży, czy skrępowane Obrażenia - rodzaj, lokalizacja, charakter Znaki egzekucji - strzał w tył głowy, z bliska Ślady tortur - oparzenia, cięcia, złamania Ubranie - cywilne, wojskowe, stan

Miejsca: Lokalizacja - GPS, jeśli możliwe Kontekst - co to za budynek, czy chroniony Zniszczenia - charakter, rozmiar Amunicja - odłamki, pociski, oznaczenia

Świadkowie: Kto widział - imię, jednostka, kontakt

Co widział - dosłownie, bez interpretacji Kiedy - data, godzina

Gdzie - dokładnie

Ranni (świadectwo na ciele): Obrażenia - sfotografuj przed leczeniem Charakter - postrzał, oparzenie, cięcie Wzorzec - systematyczne, przypadkowe Zeznania - co mówi o tym jak został ranny

JAK DOKUMENTOWAĆ

Zdjęcia:

Technika: Szeroki plan - kontekst, gdzie to jest Średni plan - obiekt w otoczeniu Zbliżenie - szczegóły obrażeń, dowodów Skala - połóż coś dla porównania (długopis, moneta)

Ustawienia: Data i czas - włączone w telefonie GPS - włączony Najwyższa jakość - jaką masz Bez filtrów - surowe zdjęcie

Co fotografować: Twarz ofiary - do identyfikacji (jeśli etyczne) Obrażenia - wszystkie, z każdej strony Ręce - ślady skrępowania, obrażeń obronnych Otoczenie - co było wokół

Wideo:

Kiedy: Gdy zdjęcie nie wystarczy Rozległe miejsca - panorama Zeznania świadków - za zgodą Dźwięki - ostrzał, krzyki, kontekst

Technika: Stabilnie - oprzyj telefon Powoli - nie szarp Narracją - co widzisz, datę, miejsce (twój głos) Krótko - 1-2 minuty wystarczy

Notatki:

Co zapisać: Data, godzina, miejsce - dokładnie Co widziałeś - fakty, nie interpretacje Kto był obecny - świadkowie Twoje dane - jako dokumentującego

Format: Papier - jeśli nie masz telefonu Telefon - notatki, dyktafon Od razu - pamięć zawodzi szybko

ZASADY DOKUMENTACJI

1. Bezpieczeństwo najpierw Twoje życie - ważniejsze niż dowód Nie ryzykuj - dla zdjęcia Dokumentuj, gdy bezpiecznie - nie pod ostrzałem

2. Nie zmieniaj nic Nie ruszaj ciał - jeśli nie musisz (medycznie) Nie przenoś przedmiotów - zostaw, jak było Nie "ustawiaj" - do zdjęcia Autentyczność - kluczowa dla dowodów

3. Fakty nie interpretacje Zapisuj co WIDZISZ - "ciało z raną głowy" Nie zapisuj co MYŚLISZ - "egzekucja" Interpretacja - dla śledczych, nie dla ciebie

4. Chain of custody Kto robił zdjęcia - ty, zapisz Komu przekazałeś - zapisz Kiedy - zapisz Nienaruszone pliki - nie edytuj

5. Backup Kopia zapasowa - od razu jak możesz Chmura - jeśli bezpieczna Inny nośnik - karta SD, pendrive Wiele kopii - w różnych miejscach

OCHRONA DOWODÓW

Fizycznie: Nie kasuj - nawet jeśli straszne Nie edytuj - żadnych zmian Backup - wielokrotnie Ukryj - jeśli ryzyko konfiskaty

Cyfrowo: Hasło - na telefon, na pliki Szyfrowanie - jeśli umiesz Chmura - ale bezpieczna (Signal, ProtonDrive) Metadane - nie usuwaj, są dowodem

Przekazanie: Zaufane organizacje - Czerwony Krzyż, HRW, AI Prokuratura - krajowa lub międzynarodowa Media - ostrożnie, mogą ujawnić źródło Nie na social media - bez przemyślenia

OCHRONA SIEBIE

Ryzyko: Jeśli wróg znajdzie dokumentację – niebezpieczeństwo dla ciebie Jeśli swoi nie chcą dokumentacji - też ryzyko Świadek zbrodni - może być celem

Jak się chronić: Nie mów wszystkim - co dokumentujesz Ukryj kopie - nie wszystko w jednym miejscu Zaufani ludzie - wiedzą, gdzie są kopie Plan awaryjny - jeśli coś ci się stanie, kto ma materiały

Gdy znajdą: Prawo milczenia - masz prawo nie odpowiadać (teoretycznie) Nie kłam - ale nie musisz mówić wszystkiego Ukryte kopie - ratunkiem

KIEDY NIE DOKUMENTOWAĆ

Bezpieczeństwo: Pod ostrzałem - życie ważniejsze Wróg blisko - ukryj telefon Zagrożenie - dla ciebie lub ofiar

Etyka: Ofiara prosi nie - uszanuj Retraumatyzacja - ofiary żywej Wykorzystanie - nie dla sensacji

Praktyka: Masz robotę medyczną - ona pierwsza
Rannych do ratowania - dokumentacja może poczekać
Ciała martwych - nie uciekną, możesz wrócić

[CASE STUDY] BUCZA - DOKUMENTACJA ZBRODNII

Kwiecień 2022 - wyzwolenie Buczy

Co zastali: Ciała na ulicach - dziesiątki Ślady egzekucji - ręce związane, strzały w głowę Komory tortur - w piwnicach Masowe groby - na podwórkach

Jak dokumentowano: Ukraińska policja - protokoły Prokuratura - śledztwo Międzynarodowe organizacje - weryfikacja
Zwykli ludzie - zdjęcia, filmy

Medycy jako świadkowie: Opisywali obrażenia - charakter ran Określali czas śmierci - przybliżony Dokumentowali ślady tortur - na ciałach Zeznawali - jako eksperci

Efekt: Międzynarodowy Trybunał Karny - nakaz aresztowania Świat wie - co się stało Dowody zachowane - dla przyszłych procesów Historia - zapisana

[CASE STUDY] MEDYK KTÓRY DOKUMENTOWAŁ - MARIUPOL 2022

Medyk - anonimowy, na własną prośbę

Sytuacja: Szpital w Mariupolu - pod oblężeniem Codziennie - cywile z ranami po ostrzale Dzieci - z oparzeniami, odłamkami Kobiety - ze śladami przemocy

Co robił: Leczył - to pierwsza robota Dokumentował - między pacjentami Zdjęcia obrażeń - za zgodą, gdy możliwe

Notatki - daty, godziny, rodzaj ran Zeznania - gdy pacjenci chcieli mówić

Jak chronił: Telefon - ukryty, zaszyfrowany Kopie - wysyłał, gdy była sieć Nie mówił nikomu - że dokumentuje Backup - u zaufanej osoby na zewnątrz

Ewakuacja: Uciekł - z Azovstalu, po miesiącach Materiały - przetrwały Przekazane - organizacjom międzynarodowym Świadectwo - dla trybunałów

Medyk - *Nie mogłem powstrzymać bomb. Mogłem zapisać co robiły. Kiedyś ktoś za to odpowie. Mam dowody.*

KOMU PRZEKAZAĆ DOKUMENTACJĘ

Natychmiast (jeśli bezpiecznie): Własne dowództwo - oficjalny kanał Prokuratura wojskowa - jeśli działa Kapelan - czasem bezpieczny kanał

Przy okazji (bezpieczniejsze): ICRC - Międzynarodowy Czerwony Krzyż OHCHR - Biuro ONZ ds. Praw Człowieka Human Rights Watch Amnesty International Lekarze bez Granic - jeśli obecni

Specjalistyczne: ICC - Międzynarodowy Trybunał Karny (przez oficjalne kanały) Komisje śledcze ONZ - dla konkretnych konfliktów Krajowe prokuratury - niektóre prowadzą śledztwa eksterytorialne

Media: Ostrożnie - mogą ujawnić źródło Zaufani dziennikarze - znani z ochrony źródeł Nie social media - bez przemyślenia

PSYCHOLOGIA ŚWIADKA ZBRODNI

Widzenie zbrodni - traumatyzuje.

Co możesz czuć: Wściekłość - na sprawców Bezsilność - że nie możesz powstrzymać Wina - że żyjesz, że tylko dokumentujesz Obrzydzenie - do ludzkości Odrętwienie - ochronna reakcja

Co jest normalne: Intruzywne obrazy - wracają Koszmary - o tym co widziałeś Unikanie - nie chcesz myśleć Nadmierna czujność - wszędzie widzisz zagrożenie

Co pomaga: Sens - dokumentując robisz coś ważnego Rozmowa - z kimś zaufanym Profesjonalista - jeśli nie przechodzi Nie sam - z tym ciężarem

PODSUMOWANIE 3.7

Widzisz zbrodnie - dokumentuj. To obowiązek i dar dla sprawiedliwości.

Co dokumentować: Ciała - pozycja, obrażenia, kontekst Miejsca - lokalizacja, zniszczenia Świadków - co widzieli, kiedy, gdzie Rany - zdjęcia przed leczeniem

Jak: Zdjęcia - szeroki plan, zbliżenie, skala Wideo - stabilnie, z narracją Notatki - fakty, data, miejsce Backup - wiele kopii, różne miejsca

Zasady: Bezpieczeństwo - twoje pierwsze Nie zmieniaj nic - autentyczność Fakty nie interpretacje - co widzisz Chain of custody - kto, komu, kiedy

Ochrona: Szyfrowanie - pliki, telefon Ukryte kopie - nie wszystko w jednym miejscu Zaufane przekazanie - organizacje, nie social media

Pamiętaj: *Każde zdjęcie to cegiełka w murze sprawiedliwości. Może nie zobaczysz wyroku. Ale twoje dowody mogą go umożliwić. Lata, dekady później. Dokumentuj.*

3.8. ODPOWIEDZIALNOŚĆ I WINA - ŻYĆ Z DECYZJAMI

Decyzje zostają. Pytania zostają. Musisz nauczyć się z nimi żyć.

CO ZOSTAJE PO WOJNIE

Wracasz do domu. Wojna się kończy. Albo twoja służba.

Zostajesz z: Wspomnieniami - tych których uratowałeś Wspomnieniami - tych których nie uratowałeś Decyzjami - które podjąłeś Pytaniami - czy dobrze

Każdy medyk wojenny nosi: Twarze - tych co umarli mu w rękach Głosy - "pomóż mi", "umieram", "powiedz żonie" Momenty - gdy wybierał, gdy zostawiał, gdy nie zdążył Wątpliwości - czy mógł więcej, lepiej, inaczej

RODZAJE WINY

1. Wina racjonalna Co to - zrobiłeś coś obiektywnie złego Przykład - błąd medyczny przez niedbalstwo Charakter - uzasadniona, wymaga rozliczenia Co robić - przyznać, naprawić, jeśli można, wyciągnąć wnioski

2. Wina irracjonalna Co to - czujesz winę choć nie zawiniłeś Przykład - nie uratowałeś kogoś kto nie miał szans Charakter - nieuzasadniona, ale realna emocjonalnie Co robić - przepracować, zrozumieć, że to nie twoja wina

3. Wina ocalałego (survivor's guilt) Co to - żyjesz, gdy inni zginęli Przykład - kolega zginął obok ciebie Charakter - poczucie, że nie zasługujesz na życie Co robić - terapia, zrozumienie losowości wojny

4. Moral injury (rana moralna) Co to - zrobiłeś coś sprzeczne z twoimi wartościami Przykład - zostawiłeś kogoś, strzelałeś, nie pomogłeś Charakter - głębokie poczucie, że złamałeś siebie
Co robić - specjalistyczna pomoc, przepracowanie

DECYZJE KTÓRE PRZEŚLADUJĄ

Triage: "Zostawiłem go w kategorii czarnej." "Wybrałem tamtego, nie tego." "Może gdybym inaczej..."

Niemożliwe wybory: "Jeden CAT, dwóch krwawiących."
"Jedno miejsce ewakuacji, trzech rannych."
"Musiałem wybrać."

Działanie pod presją: "Nie sprawdziłem wystarczająco."
"Pośpieszyłem się." "Może przegapiłem coś."

Zaniechanie: "Mogłem zostać dłużej."
"Mogłem walczyć mocniej o ewakuację."
"Mogłem powiedzieć prawdę."

Aktywne decyzje: "Dałem za dużo morfiny."
"Strzeliłem." "Skłamałem mu."

PYTANIE KTÓRE NIE DAJE SPOKOJU: "CO JEŚLI?"

Każdy medyk zna to pytanie.

"Co jeśli bym wybrał inaczej?" "Co jeśli bym został?"

"Co jeśli bym zdążył?" "Co jeśli bym wiedział?"

Prawda o "co, jeśli": Nie wiesz - co by było

Nie możesz wiedzieć - to niemożliwe Spekulacja - nie zmienia przeszłości Tortura - bez końca, bez odpowiedzi

Dlaczego mózg to robi: Szuka kontroli - "gdybym kontrolował, mógłbym zapobiec" Szuka sensu - "musi być powód"

Szuka winy - bo wina daje iluzję kontroli Nie akceptuje losowości - bo losowość jest straszna

RACJONALIZACJA VS PRZEPRACOWANIE

Racjonalizacja (niezdrowa): "Nie miałem wyboru" - gdy miałeś "Każdy by tak zrobił" - może nie "To nie moja wina" - może częściowo "Rozkaz" - nie zwalnia z odpowiedzialności

Efekt - tłumienie, wróci później, gorzej

Przepracowanie (zdrowe): "Zrobiłem X" - przyznanie faktu

"W tamtej sytuacji, z tamtą wiedzą" - kontekst "Żałuję / nie żałuję" - uczciwa ocena "Nauczyłem się" - wyciągnięcie wniosków

"Żyję z tym" - akceptacja

Efekt - integracja, można iść dalej

ETAPY PRZEPRACOWANIA

Etap 1: Uznanie Co zrobiłeś - nazwij, konkretnie

Co czujesz - nazwij, bez oceniania Bez tłumienia - to się stało

Etap 2: Kontekst Jaką miałeś wiedzę - wtedy, nie teraz Jakie były opcje - realne, nie teoretyczne Jaka była presja - czas, zasoby, zagrożenie Kto by zrobił lepiej - szczerze

Etap 3: Ocena Czy zrobiłeś co mogłeś - z tym co miałeś, Czy błąd był unikniony - realnie Czy intencja była dobra - nawet jeśli skutek zły Czy się czegoś nauczyłeś - na przyszłość

Etap 4: Akceptacja To się stało - nie zmienisz Jesteś człowiekiem - nie bogiem Kontekst był niemożliwy - wojna Żyjesz dalej - z tym, nie mimo tego

Etap 5: Integracja Część twojej historii - niecałość Nie definiuje cię - jedna decyzja Mądrość z bólu - jeśli pozwolisz

Dalej pomagasz - innym, sobie

[CASE STUDY] ŻYĆ Z TRIAGE - MEDYK PO BAKHMUT

Medyk - Andriy, 32 lata, 2 lata służby, teraz cywil

Decyzja, która zostaje: Bachmut, kwiecień 2023 Trzech rannych, sam, zasoby na dwóch Jeden - przyjaciel z dzieciństwa, żółty Dwóch obcych - czerwoni Wybrał obcych - medycznie słusznie

Przyjaciel - przeżył, ale stracił nogę (opóźnienie)

Co czuł potem: Wina - "Może gdybym zaczął od niego..."

Złość - na siebie, na wojnę, na wszystko Pytania - "Czy wybrałem, bo obcy byli cięższi, czy bo bałem się, że nie dam rady patrzeć, jak umiera?" Unikanie - przyjaciela, rozmów, wspomnień

Rok później: Nie spał - koszmary, twarz przyjaciela Alkohol - żeby zasnąć Izolacja - nie chciał nikogo widzieć Myśli samobójcze – "on by był lepiej beze mnie"

Terapia: Psycholog - specjalista od traumy wojennej EMDR - na intruzywne wspomnienia Rozmowy - przepracowanie decyzji

Co zrozumiał: "Medycznie zrobiłem dobrze. Dwóch czerwonych przed żółtym." "Przyjaciel przeżył. Stracił nogę, ale żyje."

"Gdybym zaczął od niego, tamci dwaj mogliby umrzeć."

"Nie wybrałem, żeby mu zaszkodzić. Wybrałem, żeby uratować najwięcej." "Przyjaźń nie zmieniła medycznej oceny. To był profesjonalizm."

Teraz: Rozmawiał z przyjacielem - przyjaciel zrozumiał Pracuje - jako ratownik medyczny, cywilny Śpi lepiej - nie dobrze, ale lepiej Żyje z tym - nie mimo tego, ale z tym

Andriy - *Przez rok myślałem, że go zdradziłem. Terapia pomogła zrozumieć, że go uratowałem - bo przeżył. A tamtych dwóch też przeżyło. Trzech żywych. Czy to nie sukces?*

[CASE STUDY] MORAL INJURY - MEDYK KTÓRY STRZELIŁ

Medyk - anonimowy, na własną prośbę

Decyzja: Samoobrona - strzelił do wroga, który chciał zabić rannego Wróg zginął - od strzału medyka Ranny przeżył - dzięki temu, że medyk strzelił

Co czuł potem: "Jestem od ratowania, niezabijania." "Złamałem wszystko w co wierzyłem." "Ratownik, który zabija - co ze mnie za ratownik?" "Tamten człowiek - może miał rodzinę, dzieci." "Zabiłem go, żeby inny żył. Czy to sprawiedliwe?"

Lata później: Wyszedł z zawodu - nie mógł pracować Depresja - głęboka, wieloletnia Związek - rozpadł się Sens życia - stracony

Terapia (moral injury): Długa - lata, nie miesiące Trudna - wartości były złamane Odbudowa - powolna

Co zrozumiał: "Obroniłem życie. Swoje i rannego."
"W tamtej sytuacji - on albo my."
"Zabijanie w obronie - nie jest morderstwem."
"Mogę być ratownikiem który raz musiał strzelić."

"To nie definiuje całego mojego życia."

Teraz: Wrócił do pracy - innej, ale medycznej Pomaga weteranom - jako wolontariusz Żyje z tym - nie dobrze, ale żyje Sens - odbudowany, inny niż przed

Medyk - *Myślałem, że zabijając kogoś zabiłem też siebie, tego kim byłem. Zajęło lata, żeby zrozumieć, że to nadal ja. Zraniony, zmieniony, ale ja.*

TECHNIKI RADZENIA SOBIE

Codziennie:

Nazwij co czujesz - nie tłum Oddech - gdy przychodzą myśli Grounding - tu i teraz, nie tam i wtedy Rutyna - struktura pomaga Ruch - ciało pomaga psychice

Gdy wraca:

"To wspomnienie, nieteraźniejszość." "Jestem bezpieczny/a." "Zrobiłem co mogłem." "To już minęło."

Technika 5-4-3-2-1: 5 rzeczy, które widzisz 4 które słyszysz 3 których dotykasz 2 które czujesz zapachem 1 którą smakujesz

Długoterminowo:

Terapia - specjalista od traumy Grupa - weterani, medycy, ludzie, którzy rozumieją Sens - znajdź nowy albo odbuduj stary Przebaczenie - sobie, najtrudniejsze

PRZEBACZENIE SOBIE

Najtrudniejsza rzecz.

Co to znaczy: Nie - zapomnienie, że to było OK Tak - akceptacja, że zrobiłeś co mogłeś Nie - rozgrzeszenie, bez odpowiedzialności Tak - pozwolenie sobie żyć dalej

Jak: Uznaj - co zrobiłeś, bez tłumaczenia Kontekst - wojna, chaos, niemożliwe wybory Intencja - chciałeś dobrze, nawet jeśli wyszło źle

Człowieczeństwo - nie jesteś bogiem, błędy normalne Decyzja - pozwalam sobie żyć mimo tego

Rytuały które pomagają: List do siebie - przeszłego, z wybaczeniem List do zmarłego - z przeprosinami, z wyjaśnieniem Świeczka - w rocznicę, w intencji Dobre uczynki - w imieniu tych których nie uratowałeś

GDY NIE DAJESZ RADY

Sygnały alarmowe: Myśli samobójcze - natychmiast szukaj pomocy Nie funkcjonujesz - praca, relacje, codzienność Używki - żeby przetrwać dzień Izolacja - totalna, od wszystkich Flashbacki - ciągłe, paraliżujące

Co robić: Telefon zaufania - natychmiast Profesjonalista - psychiatra, psycholog Nie sam - powiedz komuś Nie czekaj - lepiej nie będzie samo

POMOC KTÓRA DZIAŁA

Psychoterapia: EMDR - na intruzywne wspomnienia CPT – na poczucie winy, moral injury PE - na unikanie Terapia grupowa - weterani razem

Farmakoterapia: SSRI - na depresję, lęk Paroksetyna - na koszmary Stabilizatory - jeśli wahania nastroju Nie zamiast terapii – razem z iinymi

Wsparcie: Grupy weteranów - ludzie, którzy rozumieją Rodzina - jeśli wspiera, nie ocenia Kapelani - jeśli wierzący Organizacje - które pomagają weteranom

SENS PO WOJNIE

Wojna zabiera sens. Trzeba odbudować.

Gdzie szukać: Pomaganie innym - weteranom, rannym

Dzielenie się - doświadczeniem, wiedzą Tworzenie - cokolwiek, z niczego coś Relacje - odbudowane, nowe Życie samo - jest wartością **Co daje sens medykom:** "Uratowałem X osób" - prawda, trzymaj się jej "Nauczyłem się Y" - przekaż dalej "Przeżyłem" - to już jest coś "Mogę pomóc innym przeżyć" - to co mieli

PODSUMOWANIE 3.8

Decyzje zostają. Ale można z nimi żyć.

Rodzaje winy: Racjonalna - zrobiłeś źle, przepracuj Irracjonalna - nie zawiniłeś, zrozum to Survivor's guilt - losowość wojny Moral injury - złamanie wartości

Przepracowanie: Uznaj - co zrobiłeś Kontekst - z czym, jakie opcje Oceń - uczciwie, bez torturowania Akceptuj - to się stało Integruj - część historii, nie całość

"Co jeśli?": Nie wiesz - nigdy nie będziesz Spekulacja - tortura bez końca Puść - bo nie zmienisz

Przebaczenie sobie: Możliwe - choć najtrudniejsze Konieczne - żeby żyć dalej Nie znaczy - zapomnienie Znaczy - zgoda na życie

Pomoc: Terapia - EMDR, CPT, PE Leki - jeśli potrzebne Grupy - ludzie, którzy rozumieją Nie sam - z tym ciężarem

Pamiętaj: *Nosisz ciężar, którego większość ludzi nie zrozumie.*

To OK. Znajdź tych którzy rozumieją.

Są. I pamiętaj - fakt, że cię to boli, że się zastanawiasz, że czujesz winę - dowodzi, że jesteś dobrym człowiekiem.

Źli ludzie nie mają takich dylematów.

CZĘŚĆ II: WNIOSKI BOJOWE

Teoria jest martwa. Liczą się tylko lekcje pisane krwią.

DLACZEGO TA CZĘŚĆ ISTNIEJE

Część I była o głowie. O psychice. O dylematach.

Część II jest o tym, co naprawdę się stało. Na prawdziwej wojnie. W prawdziwych warunkach. Z prawdziwymi ludźmi, którzy umierali i ratowali.

Ukraina 2022-2025. Największy konflikt konwencjonalny w Europie od 1945 roku.

Laboratorium medycyny pola walki. Płacone krwią.

CO WYRÓŻNIA TĘ CZĘŚĆ

Nie teoria - praktyka.

Każda lekcja tutaj została opłacona. Życiem. Kończynami. Traumą.

To nie są "najlepsze praktyki" wymyślone w gabinetach.

To są wnioski wyciągnięte z ciał rannych i martwych.

Z błędów które kosztowały życie. Z sukcesów które je ratowały.

Nie podręcznik - raport z frontu.

TCCC, TECC, wszystkie protokoły - powstały w określonych warunkach. Irak, Afganistan - konflikty asymetryczne.

Przewaga powietrzna. Ewakuacja śmigłowcem w 60 minut.

Ukraina pokazała coś innego. Konflikt symetryczny.

Artyleria, drony, okopy. Ewakuacja - czasem dni, nie godziny.

Oblężenie - tygodnie bez zaopatrzenia.

Wszystko co "wiedzieliśmy" musiało być zweryfikowane.

Dużo się potwierdziło. Dużo trzeba było zmienić.

Nie historia - przyszłość.

To co wydarzyło się w Ukrainie wydarzy się znowu. W Polsce. W krajach bałtyckich. Gdziekolwiek Rosja lub inny agresor zaatakuje. Lekcje z Ukrainy to nie ciekawostki. To instrukcja przetrwania dla następnej wojny.

STRUKTURA CZĘŚCI II

Rozdział 4: Lekcje z Frontu

Synteza tego, czego nauczyła nas Ukraina. Mariupol jako ekstremalny przypadek - medycyna w oblężeniu, bez zaopatrzenia, bez ewakuacji. Warunki które wydawały się niemożliwe - a ludzie w nich pracowali i ratowali.

Przetrwanie długiej wojny - bo to nie jest sprint, to maraton.

Transformacja medyka - od dnia zero przez miesiące i lata, aż do powrotu do cywila.

Rozdział 5: Przyszłość i Dziedzictwo

Co dalej. Jak wykorzystać te lekcje. Jak budować system, który wesprze weteranów. Jak przekazać wiedzę następnym.

Jak przygotować się na wojny, które nadejdą.

Bo nadejdą. Pytanie nie czy. Pytanie, kiedy.

DLA KOGO TA CZĘŚĆ

Dla medyków, którzy jadą: Tu znajdziesz prawdę o tym, co cię czeka. Nie wersję ocenzurowaną. Nie "będzie ciężko, ale dasz radę". Prawdę - z której możesz wyciągnąć wnioski i przygotować się.

Dla instruktorów: Tu znajdziesz materiał do szkolenia.

Case studies. Błędy do omówienia. Rozwiązania, które działały. Baza do budowania programów szkoleniowych opartych na rzeczywistości, nie na teorii.

Dla dowódców: Tu znajdziesz zrozumienie, czego potrzebują twoi medycy. Jakie warunki. Jakie zasoby. Jakie wsparcie. Co się dzieje, gdy tego zabraknie.

Dla planistów: Tu znajdziesz dane do planowania. Ile trwa ewakuacja w różnych warunkach. Ile zużywa się materiałów. Co się dzieje, gdy linie zaopatrzenia padną. Realne parametry, niezałożenia z ćwiczeń.

OSTRZEŻENIE

Ta część zawiera opisy trudnych sytuacji. Śmierci. Cierpienia. Decyzji bez dobrych opcji.

Nie dla wrażenia. Dla nauki.

Bo jedyny sposób, żeby przygotować się na piekło to wiedzieć, jak ono wygląda.

Czytaj uważnie. Wyciągaj wnioski. Przekazuj dalej.

ROZDZIAŁ 4: LEKCJE Z FRONTU

Ukraina nauczyła nas więcej w trzy lata niż dwadzieścia lat Iraku i Afganistanu.

CO WYDARZYŁO SIĘ W UKRAINIE

24 lutego 2022. Rosja atakuje.

Wszyscy eksperci przewidują: Kijów padnie w 72 godziny. Ukraina skapituluje w dwa tygodnie.

Pomylili się.

Trzy lata później wojna trwa. Setki tysięcy rannych. Dziesiątki tysięcy zabitych. Największe starcie konwencjonalne w Europie od II wojny światowej.

I największe laboratorium medycyny pola walki od tamtej pory.

DLACZEGO UKRAINA ZMIENIŁA WSZYSTKO

Skala.

Irak, Afganistan - tysiące rannych przez lata. Ukraina - tysiące rannych przez miesiące. Każdy protokół przetestowany setki razy. Każdy błąd powielony i poprawiony. Statystyczna pewność zamiast anegdot.

Charakter konfliktu.

Nie asymetria - symetria. Dwie armie z artylerią, z dronami, z lotnictwem. Okopy. Linia frontu. Coś czego NATO nie widziało od dekad.

Warunki.

Brak przewagi powietrznej. Ewakuacja śmigłowcem - luksus, nie standard. Złota godzina - fikcja w wielu sytuacjach. Oblężenie - dni i tygodnie bez zaopatrzenia.

Innowacja z konieczności.

Gdy brakuje wszystkiego - improwizujesz. Ukraińcy wymyślili rozwiązania których nie ma w żadnym podręczniku. Bo podręczniki pisali ludzie, którzy mieli zaopatrzenie.

CO POTWIERDZIŁ FRONT

TCCC działa.

Podstawy - masywne krwawienie najpierw, opaska zaciskowa wysoko i ciasno, nie zdejmuj w polu - wszystko się potwierdziło. Tysiące żyć uratowanych dzięki podstawowym protokołom.

Szkolenie jest kluczowe.

Jednostki z przeszkolonymi medykami - radykalnie niższa śmiertelność. Jednostki bez - masakra.

Nie sprzęt decyduje - umiejętności.

Każdy żołnierz musi umieć TCCC.

Medyk nie zawsze dotrze. Kolega obok - zawsze jest.

Self-aid i buddy-aid ratują życie zanim medyk zdąży.

CO FRONT ZMIENIŁ

Złota godzina to mit.

W warunkach ukraińskich ewakuacja trwała często 4-6-12 godzin. Czasem dni. Protokoły musiały się dostosować. Prolonged Field Care - z teorii stało się codziennością.

Drony zmieniły ewakuację.

Nie możesz ewakuować, gdy dron patrzy. Ranny leży dłużej. Medyk ryzykuje więcej. Taktyka ewakuacji - całkowicie przepisana.

Artyleria zmieniła wszystko.

70% ran - odłamkowe. Nie jak w Afganistanie, gdzie dominowały postrzały i IED. Inne wzorce obrażeń. Inne priorytety.

Zimno zabija.

Hipotermia - niedoceniany zabójca. W Afganistanie gorąco było problemem. W Ukrainie - mróz. Lethal triad (hipotermia, koagulopatia, kwasica) okazała się większym wrogiem niż sądzono.

CZEGO SIĘ NAUCZYLIŚMY

Ten rozdział to synteza. Pięć sekcji:

4.1. Lekcje z Ukrainy - synteza doświadczeń 2022-2025

Przegląd wszystkich kluczowych wniosków. Co działało. Co nie. Co trzeba zmienić w szkoleniach, doktrynach, wyposażeniu.

4.2. Medycyna oblężnicza - Mariupol i Azovstal Ekstremalny przypadek. 82 dni oblężenia. Zero zaopatrzenia. Zero ewakuacji. Jak ludzie przetrwali i ratowali w warunkach które wydawały się niemożliwe. Case study którego nikt nie chciał - ale każdy musi znać.

4.3. Ekstremalne warunki operacyjne Mróz. Błoto. Piątka dni bez snu. Tydzień bez zaopatrzenia. Co się dzieje z ciałem i umysłem. Jak działać, gdy wszystko jest przeciwko tobie.

4.4. Przetrwanie długiej wojny To nie sprint - maraton. Jak zarządzać sobą przez miesiące i lata. Rotacja. Odpoczynek. Utrzymanie sprawności, gdy końca nie widać.

4.5. Transformacja medyka - od żołnierza do weterana Zmieniasz się. Na froncie. Po powrocie. Kim jesteś po tym wszystkim. Jak przeprowadzić tę transformację bez rozpadania się.

JAK CZYTAĆ TEN ROZDZIAŁ

Nie szukaj gotowych recept.

Każda sytuacja jest inna. Każdy front jest inny. Lekcje z Ukrainy to nie instrukcja krok po kroku. To zestaw zasad, wzorców, przestróg.

Szukaj zasad pod przykładami.

Case studies to ilustracje. Pod nimi są zasady, które możesz zastosować w innych warunkach. Wyciągaj je.

Kwestionuj wszystko.

Nawet te lekcje. Następna wojna będzie inna. Może coś co działało w Ukrainie nie zadziała gdzie indziej. Myśl krytycznie.

Ale ucz się od tych którzy przeżyli.

Bo oni zapłacili za tę wiedzę. Najwyższą cenę.

4.1. LEKCJE Z UKRAINY - SYNTEZA DOŚWIADCZEŃ 2022-2025

Trzy lata wojny. Setki tysięcy rannych. Lekcje pisane krwią.

CO UKRAINA ZMIENIŁA W MEDYCYNIE BOJOWEJ

24 lutego 2022 roku rozpoczął się największy konflikt konwencjonalny w Europie od 1945 roku.

Eksperci dawali Ukrainie 72 godziny. Pomylili się o trzy lata. I licznik wciąż bije.

W tym czasie:

- **300,000+** rannych po stronie ukraińskiej (szacunki)
- **70,000+** zabitych (szacunki)
- **Tysiące** medyków bojowych przetestowało każdy protokół w warunkach ekstremalnych

To co wiedzieliśmy o medycynie pola walki - zostało zweryfikowane. Część się potwierdziła. Część trzeba było wyrzucić do kosza.

LEKCJA 1: ZŁOTA GODZINA TO MIT

Co mówił podręcznik: Ranny musi trafić na stół operacyjny w 60 minut. "Golden hour" - fundament doktryny TCCC.

Co pokazała Ukraina: W warunkach konfliktu symetrycznego, z artylerią, dronami, bez przewagi powietrznej - złota godzina to fikcja.

Realne czasy ewakuacji (dane z frontu 2022-2024):

- Bachmut: średnio **4-8 godzin** do szpitala
- Awdijiwka: **6-12 godzin** w szczytowych walkach
- Mariupol: **DNI do TYGODNI** - lub zero ewakuacji
- Charków (2022): **2-4 godziny** przy względnym spokoju

Co to oznacza: Prolonged Field Care - opieka przedłużona - z teorii stała się codziennością. Medyk musi umieć utrzymać rannego przy życiu nie przez godzinę, ale przez 6, 12, 24 godziny. Czasem dłużej.

Statystyka:

- 3% ewakuacji w Ukrainie - pieszo lub dronem (oblężenia)
- Chirurg = 6-24 godziny (czasem DNI w oblężeniu)

Wniosek: Trenuj na scenariusze, gdzie ewakuacja to **6+ godzin**. Złota godzina to luksus, nie standard.

LEKCJA 2: TOURNIQUET TO ZŁOTY STANDARD - POTWIERDZONY

Co mówił podręcznik: Opaska zaciskowa ratuje życie. Zakładaj wysoko i ciasno.

Co pokazała Ukraina: Potwierdzenie. Absolutne. Bez dyskusji.

Statystyki:

- **97,1%** skuteczności opasek uciskowych (CAT, SOFTT, SICH)
- **30%** ran bojowych wymaga więcej niż jednej opaski
- Czas założenia przez przeszkolonego: **18-22 sekundy**
- Czas założenia przez nieprzeszkolonego: **45-90 sekund** (często za słabo)

Kluczowa zmiana: Każdy żołnierz ukraiński nosi **minimum 2 opaski**. Jedna na siebie, jedna na kolegę. Po doświadczeniach 2022 roku - standard w jednostkach bojowych.

Błąd który zabijał: Opaski zakładane zbyt nisko i zbyt słabo. "Boi się, że zaboli". Efekt - krwotok nie zatrzymany, ranny wykrwawia się mimo opaski.

Wniosek: Tourniquet działa. Ale tylko gdy założony WYSOKO i CIASNO. Trenuj do bólu - dosłownie.

LEKCJA 3: TXA - 32% MNIEJ ZGONÓW, ALE CZAS MA ZNACZENIE

Co mówił podręcznik: Kwas traneksamowy (TXA) zmniejsza śmiertelność z krwotoku.

Co pokazała Ukraina: Tak - ale okno czasowe jest krytyczne.

Statystyki z frontu:

- TXA podany w **pierwszej godzinie**: **-32% śmiertelności**
- TXA podany w **1-3 godziny**: skuteczność spada
- TXA podany **po 3 godzinach**: **+44% śmiertelności** (zwiększa!)

Wniosek: TXA to nie "jak zdążysz". To "TERAZ albo NIGDY". Po 3 godzinach - nie podawaj, bo szkodzisz.

Protokół ukraiński: 1g TXA IV/IO w ciągu pierwszej godziny od urazu. Powtórka 1g po 3 godzinach TYLKO jeśli pierwsza dawka była w pierwszej godzinie.

LEKCJA 4: DRONY ZMIENIŁY WSZYSTKO

Czego nie było w podręcznikach: Dronów. FPV. Bomberów. Kamikadze. Obserwacyjnych które śledzą każdy ruch.

Co pokazała Ukraina: Medycyna pola walki musi się dostosować do świata, gdzie niebo ma oczy.

Jak drony zmieniły ewakuację:

- **Ewakuacja dzienna** - ekstremalnie ryzykowna, dron widzi
- **Ewakuacja nocna** - standard, ale drony termowizyjne też widzą
- **Trasy ewakuacji** - nie proste, kluczenie, maskowanie
- **Czas na miejscu** - minimum, bo dron namierza i naprowadza artylerię

Statystyka:

- **70%** ran w Ukrainie - odłamkowe (artyleria naprowadzana dronami)
- Czas od namierzenia przez drona do uderzenia artyleryjskiego: **3-8 minut**

Nowe protokoły:

- "Scoop and run" nabrało nowego znaczenia - UCIEKAJ z rannym
- Opatrywanie w ruchu, nie na miejscu
- Punkty opatrunkowe - ukryte, zmieniane, zdecentralizowane
- Nosze w pozycji niskiej - trudniejsze do wykrycia

Wniosek: Każda minuta na otwartej przestrzeni to ryzyko. Dron widzi. Artyleria czeka.

LEKCJA 5: DCR > TRADYCYJNA RESUSCYTACJA

Co mówił stary podręcznik: Podawaj płyny. Dużo płynów. Utrzymuj ciśnienie.

Co pokazała Ukraina: Damage Control Resuscitation (DCR) - kontrolowana hipotensja - działa lepiej.

Statystyki:

- DCR: **73% survival** w masywnym krwotoku
- Tradycyjna resuscytacja: **48% survival**

Na czym polega DCR:

- Ograniczenie płynów krystaloidowych (nie zalewaj)
- Permisywna hipotensja (ciśnienie 80-90 skurczowe wystarczy)
- Priorytet: krew i produkty krwiopochodne > sól fizjologiczna
- Cel: "wystarczająco żywy" do chirurga, nie "idealnie ustabilizowany"

Wniosek: Zalewanie płynami rozcieńcza krew, pogarsza krzepliwość, zwiększa krwawienie. Mniej znaczy więcej.

LEKCJA 6: WALKING BLOOD BANK DZIAŁA

Co mówił podręcznik: Transfuzja krwi - tylko w szpitalu, z banku krwi, po sprawdzeniu zgodności.

Co pokazała Ukraina: W oblężeniu nie ma banku krwi.
Są ludzie dookoła. I ich krew.

Case study - Azovstal, 83 dni oblężenia:

- **2000** osób w tunelach
- **260** rannych przez 83 dni
- Zero dostaw medycznych od dnia 20
- Zero ewakuacji

Rozwiązanie: Walking Blood Bank - świeża krew pełna od dawców na miejscu.

Wyniki:

- **87% survival rate** (260 rannych, 34 zgony)

- Buddy transfusion jako ostateczność: **65% przeżyć** (lepiej niż 0%)

Protokół Azovstal:

1. Typowanie grup krwi wszystkich żołnierzy PRZED
2. Lista dawców według grup
3. Pobranie świeże, przetoczenie natychmiast
4. Bez oziębiania - krew ciepła, prosto od dawcy

Wniosek: Znajomość grup krwi w zespole = potencjalny bank krwi. Buddy transfusion - ostateczność, ale 65% > 0%.

LEKCJA 7: HIPOTERMIA ZABIJA - NIEDOCENIANA

Co mówił podręcznik: Hipotermia to część "lethal triad" (hipotermia, koagulopatia, kwasica).

Co pokazała Ukraina (szczególnie zimy 2022/2023 i 2023/2024): Hipotermia zabija więcej niż sądzono. Szczególnie w połączeniu z utratą krwi.

Lethal triad w praktyce:

- Ranny traci krew → temperatura spada
- Temperatura spada → krew przestaje krzepnąć
- Krew nie krzepnie → traci więcej krwi
- Błędne koło → śmierć

Statystyki:

- Spadek temperatury o **1°C = 10% pogorszenie** krzepliwości
- Ranny z temperaturą **<35°C** ma **3x większe** ryzyko zgonu
- Okopy zimą: temperatura gruntu **-5 do -15°C**

Protokół ukraiński:

- Folia NRC - na każdego rannego, NATYCHMIAST
- Izolacja od podłoża - karimat, cokolwiek

- Płyny podgrzewane - nie zimne
- Własne ciało - buddy warming w ostateczności

Wniosek: Hipotermia to cichy zabójca. Folia NRC i izolacja od ziemi - równie ważne jak opaska uciskowa.

LEKCJA 8: KAŻDY ŻOŁNIERZ MUSI UMIEĆ TCCC

Co pokazała Ukraina: Jednostki z przeszkolonymi żołnierzami (nie tylko medykami) - radykalnie niższa śmiertelność.

Statystyki:

- Jednostki z pełnym szkoleniem TCCC: **śmiertelność 8-12%**
- Jednostki bez szkolenia: **śmiertelność 25-35%**
- Różnica: **3x więcej zgonów** przy tym samym rodzaju ran

Dlaczego:

- Medyk może być 50 metrów dalej - kolega jest TERAZ
- Self-aid ratuje życie zanim ktokolwiek dotrze
- Buddy-aid w pierwszych sekundach = największy wpływ
- na przeżycie

Minimum, które musi umieć KAŻDY żołnierz:

1. Założyć opaskę zaciskową (sobie i koledze)
2. Zatamować krwotok z kończyny
3. Założyć chest seal
4. Pozycja boczna bezpieczna
5. Wezwać pomoc (9-LINE basics)

Wniosek: Szkolenie medyczne to nie "dla medyków".

To dla WSZYSTKICH. Różnica między życiem a śmiercią.

LEKCJA 9: PROWIZORKA RATUJE ŻYCIE

Co pokazała Ukraina (szczególnie Mariupol): Gdy brakuje wszystkiego - improwizujesz lub patrzysz, jak umierają.

Azovstal - co używali, gdy skończył się sprzęt:

Opaski uciskowe:

- Paski od spodni + patyk → **97% skuteczności**
- Sznur + patyk → **73% skuteczności**

Chest seals:

- Worki Ziplock + duct tape → **89% skuteczności**
- Celofan + plaster → **65% skuteczności**

Szyny:

- Kije + sznurek + koszulka → **100% unieruchomień**
- Deski z mebli → szyny długie

Dreny (na płyn w klatce):

- Butelki po Coca-Coli + wąż od kroplówki → **5 przypadków, wszyscy przeżyli**

Statystyka końcowa Azovstal:

- **87% survival** z prowizorką
- **0% survival** gdyby czekali na "prawdziwy sprzęt"

Wniosek: Umiejętności > sprzęt. Medyk, który wie, jak użyć paska ratuje życie. Medyk, który czeka na CAT - patrzy jak ranny umiera.

LEKCJA 10: PSYCHIKA MEDYKA MA LIMIT

Co pokazała Ukraina: Medycy się wypalają. Szybciej niż myślano.

Statystyki:

- **60-90 dni** ciągłej służby frontowej = próg wypalenia
- **91%** żołnierzy na froncie wykazuje objawy PTSD
- **76%** cierpi na zaburzenia depresyjne

- **15-20 samobójstw dziennie** w ukraińskich siłach zbrojnych (2024)

Sygnały wypalenia medyka:

- Błędy które wcześniej nie zdarzały się
- Cynizm ekstremalny ("niech wszyscy zdechną")
- Otępienie emocjonalne (nic nie czujesz przy umierającym)
- Drżenie rąk, które nie ustępuje
- Koszmary codziennie

Co działa:

- **Rotacja obowiązkowa** - maksimum 60-90 dni na pierwszej linii
- **Defusing po ciężkich przypadkach** - rozmowa w 24h
- **Buddy system** - nikt nie jest sam
- **Dostęp do psychologa** - bez stygmy

Wniosek: Medyk, który się nie rotuje - w końcu się złamie. Albo zginie przez błąd. Albo sam się zabije. Rotacja to nie luksus - to konieczność operacyjna.

TOP 10 QUICK REFERENCE - UKRAINA 2022-2025

#	Lekcja	Statystyka
1	Tourniquet złoty standard	97,1% skuteczności
2	TXA w 1h = życie	-32% śmiertelność
3	TXA po 3h = śmierć	+44% śmiertelność
4	DCR > tradycyjna resuscytacja	73% vs 48% survival
5	Walking Blood Bank działa	87% survival Azovstal
6	Drony zmieniły ewakuację	70% ran odłamkowych
7	Hipotermia niedoceniana	1°C = 10% gorsza krzepliwość

#	Lekcja	Statystyka
8	Szkolenie TCCC dla wszystkich	3x mniej zgonów
9	Prowizorka ratuje	87% survival z paskiem
10	Rotacja medyków konieczna	60-90 dni = limit

ŹRÓDŁA I PODSTAWY

- Raporty Wojskowego Instytutu Medycznego (Kijów) 2022-2024
- Dane operacyjne z Azovstalu (dokumentacja medyczna przechwycona)
- Relacje medyków z Bachmut, Mariupol, Awdijiwka, Charków
- Statystyki MSF (Lekarze bez Granic) - Ukraine response
- TCCC Guidelines 2023 - aktualizacja po doświadczeniach ukraińskich
- NATO Medical Lessons Learned - Ukraine 2022-2024
- Instytut Zdrowia Psychicznego, Kijów - raport 2024
- CoTCCC (Committee on Tactical Combat Casualty Care) - wytyczne 2024

PODSUMOWANIE 4.1

Ukraina 2022-2025 to najtwardszy test medycyny bojowej od WWII.

Co się potwierdziło:

- Tourniquet ratuje życie
- TCCC działa
- Szkolenie > sprzęt
- Każdy żołnierz musi umieć podstawy

Co się zmieniło:

- Złota godzina → prolonged field care
- Ewakuacja dzienna → ewakuacja nocna/ukryta
- Tradycyjna resuscytacja → DCR
- Bank krwi → walking blood bank
- "Medyk ratuje" → "każdy ratuje"

Co nas zaskoczyło:

- Skala znaczenia dronów
- Powrót okopów i oblężeń
- Szybkość wypalenia medyków
- Skuteczność prowizorki

Pamiętaj: *Te lekcje są pisane krwią. Każda statystyka to ludzie, którzy żyli, umierali, ratowali. Nie powtarzaj błędów które już kosztowały życie. Ucz się od tych którzy zapłacili najwyższą cenę.*

4.2. MEDYCYNA OBLĘŻNICZA - MARIUPOL I AZOVSTAL

82 dni bez niczego. Jak ratować życie, gdy nie ma czym.

DLACZEGO TEN ROZDZIAŁ JEST KLUCZOWY

Mariupol to nie historia. To instrukcja.

Jeśli myślisz, że oblężenie to przeszłość - Aleppo (2016), Mosul (2017), Mariupol (2022). Trzy oblężenia w sześć lat. W XXI wieku.

Jeśli Polska zostanie zaatakowana - oblężenia miast są scenariuszem bazowym. Nie "co, jeśli". "Kiedy".

Ten rozdział to synteza doświadczeń medyków, którzy przeżyli 82 dni w piekle. Bez zaopatrzenia. Bez ewakuacji. Bez nadziei na pomoc z zewnątrz.

Przeżyli. I zostawili lekcje dla tych którzy pójdą tą samą drogą.

TIMELINE - JAK UMIERA MIASTO

24 lutego 2022 - Dzień 0: Rosja atakuje. Mariupol - miasto 450,000 ludzi - w kleszczach.

1-7 marca (Tydzień 1):

- Ostrzał artyleryjski rozpoczyna się na dobre
- Prąd pada - lodówki przestają działać
- Ludzie jedzą zapasy ze sklepów, które jeszcze działają
- Szpitale pracują normalnie - jeszcze mają wszystko
- Ewakuacja możliwa - korytarze humanitarne (czasem działają, czasem ostrzał)

8-14 marca (Tydzień 2):

- Szpital położniczy zbombardowany (9 marca)
- Teatr dramatyczny pełen cywilów - jeszcze stoi
- Zapasy w sklepach kończą się
- Woda z kranów przestaje lecieć
- Ludzie topią śnieg
- Jedzenie z szafek - makaron, ryż, konserwy

15-21 marca (Tydzień 3):

- Teatr dramatyczny zbombardowany (16 marca) - setki ofiar
- Oblężenie zaciska się
- Obrońcy wycofują się do Azovstalu
- Ci którzy nie mieli zapasów - już głodują
- Szpitale - brakuje wszystkiego

22 marca - 20 maja (Dzień 28-82):

- Azovstal - ostatni punkt oporu
- 2000+ osób w podziemiach kombinatu stalowego
- Zero dostaw z zewnątrz od około dnia 20
- Zero możliwości ewakuacji rannych

- Codzienne bombardowania, szturmy
- 260 rannych przez 82 dni
- 34 zgony (13% śmiertelność - niesamowicie niska jak na warunki)

20 maja 2022: Rozkaz złożenia broni. Koniec obrony. Ewakuacja do niewoli rosyjskiej.

WARUNKI W AZOVSTALU

Przestrzeń:

- Tunele i bunkry kombinatu stalowego z czasów sowieckich
- Głębokość: 10-30 metrów pod ziemią
- Labirynt korytarzy - kilometry
- Temperatura: 8-12°C stale (zimno, ale nie mróz)
- Ciemność prawie całkowita - generatory na paliwo, które się kończyło

Ludzie:

- ~2000 osób (żołnierze, Gwardia Narodowa, cywile)
- ~600 rannych w różnym czasie
- ~260 poważnie rannych wymagających opieki chirurgicznej
- Kilkudziesięciu medyków różnego stopnia przeszkolenia
- Chirurdzy - kilku, pracujących non-stop

Zaopatrzenie (po dniu ~20):

- Materiały opatrunkowe: **kończące się → skończone**
- Leki: **resztki z ratowanych szpitali**
- Antybiotyki: **minimum**
- Środki znieczulające: **prawie zero**
- Krew: **tylko od żywych dawców na miejscu**
- Narzędzia chirurgiczne: **co udało się wynieść**

- Żywność: **racjonowana, minimalna**
- Woda: **techniczna, przegotowana**

Medycyna:

- Punkt medyczny w bunkrze - prowizoryczny
- Oświetlenie: latarki, telefony, czasem generator
- Sterylność: **minimalna**
- Operacje: **przy świetle telefonów**
- Znieczulenie: **ketamina gdy była, alkohol, gdy nie było, nic, gdy skończył się alkohol**

JAK RATOWALI BEZ NICZEGO

KRWOTOKI - GDY SKOŃCZYŁY SIĘ CAT-y

Po trzech tygodniach - opaski uciskowe się skończyły. Wszystkie wykorzystane.

Co używali:

Pasek skórzany + patyk:

- Pasek 2-3 cm powyżej rany
- Patyk jako windlass (do dokręcania)
- Dokręcaj do ustania krwawienia
- Zabezpiecz patyk, żeby się nie odkręcił
- **Skuteczność: 97%**

Sznur + patyk:

- Sznur skręcony, podwójny
- Podkładka pod sznur (kawałek materiału) żeby nie wcinał
- Patyk do torsji
- **Skuteczność: 73%** (gorzej niż pasek, ale lepiej niż nic)

Rękawy od munduru:

- Skręcone jako prowizoryczna opaska

- Mniej skuteczne, wymaga stałego monitorowania
- **Ostateczność**

Statystyka Azovstal: 124 przypadki użycia prowizorycznych opasek uciskowych. 120 skutecznych zatamowań. **97% sukces.**

RANY KLATKI PIERSIOWEJ - GDY SKOŃCZYŁY SIĘ CHEST SEALE

Odma prężna zabija w minuty. Chest seal to plaster okluzyjny który ratuje życie. Skończył się w drugim tygodniu.

Co używali:

Worek foliowy + taśma klejąca (duct tape):

- Wyczyść skórę wokół rany (alkohol, woda, cokolwiek)
- Worek foliowy (np. po żywności) - wycięty kawałek większy niż rana
- Przyklej taśmą z TRZECH stron
- Jedna strona otwarta - zastawka
- **Skuteczność: 89%**

Celofan z opakowania + plaster/taśma:

- Celofan od paczki papierosów, jedzenia
- Plaster lub taśma
- Ta sama zasada - trzy strony zamknięte, jedna otwarta
- **Skuteczność: 65%**

Dekompresja odmy prężnej:

Gdy nie było igieł dekompresyjnych - używali tego co mieli:

- Igły od kroplówek (duże)
- W ostateczności - nóż (prowizoryczna torakotomia - tylko chirurdzy)

Statystyka Azovstal: 47 ran klatki piersiowej. 42 przeżycia do ewakuacji. **89% survival.**

DRENAŻ KLATKI - BUTELKA PO COCA-COLI

Płyn w klatce piersiowej (krew, wysięk) wymaga drenażu. Profesjonalny zestaw do drenażu - niedostępny.

Prowizorka, która działała:

Materiały:

- Butelka plastikowa (Coca-Cola, woda mineralna) - 1.5L
- Wąż od kroplówki lub podobny
- Nóż/skalpel do nacięcia
- Cokolwiek do uszczelnienia

Procedura:

1. Butelka napełniona wodą do 1/3
2. Wąż wprowadzony przez korek, koniec pod wodą
3. Nacięcie w klatce piersiowej (5 przestrzeń międzyżebrowa, linia pachowa środkowa)
4. Wąż wprowadzony do klatki
5. Uszczelnienie wokół wąża
6. Butelka PONIŻEJ poziomu klatki

Zasada działania: Płyn/powietrze wychodzi z klatki przez wąż do butelki. Woda w butelce działa jako zastawka - nie pozwala powietrzu wrócić.

Statystyka Azovstal: 5 przypadków prowizorycznego drenażu. 5 przeżyć. **100% sukces.** (mała próba, ale 100% to 100%)

OPERACJE PRZY ŚWIETLE TELEFONÓW

Chirurdzy Azovstalu przeprowadzili setki operacji w warunkach niemożliwych.

Warunki:

- Oświetlenie: latarki trzymane przez asystentów, ekrany telefonów
- Sterylność: alkohol do dezynfekcji, gotowana woda
- Znieczulenie: ketamina (gdy była), alkohol (gdy nie było ketaminy), gryzienie w coś (gdy nie było niczego)
- Narzędzia: to co wynieśli ze szpitali, improwizowane
- Asystenci: żołnierze przeszkoleni w biegu

Rodzaje operacji wykonywanych:

- Amputacje (konieczne przy zmiażdżeniach, gangrenach)
- Usuwanie odłamków
- Laparotomie (operacje brzucha)
- Torakotomie (operacje klatki)
- Stabilizacje złamań
- Opracowania ran

Znieczulenie - hierarchia:

1. Ketamina (gdy była) - złoty standard w polu
2. Lidokaina miejscowo (gdy była)
3. Alkohol doustnie (duże dawki)
4. Nic - pacjent przytrzymywany przez kolegów

Cytat chirurga (anonimowy): *"Operowałem przy świetle trzech telefonów. Jeden trzymał sanitariusz, dwa leżały na pacjencie. Bateria padała w połowie operacji. Ktoś biegł po następny telefon. Tak wyglądała medycyna w Azovstalu."*

WALKING BLOOD BANK - KREW OD ŻYWYCH

Krew się skończyła. Zapasy z zewnątrz - zero.

Jedyne źródło: ludzie dookoła.

System, który stworzyli:

Przed (przygotowanie):

- Typowanie grup krwi wszystkich - WSZYSCY wiedzieli swoją grupę
- Lista dawców według grup - kto może dać komu
- Badanie na choroby (podstawowe, co mogli) - lub ryzyko akceptowane
- Dawcy "na telefon" - wiedzieli, że mogą być wezwani

Podczas (procedura):

1. Ranny wymaga transfuzji
2. Sprawdzenie grupy krwi rannego (jeśli nieznana - 0 Rh-)
3. Wezwanie dawcy zgodnej grupy
4. Pobranie krwi od dawcy (200-450ml)
5. Przetoczenie NATYCHMIAST - bez oziębiania
6. Dawca - odpoczynek, jedzenie, płyny

Buddy transfusion (ostateczność): Gdy nie było czasu na procedury:

- Bezpośrednie przetoczenie krew-krew
- Bez testowania zgodności (ryzyko akceptowane)
- Tylko gdy alternatywą była pewna śmierć

Statystyki:

- **87% survival** rannych wymagających transfuzji
- **65% survival** przy buddy transfusion (ryzykowne, ale lepiej niż 0%)
- Zero przypadków śmierci z powodu niezgodności (szczęście + podstawowe typowanie)

Protokół Azovstal - Walking Blood Bank:

Grupa krwi	Może dawać dla:	Może otrzymać od:
0 Rh-	Wszyscy	0 Rh-
0 Rh+	0+, A+, B+, AB+	0-, 0+
A Rh-	A-, A+, AB-, AB+	0-, A-
A Rh+	A+, AB+	0-, 0+, A-, A+
B Rh-	B-, B+, AB-, AB+	0-, B-
B Rh+	B+, AB+	0-, 0+, B-, B+
AB Rh-	AB-, AB+	0-, A-, B-, AB-
AB Rh+	AB+	Wszyscy

Wniosek: Znajomość grup krwi w zespole = potencjalny bank krwi. 0 Rh- to "uniwersalny dawca" - tych ludzi identyfikuj i chroń.

INFEKCJE - WRÓG BEZ MUNDURU

W warunkach Azovstalu - brud, brak sterylności, rany otwarte - infekcje były nieuniknione.

Skala problemu:

- **67%** ran uległo infekcji w jakimś stopniu
- Antybiotyki skończyły się około dnia 30-40
- Sepsa - główna przyczyna zgonów po pierwszym tygodniu

Co robili gdy skończyły się antybiotyki:

Miód:

- Miód ma właściwości antybakteryjne (naturalnie)
- Nakładany na rany - zapobiegał infekcji
- Skuteczność: **umiarkowana, ale lepsza niż nic**

Alkohol:

- Dezynfekcja ran

- Wódka, spirytus - co było
- Boli jak diabli, ale działa

Sól:

- Roztwór soli do przemywania ran
- Hipertoniczny roztwór - wyciąga płyn, bakterie

Larwoterapia (w ostateczności):

- Larwy much na martwiczące tkanki
- Zjadają martwą tkankę, zostawiają żywą
- Obrzydliwe, ale skuteczne
- Używane, gdy nie było innej opcji

Statystyka: Mimo ekstremalnych warunków - śmiertelność z sepsy niższa niż przewidywano. **Prowizorka działała.**

AMPUTACJE - DECYZJE BEZ ODWROTU

Zmiażdżona kończyna w warunkach bez możliwości rekonstrukcji = amputacja albo śmierć (gangrena, sepsa).

Wskazania do amputacji w Azovstalu:

- Zmiażdżenie z brakiem ukrwienia >6 godzin
- Gangrena postępująca
- Sepsa z kończyny zagrażająca życiu
- Rany nierekonstruowalne przy dostępnych zasobach

Jak przeprowadzano:

Narzędzia:

- Skalpel/nóż chirurgiczny (co było)
- Piła (czasem zwykła piła do metalu - wysterylizowana)
- Kleszcze hemostatyczne (albo palce + podwiązki)
- Nici chirurgiczne (albo zwykłe, mocne)

Znieczulenie:

- Ketamina (najlepsze)
- Alkohol + trzymanie (gdy nie było ketaminy)
- Pacjent przy świadomości (ostateczność)

Procedura (uproszczona):

1. Opaska uciskowa WYSOKO
2. Nacięcie skóry okrężne
3. Cięcie mięśni do kości
4. Piłowanie kości
5. Podwiązanie naczyń
6. Zamknięcie kikuta (skóra, mięśnie)
7. Opatrunek

Statystyka Azovstal:

- 23 amputacje przeprowadzone
- 19 przeżyć do ewakuacji
- **83% survival** (w warunkach ekstremalnych)

PSYCHOLOGIA OBLĘŻENIA

82 dni pod ziemią. Bez nadziei. Z rannymi których nie możesz ewakuować.

Fazy psychologiczne (obserwacje medyków):

Faza 1: Szok i mobilizacja (dni 1-14)

- Adrenalina działa
- Wszyscy działają ponad siły
- "Przetrwamy, pomoc nadejdzie"
- Morale: wysokie

Faza 2: Rutyna oblężenia (dni 15-40)

- Adaptacja do warunków

- Procedury się stabilizują
- Nadzieja na odsiecz słabnie
- Morale: stabilne, ale spadające

Faza 3: Rozpacz kontrolowana (dni 41-70)

- "Nikt nie nadchodzi"
- Wyczerpanie fizyczne i psychiczne
- Konflikty narastają
- Morale: niskie

Faza 4: Determinacja końcowa (dni 71-82)

- "Walczymy do końca lub rozkazu"
- Pogodzenie z sytuacją
- Ostatnie rezerwy sił
- Morale: paradoksalnie stabilne (brak alternatywy)

Co pomagało przetrwać:

- **Struktura** - rozkład dnia, zadania, dyżury
- **Cel** - opieka nad rannymi dawała sens
- **Zespół** - nikt nie był sam
- **Informacja** - dowództwo komunikowało co wie (nawet złe wiadomości)
- **Rytuały** - wspólne posiłki, modlitwy (dla wierzących), rozmowy

Co niszczyło:

- **Izolacja** - ci którzy się izolowali, łamali się pierwsi
- **Bezczynność** - brak zadań = myśli destrukcyjne
- **Plotki** - dezinformacja niszczyła morale
- **Konflikty** - kłótnie o racje żywnościowe, priorytety

LEKCJE Z MARIUPOLA - PODSUMOWANIE

Lekcja 1: Zapasy decydują o przetrwaniu

- Ci którzy mieli zapasy - przeżyli dłużej
- Ci bez zapasów - głodowali od tygodnia 3
- **Minimum 2 tygodnie zapasów** - absolutne minimum

Lekcja 2: Umiejętności > sprzęt

- Sprzęt się kończy - zawsze
- Umiejętności zostają - zawsze
- Medyk, który umie zrobić opaskę z paska > medyk, który tylko umie użyć CAT

Lekcja 3: Prowizorka ratuje życie

- 87% survival w Azovstalu
- Pasek + patyk = 97% skuteczności
- Butelka jako dren = 100% (5 przypadków)
- **Trenuj prowizorkę PRZED wojną**

Lekcja 4: Krew jest wszędzie

- Walking Blood Bank działa
- Znajomość grup krwi = potencjalny bank
- Buddy transfusion: 65% survival (lepiej niż 0%)

Lekcja 5: Psychika to fundament

- 82 dni bez załamania masowego - możliwe
- Struktura, cel, zespół - klucze
- Medyk, który się złamie = martwy medyk + martwi ranni

Lekcja 6: Dokumentuj wszystko

- Lekcje z Azovstalu znamy, bo ktoś dokumentował
- Procedury, które działały - zapisane, przekazane
- Twoje doświadczenie = instrukcja dla następnych

CASE STUDY: CHIRURG AZOVSTAL

Sytuacja: Dzień 45 oblężenia. Chirurg "Doc" - jedyny chirurg operacyjny w tym sektorze bunkra.

Ranny: Dmytro, 24 lata, odłamki w brzuchu, krwawienie wewnętrzne.

Warunki:

- Oświetlenie: 2 latarki + 3 telefony
- Znieczulenie: ostatnia ampułka ketaminy (100mg - mało)
- Asystenci: dwóch żołnierzy, jeden sanitariusz
- Narzędzia: podstawowy zestaw chirurgiczny (wyciągnięty ze szpitala miejskiego)
- Krew: dawca czeka obok (grupa zgodna)

Operacja:

- Czas: 2 godziny 40 minut
- Procedura: laparotomia zwiadowcza, usunięcie odłamków, naprawa jelita
- Komplikacje: ketamina się kończy w połowie - Dmytro się budzi - żołnierze trzymają
- Transfuzja: 400ml krwi od dawcy w trakcie operacji

Efekt: Dmytro przeżył. Ewakuowany 90 dni później (do niewoli, potem wymiana). Żyje do dziś.

Doc (po ewakuacji): *"Operowałem w warunkach, których nie uczą w żadnej akademii. Przy świetle telefonów. Bez prawdziwego znieczulenia. Z narzędziami, które pamiętały czasy sowieckie. I przeżyli. Większość przeżyła. 87%. W piekle.*
Dlatego wiem, że medycyna to nie sprzęt. To wiedza i determinacja. Sprzęt pomaga. Wiedza ratuje."

CO ZABRAĆ Z TEGO ROZDZIAŁU

Dla medyka:

- Trenuj prowizorkę - pasek, worek foliowy, butelka
- Ucz się operować bez ideałów - bo ideałów nie będzie
- Znaj grupy krwi zespołu - to twój bank krwi
- Psychika jest narzędziem - dbaj o nią jak o sprzęt

Dla dowódcy:

- Zapasy medyczne = priorytet logistyczny
- Rotacja medyków = konieczność operacyjna
- Struktura i cel = broń przeciw załamaniu
- Dokumentacja = instrukcja dla następnych

Dla żołnierza:

- Znaj swoją grupę krwi - może uratować życie (twoje lub kolegi)
- Podstawy TCCC - umiej założyć opaskę, chest seal
- Prowizorka - wiedz, że pasek może być tourniquem
- Zapasy osobiste - miej więcej niż standard

Dla każdego:

- Oblężenie to scenariusz realny
- 82 dni bez niczego - można przetrwać
- Wiedza i determinacja > sprzęt
- Prowizorka ratuje życie

PODSUMOWANIE 4.2

Mariupol i Azovstal to najtwardsza lekcja medycyny oblężniczej XXI wieku.

Statystyki, które mówią wszystko:

- 82 dni oblężenia

- 2000 osób w podziemiach
- 260 poważnie rannych
- 34 zgony
- **87% survival** - w warunkach ekstremalnych

Co działało:

- Prowizoryczne opaski: **97% skuteczność**
- Prowizoryczne chest seale: **89% skuteczność**
- Walking Blood Bank: **87% survival**
- Prowizoryczny drenaż: **100%** (5 przypadków)

Kluczowe przesłanie: Sprzęt się kończy. Zawsze. W każdym oblężeniu. Wiedza zostaje. Zawsze. Do ostatniego oddechu.

Pamiętaj: *Medycy Azovstalu nie mieli niczego. Mieli wiedzę, determinację i siebie nawzajem. I uratowali 87% rannych. W piekle. Jeśli oni mogli - ty też możesz. Ale musisz być przygotowany PRZED, nie w trakcie.*

4.3. EKSTREMALNE WARUNKI OPERACYJNE

Mróz. Błoto. Piąty dzień bez snu. Siódmy bez jedzenia. Nadal musisz ratować.

CZYM SĄ EKSTREMALNE WARUNKI

Podręcznik zakłada: masz światło, ciepło, sprzęt, czas, siły.

Rzeczywistość: nie masz nic z tego.

Ekstremalne warunki to:

- Temperatura: -25°C lub +45°C
- Widoczność: zero (noc, dym, pył)
- Czas: pod ostrzałem, sekundy na decyzję
- Zmęczenie: 72+ godziny bez snu
- Głód: dni bez jedzenia

- Odwodnienie: brak wody pitnej
- Izolacja: sam, bez wsparcia
- Psychika: na granicy załamania

Ukraina 2022-2025 pokazała wszystkie te warunki. Jednocześnie.

MRÓZ - CICHY ZABÓJCA

Zimy ukraińskie 2022/2023 i 2023/2024:

- Temperatury do **-25°C**
- Okopy w zamarzniętej ziemi
- Ranni leżący na śniegu
- Ewakuacja przez zaspy

Co mróz robi z medycyną:

Z rannym:

- Hipotermia rozwija się w minuty
- Krew przestaje krzepnąć (1°C spadku = 10% gorsza krzepliwość)
- Wstrząs pogłębia się
- Odmrożenia - dodatkowe obrażenia
- Śmiertelność rośnie wykładniczo

Ze sprzętem:

- Płyny IV zamarzają
- Rurki twardnieją, łamią się
- Rękawice ograniczają zręczność
- Igły trudniej wprowadzić (skóra twarda)
- Opatrunki nie kleją się

Z medykiem:

- Drętwieją palce - tracisz precyzję
- Myślenie zwalnia - hipotermia mózgu

- Motoryka upośledzona
- Błędy rosną

Protokół działania w mrozie:

Priorytet 1: Izolacja od podłoża

- Ranny na ziemi = ranny martwy
- Karimat, plecak, gałęzie, COKOLWIEK
- Ziemia odbiera ciepło 25x szybciej niż powietrze

Priorytet 2: Folia NRC natychmiast

- PRZED opatrzeniem ran (jeśli nie krwotok masywny)
- Pod rannego i na rannego
- Tworzy komorę cieplną

Priorytet 3: Ogrzewanie płynów

- IV pod pachę (twoją lub rannego)
- Chemiczne ogrzewacze (jeśli masz)
- NIGDY zimne płyny do żyły

Priorytet 4: Ogrzewanie aktywne

- Własne ciało - buddy warming
- Chemiczne ogrzewacze na tętnice (pachy, pachwiny, szyja)
- Ciepły oddech - wydychaj na twarz rannego

Statystyki z frontu:

- Hipotermia jako współprzyczyna zgonu: **34%** zimą 2022/2023
- Ranni izolowani od ziemi w <2 min: **2.3x lepsze przeżycie**

UPAŁ - ODWODNIENIE I UDAR

Lato ukraińskie - do +40°C w pełnym słońcu:

- Żołnierz w pełnym oporządzeniu
- Kamizelka kuloodporna = piekarnik

- Hełm = sauna na głowie
- Brak cienia w okopie

Co upał robi z medycyną:

Z rannym:

- Odwodnienie przyspiesza wstrząs
- Hipertermia uszkadza mózg
- Krew gęstnieje - gorsze krążenie
- Majaczenie - utrata współpracy

Ze sprzętem:

- Leki tracą skuteczność (morfina, adrenalina)
- Kleje opatrunkowe topią się
- Płyny IV przegrzewają się (niebezpieczne!)
- Baterie padają szybciej

Z medykiem:

- Odwodnienie = błędy
- Przegrzanie = utrata świadomości
- Pot w oczach = brak widoczności
- Zmęczenie x3

Protokół działania w upale:

Priorytet 1: Cień

- Przenieś rannego w cień - NATYCHMIAST
- Improwizowany cień - plandeka, mundur rozpięty nad głową
- Nigdy nie operuj w pełnym słońcu

Priorytet 2: Chłodzenie

- Woda na głowę, szyję, pachy, pachwiny
- Zdejmij zbędne warstwy (kamizelka - jeśli bezpiecznie)
- Wentylacja - wachluj czymkolwiek

Priorytet 3: Nawodnienie

- Ranny przytomny = pij małymi łykami
- IV, jeśli nieprzytomny - ale CHŁODNE płyny
- Elektrolity, jeśli masz

Priorytet 4: Leki

- Sprawdź temperaturę leków przed podaniem
- Przegrzana adrenalina = nieskuteczna lub niebezpieczna
- Przechowuj w cieniu, w izolacji termicznej

Statystyki z frontu:

- Udary cieplne podczas ofensyw letnich: **12%** stanów nagłych
- Leki przechowywane nieprawidłowo: **23%** nieskutecznych

NOC I CIEMNOŚĆ

Rzeczywistość nocna:

- 60% działań w Ukrainie - nocą (drony widzą gorzej)
- Oświetlenie = cel dla artylerii
- Latarka = "strzel tu"

Co ciemność robi z medycyną:

Problemy:

- Nie widzisz rany
- Nie widzisz koloru krwi (tętnicza vs żylna)
- Nie widzisz twarzy rannego (szok? przytomność?)
- Pomyłki lekowe (nie ten lek, nie ta dawka)
- Błędy proceduralne

Rozwiązania:

Światło czerwone/zielone:

- Mniej widoczne z daleka

- Zachowuje widzenie nocne
- Wystarczy do podstawowych procedur

Światło chemiczne (cyalume):

- Łamiesz, świeci godziny
- Niskie natężenie - bezpieczniejsze
- Oznaczanie rannych w ciemności

Dotyk zamiast wzroku:

- Ucz się rozpoznawać rany dotykiem
- Puls - wyczuwalny bez patrzenia
- Oddech - słyszalny, wyczuwalny
- Krew - mokre, lepkie, ciepłe

Protokół nocny:

1. **Przygotuj wszystko PRZED ciemnością**
    - Sprzęt w znanych miejscach
    - Ten sam układ zawsze
    - Pamięć mięśniowa zamiast wzrokowej
2. **Oznacz rannych**
    - Cyalume na kamizelce/hełmie
    - IR marker dla noktowizji
    - Głos - "tu ranny!"
3. **Procedury na pamięć**
    - MARCH bez patrzenia
    - CAT zakładany z zamkniętymi oczami
    - Trenuj w ciemności PRZED wojną
4. **Minimum światła**
    - Tylko gdy konieczne
    - Osłonięte (pod folią, kurtką)
    - Krótko - zrób i zgaś

Błąd, który zabijał: *Bachmut, listopad 2023 - medyk użył białej latarki do opatrywania. Dron namierzył pozycję. Uderzenie moździerzowe - 3 zabitych, w tym ranny którego opatrywał.*

DEPRYWACJA SNU

Rzeczywistość frontowa:

- Ciągłe działania - 48, 72, 96 godzin bez snu
- "Śpisz" 20 minut między ostrzałami
- Prawdziwy sen = luksus

Co brak snu robi z medykiem:

Godziny bez snu	**Efekt**
24h	Jak 0.10% alkoholu we krwi
36h	Halucynacje u 30% ludzi
48h	Mikrośpienia (zasypiasz na sekundy)
72h	Psychoza u niektórych
96h+	Niebezpieczeństwo dla siebie i innych

Objawy deprywacji snu:

- Drżenie rąk - tracisz precyzję
- Spowolnienie reakcji - 3x wolniejsze
- Błędy decyzyjne - wybierasz źle
- Tunelowe widzenie - nie widzisz całości
- Drażliwość - konflikty z zespołem
- Halucynacje - widzisz rzeczy, których nie ma

Protokół zarządzania snem:

Jeśli możesz spać - ŚPI:

- 20 minut = lepiej niż nic
- 90 minut = pełny cykl, optymalnie

- 4 godziny = minimum funkcjonowania

Jeśli nie możesz spać:

- Rotacja - ktoś śpi, ktoś czuwa
- Kofeina - ale nie więcej niż 400mg/dobę
- Ruch - nie siedź w miejscu
- Zimna woda na twarz - chwilowe pobudzenie
- Rozmowa - mów z kimś, nie milcz

Rozpoznaj swój limit:

- Gdy widzisz rzeczy, których nie ma - STOP
- Gdy nie pamiętasz co robiłeś - STOP
- Gdy drżysz niekontrolowanie - STOP
- Lepiej przyznać, że nie możesz niż zabić rannego błędem

Case study: *Awdijiwka, styczeń 2024 - medyk po 70 godzinach bez snu pomylił leki. Podał adrenalinę zamiast morfiny. Ranny zmarł z arytmii. Medyk żyje z tym do dziś.*

GŁÓD I ODWODNIENIE

Rzeczywistość:

- Oblężenie = brak dostaw
- Odcięte linie = brak wody
- Mariupol - ludzie jedli psy po 4 tygodniach

Co głód robi z medykiem:

Dni bez jedzenia	**Efekt**
1-2 dni	Spadek energii, drażliwość
3-5 dni	Spowolnienie myślenia, osłabienie
7+ dni	Poważne upośledzenie funkcji
14+ dni	Zagrożenie życia

Co odwodnienie robi z medykiem:

% utraty wody	Efekt
2%	Spadek wydolności o 20%
5%	Ból głowy, zmęczenie, błędy
10%	Majaczenie, niezdolność do pracy
15%+	Śmierć

Protokół przetrwania:

Woda - priorytet absolutny:

- Minimum 2L dziennie (więcej w upale/wysiłku)
- Źródła: deszczówka, topiony śnieg, woda techniczna (przegotowana)
- Dezynfekcja: gotowanie 3 min, tabletki, jodyna (2 krople/L)
- NIE pij wody nieznanego pochodzenia bez dezynfekcji

Jedzenie - zarządzanie zapasami:

- Racjonowanie od dnia 1 - nie wiesz jak długo potrwa
- Priorytet: węglowodany (energia), białko (naprawa), tłuszcze (kalorie)
- W ostateczności: wszystko co organiczne (trawa, kora, owady)
- Mariupol: ludzie tracili 15-25 kg, ale przeżyli

Dla medyka:

- Jedz PRZED działaniem, nie w trakcie
- Trzymaj racje "awaryjne" przy sobie
- Nie oddawaj całego jedzenia rannym - martwy medyk nie pomoże nikomu
- Woda ważniejsza niż jedzenie - przeżyjesz tygodnie bez jedzenia, dni bez wody

IZOLACJA - SAM NA POZYCJI

Scenariusz: Jesteś sam. Ranny obok. Brak łączności. Brak wsparcia. Najbliżsi swoi - 500 metrów przez teren wroga.

Co izolacja robi z medykiem:

- Panika - instynkt ucieczki
- Paraliż decyzyjny - brak kogoś do konsultacji
- Przeciążenie - wszystko na tobie
- Rozpacz - "nikt nie przyjdzie"

Protokół działania w izolacji:

Krok 1: Oddech (10 sekund)

- Zatrzymaj się
- 4 wdechy, głębokie
- "Jestem tu. Żyję. Działam."

Krok 2: Ocena (30 sekund)

- Co mam? (sprzęt, amunicja, woda)
- Co widzę? (zagrożenia, możliwości)
- Co mogę? (realistycznie)

Krok 3: Priorytetyzacja

- Ranny - czy mogę pomóc TU czy muszę ewakuować?
- Bezpieczeństwo - gdzie jest osłona?
- Łączność - jak dać znać swoim?

Krok 4: Działanie

- Rób jedną rzecz na raz
- Nie myśl o całości - myśl o następnym kroku
- "Teraz zakładam opaskę. Potem chest seal. Potem..."

Krok 5: Sygnalizacja

- Radio (jeśli działa) - pozycja, stan, potrzeby
- Sygnał wizualny - dym, flara (jeśli bezpieczne)

- Dźwięk - krzyk, strzał (ryzykowne)
- Czekaj - jeśli nie możesz się ruszyć, swoi będą szukać

Psychologicznie:

- NIE jesteś sam - swoi wiedzą, gdzie jesteś (prawdopodobnie)
- Twoja robota - utrzymać rannego i siebie żywych DO przyjścia pomocy
- Pomoc PRZYJDZIE - pytanie, kiedy, nie czy

BÓL I KONTUZJE WŁASNE

Scenariusz: Sam jesteś ranny. Albo kontuzja - nie widzisz, nie słyszysz. Ale musisz działać.

Kontuzja od wybuchu (TBI):

- Dezorientacja - nie wiesz, gdzie jesteś
- Szum w uszach - nie słyszysz
- Zamazany obraz - nie widzisz
- Mdłości - wymiotujesz
- Utrata równowagi - nie możesz stać

Protokół działania po kontuzji:

Jeśli możesz - CZEKAJ:

- 5-10 minut na orientację
- Objawy często ustępują częściowo
- Nie podejmuj decyzji w pierwszych minutach

Jeśli musisz działać:

- Powoli - gwałtowne ruchy pogorszą
- Nisko - czołgaj się, nie idź
- Dotyk - używaj rąk do orientacji
- Głos - krzycz imię rannego, słuchaj odpowiedzi

Self-aid gdy sam ranny:

Opaska na siebie:

- Jedna ręka wystarczy (trenuj to!)
- Zęby jako trzecia ręka
- CAT zaprojektowany do self-aid - używaj

Chest seal na siebie:

- Trudne, ale możliwe
- Pozycja - usiądź, oprzyj się
- Używaj lustra/telefonu, jeśli masz

Morfina na siebie:

- OSTROŻNIE - ból to informacja
- Za dużo = utrata świadomości = śmierć
- Dawka minimalna skuteczna

Kiedy NIE pomagać sobie:

- Głowa - nie widzisz co robisz, możesz pogorszyć
- Kręgosłup - nie ruszaj się
- W obu przypadkach - stabilizuj, czekaj na pomoc

WIELOOSOBOWE ZDARZENIE - SAM NA WIELU RANNYCH

Scenariusz: Wybuch. Pięciu rannych. Ty jeden medyk. Co robisz?

Protokół:

30 sekund: Głosowy triage

- "Kto może chodzić - do mnie!"
- Chodzący = zieloni, zajmą się sobą/sobą nawzajem
- Zostają leżący

60 sekund: Szybki START

- Oddycha? Nie = udrożnij = jeśli nie = czarny

- Oddech >30? = czerwony
- Puls na nadgarstku? Nie = czerwony
- Wykonuje polecenia? Nie = czerwony
- Reszta = żółty

Działanie:

- Czerwoni - TERAZ
- Ale: masywny krwotok PRZED oddychaniem w triage
- Zakładaj opaski na wszystkich krwawiących - 15 sekund na opaskę
- Potem wracaj do najcięższych

Angażuj zielonych:

- "Ty - trzymaj mu nogę do góry"
- "Ty - idź po pomoc"
- "Ty - przynieś plecak medyczny od tamtego"
- Zieloni to twoje dodatkowe ręce

Nie trać czasu na:

- Czarnych (nierokujących) - komfort, nie resuscytacja
- Perfekcję - "wystarczająco dobre" ratuje więcej niż "idealne na jednym"

Statystyka: *Medyk, który ratuje jednego "idealnie" przez 30 minut - traci trzech którzy wykrwawili się obok.*

PODSUMOWANIE 4.3

Ekstremalne warunki = normalne warunki na wojnie.

Mróz:

- Izolacja od ziemi - priorytet
- Folia NRC - natychmiast
- Hipotermia = 34% współprzeżywa zgonów zimą

Upał:

- Cień - natychmiast
- Nawodnienie - ciągle
- Leki sprawdzaj - przegrzane = nieskuteczne

Ciemność:

- Światło = cel
- Dotyk zamiast wzroku
- Trenuj w ciemności PRZED wojną

Brak snu:

- 72h = psychoza
- Rozpoznaj swój limit
- Przyznaj, że nie możesz - lepiej niż błąd, który zabija

Głód/odwodnienie:

- Woda > jedzenie
- Racjonuj od dnia 1
- Martwy medyk = zero pomocy

Izolacja:

- Oddech → ocena → priorytet → działanie
- Pomoc PRZYJDZIE
- Twoja robota = przetrwać DO pomocy

Własne rany:

- Self-aid jest możliwy
- Trenuj jedną ręką
- Morfina OSTROŻNIE

Pamiętaj: *Podręcznik zakłada idealne warunki. Wojna nie daje idealnych warunków. Trenuj w ekstremalnych - bo w ekstremalnych będziesz pracować.*

4.4. PRZETRWANIE DŁUGIEJ WOJNY

To nie sprint. To maraton bez linii mety.

ILUZJA KRÓTKIEJ WOJNY

Luty 2022. Eksperci: "Ukraina padnie w 72 godziny."

Styczeń 2025. Wojna trwa.

Lekcja pierwsza: Współczesne wojny nie są krótkie. Irak - 8 lat. Afganistan - 20 lat. Syria - 13 lat i trwa. Ukraina - 3 lata i trwa.

Co to znaczy dla medyka: Przygotowujesz się na 72 godziny intensywnej akcji. Dostajesz 72 tygodnie. Albo 72 miesiące. Twoje ciało, psychika, relacje, życie - muszą to wytrzymać. Nie przez sprint. Przez maraton, którego końca nie widać.

FAZY DŁUGIEJ WOJNY

FAZA 1: ADRENALINA (dni 1-30)

Co czujesz:

- Energia nieograniczona
- "Dam radę wszystko"
- Sen niepotrzebny (tak ci się wydaje)
- Jedzenie nieważne
- Strach kontrolowany przez działanie

Co się dzieje:

- Kortyzol i adrenalina na maksimum
- Organizm w trybie przetrwania
- Rezerwy się zużywają - ale tego nie czujesz

Zagrożenie:

- Myślisz, że to twój normalny stan
- Nie dbasz o siebie - "potem"

- Budujesz dług snu, zdrowia, psychiki

FAZA 2: ADAPTACJA (dni 30-90)

Co czujesz:

- Zmęczenie dochodzi
- Rutyna się tworzy
- Emocje tępieją
- "Da się żyć" w tym piekle

Co się dzieje:

- Organizm próbuje się dostosować
- Hormony stresu nadal wysokie, ale stabilniejsze
- Pojawiają się mechanizmy radzenia (zdrowe i niezdrowe)

Zagrożenie:

- Fałszywe poczucie, że "ogarnąłeś"
- Ignorowanie sygnałów ostrzegawczych
- Alkohol jako "relaks"

FAZA 3: WYCZERPANIE (dni 90-180)

Co czujesz:

- "Nie daję rady" - pierwsze myśli
- Drażliwość ekstremalna
- Cynizm ("wszyscy niech zdechną")
- Błędy, których wcześniej nie robiłeś
- Koszmary, bezsenność lub nadmierna senność

Co się dzieje:

- Rezerwy wyczerpane
- Wypalenie zaczyna się
- Ciało i psychika sygnalizują STOP

Zagrożenie:

- Ignorujesz sygnały - "inni dają radę"

- Błędy które zabijają
- Punkt przełomowy - złamanie lub choroba

FAZA 4: KRYZYS LUB ADAPTACJA DŁUGOTERMINOWA (180+ dni)

Scenariusz A - Kryzys:

- Załamanie psychiczne
- Błąd, który kosztuje życie (twoje lub rannego)
- PTSD w pełnej postaci
- Myśli samobójcze
- Niezdolność do dalszej służby

Scenariusz B - Adaptacja:

- Nowy "normalny" poziom funkcjonowania
- Niższy niż przed wojną - ale stabilny
- Mechanizmy radzenia działają
- Wsparcie działa
- Przetrwanie możliwe

Różnica między A i B:

- Rotacja
- Wsparcie
- Świadome zarządzanie sobą
- Szczęście (też)

ZARZĄDZANIE ENERGIĄ

Nie masz nieograniczonych zasobów. Zarządzaj nimi jak amunicją.

Model baterii:

Wyobraź sobie, że masz 100% baterii.

Co zużywa:

- Działanie pod ostrzałem: -20% na godzinę

- Opatrywanie rannych: -10% na rannego
- Brak snu: -15% na każde 24h bez snu
- Głód: -10% dziennie
- Konflikty z ludźmi: -15% na konflikt
- Śmierć kolegi: -40% jednorazowo
- Decyzje niemożliwe: -20% każda

Co ładuje:

- Sen (pełny cykl 90min): +15%
- Jedzenie (pełny posiłek): +5%
- Rozmowa z bliskimi: +10%
- Śmiech: +5%
- Cisza (bezpieczna): +5% na godzinę
- Sukces (ranny przeżył): +10%

Zasada: Nie schodź poniżej 20%. Poniżej 20% = błędy, załamanie, śmierć.

Jeśli jesteś na 30% - MUSISZ ładować. Nie "potem". TERAZ.

ROTACJA - NIE LUKSUS, KONIECZNOŚĆ

Statystyki z Ukrainy:

Czas bez rotacji	Efekt
30 dni	Funkcjonowanie zachowane
60 dni	Spadek efektywności 20-30%
90 dni	Wypalenie u 67% personelu
120+ dni	Załamanie u 40%, błędy krytyczne

Rekomendacje (na podstawie danych):

- **Maksimum na pierwszej linii:** 60-90 dni
- **Minimum przerwy:** 14 dni (poza strefą działań)

- **Optymalna przerwa:** 30 dni

Gdy rotacja niemożliwa (oblężenie, okrążenie):

Rotacja wewnętrzna:

- Zmiana roli - z medyka na logistykę na 48h
- Zmiana sektora - inne miejsce, inni ludzie
- "Urlop" w bunkrze - 24h bez dyżuru

Mikro-odpoczynek:

- 20 minut co 4 godziny - obowiązkowe
- 4 godziny snu co 24 - minimum przeżycia
- Jeden "wolny" posiłek dziennie - bez pośpiechu

Dla dowódców: Medyk, który nie rotuje = medyk, który się złamie. Złamany medyk = martwi ranni. Rotacja to nie nagroda - to konieczność operacyjna.

SEN - WALUTA PRZETRWANIA

Minimum biologiczne:

- 4 godziny na dobę = przetrwanie (niefunkcjonowanie)
- 6 godzin na dobę = funkcjonowanie ograniczone
- 8 godzin na dobę = pełna regeneracja

Rzeczywistość frontowa: Rzadko masz 8 godzin. Czasem nie masz 4. Zarządzaj tym co masz.

Techniki maksymalizacji snu:

Power nap (10-20 minut):

- Regeneruje częściowo
- Nie wchodzisz w głęboki sen = łatwiejsze budzenie
- Lepszy niż nic

Cykl 90 minut:

- Pełny cykl snu = optymalna regeneracja

- Budzenie się PO cyklu, nie W TRAKCIE
- 90 min > 60 min (mimo że dłużej)

Sen fragmentaryczny:

- 3x 90 minut w ciągu 24h = 4.5h, rozłożone
- Mniej wydajny niż ciągły, ale lepszy niż brak
- Działa w warunkach bojowych

Higiena snu w polu:

- **Ciemność:** Zakryj oczy (szalik, maska, cokolwiek)
- **Ciepło:** Folia NRC, śpiwór, buddy warming
- **Bezpieczeństwo:** Ktoś czuwa = możesz spać
- **Hałas:** Zatyczki do uszu (ale ustal sygnał alarmowy)
- **Pozycja:** Leżąca > siedząca > stojąca

Środki wspomagające:

Kofeina:

- Działa - ale nie więcej niż 400mg/dobę
- Nie później niż 6h przed planowanym snem
- Tolerancja rośnie - stosuj strategicznie, niecodziennie

Melatonina:

- Pomaga zasnąć - jeśli masz
- 1-3mg, 30 min przed snem
- Nie uzależnia

Alkohol:

- NIE jako środek nasenny
- Degraduje jakość snu
- Pogarsza funkcjonowanie następnego dnia

JEDZENIE I WODA

Minimum przetrwania:

- Woda: 2-3 litry dziennie (więcej w upale/wysiłku)
- Kalorie: 1500-2000 minimum (normalnie 2500-3500 w działaniu)

Zarządzanie zapasami:

Osobiste:

- Zawsze miej rację na 24h przy sobie
- Baton energetyczny w kieszeni = życie, gdy odcięty
- Woda w dwóch pojemnikach (jeden się przebije)

Zespołowe:

- Wspólne zapasy = wspólne racjonowanie
- Podział sprawiedliwy, ale medyk musi jeść (żeby ratować innych)
- Głodny medyk = martwy ranny

Priorytetyzacja gdy brakuje:

1. **Woda** - umrzesz w 3 dni bez niej
2. **Węglowodany** - energia do działania
3. **Białko** - naprawa ciała (ale możesz czekać)
4. **Tłuszcze** - kalorie zapasowe

Jedzenie a wydolność:

Stan	Efekt na działanie
Najedzony	100% wydajności
24h bez jedzenia	85% wydajności
48h bez jedzenia	70% wydajności
72h bez jedzenia	50% wydajności
Tydzień bez jedzenia	30% wydajności

Możesz działać głodny. Ale działasz gorzej. Im dłużej - tym gorzej.

HIGIENA - NIEDOCENIANA

Problemy z braku higieny:

- Infekcje skóry → niezdolność do działania
- Biegunka → odwodnienie → niezdolność do działania
- Problemy stóp → nie możesz chodzić → niezdolność do działania
- Infekcje ran → sepsa → śmierć

Minimum higieny w polu:

*Stopy (priorytet!): **

- Suche skarpety - codziennie, jeśli możliwe
- Przewiewanie - zdejmij buty na 30 min dziennie
- Kontrola - sprawdzaj odciski, otarcia, grzybicę
- "Stopa okopowa" = niezdolność do walki

Dłonie:

- Mycie przed jedzeniem - ZAWSZE
- Dezynfekcja przed opatrywaniem - ZAWSZE (jeśli możliwe)
- Rękawice - nie dotykaj twarzy brudnymi rękami

Krocze:

- Suche - wilgoć = grzybica = piekło
- Bawełniana bielizna > syntetyczna
- Zmiana co 48h minimum

Zęby:

- Mycie lub płukanie - nawet wodą
- Infekcja zęba w polu = ekstremalny ból = niezdolność

Gdy nie masz wody do mycia:

- Suche mycie - ścieranie piaskiem/ziemią (stare metody)
- Chusteczki nawilżane - jak złoto
- Alkohol - dezynfekcja punktowa (nie na wszystko)
- Słońce - UV zabija bakterie (suszone rzeczy)

RELACJE - KOTWICA

Z rodziną:

Problem:

- Oni nie rozumieją
- Ty nie możesz powiedzieć
- Przepaść rośnie

Rozwiązanie:

- Regularny kontakt - nawet 5 minut
- Nie opowiadaj wszystkiego - chroń ich
- Słuchaj ich spraw - utrzymuj połączenie
- "Jestem bezpieczny, kocham, muszę kończyć" - lepsze niż milczenie

Z zespołem:

Kluczowe:

- Buddy system - ZAWSZE ktoś cię pilnuje
- Rozmowa - nawet głupoty, śmiech, wspomnienia
- Konflikty rozwiązuj od razu - nie kumuluj
- Rytuały - wspólny posiłek, modlitwa, cokolwiek

Zagrożenie:

- Izolacja = załamanie
- Sam vs zespół = sam przegrywa

Z samym sobą:

- Pozwól sobie czuć - tłumienie wybuchnie potem
- Pisz - dziennik, listy, cokolwiek
- Miej cel - "wrócę do X", "zrobię Y po wojnie"
- Miej kotwicę - zdjęcie, przedmiot, coś co przypomina "po co"

UŻYWKI - PRAWDA

Alkohol:

Rzeczywistość:

- 89% żołnierzy na froncie pije
- "Pomaga zasnąć", "relaksuje", "odcina myśli"

Prawda:

- Degraduje jakość snu
- Pogarsza funkcjonowanie następnego dnia
- Depresant - pogarsza nastrój długoterminowo
- Tolerancja rośnie - potrzebujesz więcej
- Uzależnienie - realne, szybkie w warunkach stresu

Rekomendacja:

- Niecodziennie
- Nie jako środek nasenny
- Nie w ilościach, które dają upojenie
- Jeśli musisz mieć, żeby funkcjonować = masz problem

Nikotyna:

Rzeczywistość:

- 78% żołnierzy frontowych pali
- "Uspokaja", "coś do robienia rękami"

Prawda:

- Krótkoterminowo uspokaja (nikotyna)
- Długoterminowo zwiększa stres (między papierosami)
- Uzależnienie bardzo szybkie
- Wydolność spada

Rekomendacja:

- Jeśli nie paliłeś - nie zaczynaj
- Jeśli palisz - ograniczaj
- Alternatywy: guma do żucia, dłubanie w czymś

Narkotyki/leki bez recepty:

Zagrożenie:

- Dostępność na froncie (leki z martwych, grabież)
- Opiaty z apteczek - pokusa
- Amfetamina - "daje energię"

Prawda:

- Krótkoterminowo działają
- Średnioterminowo uzależniają
- Długoterminowo zabijają

Rekomendacja:

- NIE
- Jeśli już bierzesz - powiedz komuś, szukaj pomocy
- Lepiej przyznać się żywym niż zginąć od przedawkowania

ZNAKI OSTRZEGAWCZE - SAM U SIEBIE

Czerwone flagi - DZIAŁAJ NATYCHMIAST:

- Myśli samobójcze
- Myśli o krzywdzeniu innych
- Halucynacje (widzisz/słyszysz rzeczy, których nie ma)

- Nie wiesz, gdzie jesteś, kim jesteś
- Całkowita niezdolność do snu (>72h)

Żółte flagi - POTRZEBUJESZ POMOCY:

- Drżenie rąk, które nie ustępuje
- Płacz bez powodu
- Wybuchy gniewu bez kontroli
- Nie możesz jeść (żołądek odmawia)
- Koszmary każdej nocy
- Flashbacki w ciągu dnia
- "Nic nie czuję" - kompletne otępienie

Pomarańczowe flagi - MONITORUJ:

- Trudności z koncentracją
- Błędy które wcześniej nie zdarzały się
- Drażliwość powyżej normy
- Izolowanie się od zespołu
- Zwiększone picie/palenie
- Problemy ze snem

Co robić:

Czerwone: Mów komuś TERAZ. Dowódca, kapelan, medyk, ktokolwiek. Oddaj broń, jeśli myśli samobójcze.

Żółte: Rozmawiaj. Szukaj pomocy profesjonalnej. Rozważ rotację.

Pomarańczowe: Świadomie zarządzaj. Więcej snu, odpoczynku. Obserwuj czy nie eskaluje.

KIEDY PRZYZNAĆ ŻE NIE DAJESZ RADY

To nie słabość. To mądrość.

Medyk, który się złamie = martwy medyk + martwi ranni.

Medyk, który powie "potrzebuję przerwy" = medyk, który wróci i będzie ratować dalej.

Jak powiedzieć:

Do dowódcy: "Panie kapitanie, potrzebuję rotacji. Robię błędy, których wcześniej nie robiłem. Zanim zabiję kogoś przez pomyłkę."

Do kolegi: "Nie daję rady. Potrzebuję, że ktoś przejmie na X godzin."

Do siebie: "Nie jestem maszyną. Mam limit. Doszedłem do limitu. To nie porażka - to fakt."

Alternatywa: Nie przyznać się → załamanie → błąd → śmierć (twoja lub rannego) → koniec służby na zawsze (a nie na 2 tygodnie rotacji).

PODSUMOWANIE 4.4

Długa wojna wymaga zarządzania sobą jak zasobem.

Fazy:

- Adrenalina (1-30 dni) → Adaptacja (30-90) → Wyczerpanie (90-180) → Kryzys lub przetrwanie (180+)

Zarządzanie energią:

- Nie schodź poniżej 20%
- Ładuj świadomie - sen, jedzenie, ludzie, sukcesy

Rotacja:

- Maksimum 60-90 dni na pierwszej linii
- Minimum 14 dni przerwy
- Bez rotacji = załamanie

Sen:

- 4h minimum przetrwania
- 90 minut = pełny cykl
- Power nap = lepszy niż nic

Jedzenie/woda:

- Woda = priorytet absolutny
- Głodny działasz - ale gorzej
- Racja 24h zawsze przy sobie

Higiena:

- Stopy = priorytet (stopa okopowa = koniec)
- Dłonie = przed jedzeniem i opatrywaniem
- Infekcja = niezdolność do działania

Używki:

- Alkohol niecodziennie, nie jako lek na sen
- Nikotyna - jeśli nie paliłeś, nie zaczynaj
- Narkotyki - NIE, bez wyjątków

Znaki ostrzegawcze:

- Rozpoznaj u siebie
- Czerwone = TERAZ szukaj pomocy
- Przyznać się = mądrość, niesłabość

Pamiętaj: *Maraton wygrywa ten kto zarządza siłami, nie ten kto biegnie najszybciej na początku. Będziesz potrzebny za miesiąc, za rok, za dwa lata. Bądź wtedy żywy, sprawny i zdolny do działania. To wymaga dbania o siebie TERAZ.*

4.5. TRANSFORMACJA MEDYKA - OD ŻOŁNIERZA DO WETERANA

Nie wracasz taki sam. Nie wrócisz taki sam. Pytanie - kim będziesz.

MIT POWROTU

"Wrócisz do domu i będzie jak dawniej."

Kłamstwo. Największe kłamstwo jakie usłyszysz.

Prawda:

- Wyjechałeś jako jedna osoba
- Wracasz jako inna
- Dom się nie zmienił
- Ty się zmieniłeś
- To nie pasuje

Statystyki:

- **68%** żołnierzy po misjach - zaburzenia psychiczne
- **45%** rozwodów w ciągu 2 lat od powrotu
- **43%** nie szuka pomocy z powodu wstydu
- **91%** żołnierzy frontowych (Ukraina) - objawy PTSD

Transformacja jest nieunikniona. Pytanie czy będzie kontrolowana czy chaotyczna.

FAZY TRANSFORMACJI

FAZA 1: EUFORIA POWROTU (dni 1-14)

Co czujesz:

- "Przeżyłem!"
- Radość z domu, rodziny, bezpieczeństwa
- Ulga fizyczna - ciepło, jedzenie, sen
- "Najgorsze za mną"

Co się dzieje:

- Adrenalina nadal działa
- Organizm jeszcze w trybie bojowym
- Rodzina szczęśliwa - nie widzi zmian

Zagrożenie:

- Myślisz, że "wróciłeś do normalności"
- Ignorujesz sygnały ostrzegawcze
- Nie szukasz pomocy - "przecież jest dobrze"

FAZA 2: ZDERZENIE Z RZECZYWISTOŚCIĄ (tygodnie 2-8)

Co czujesz:

- "Oni nie rozumieją"
- Irytacja na błahostki
- Nuda - życie cywilne jest "puste"
- Tęsknota za frontem (tak, to normalne)
- Koszmary zaczynają się

Co się dzieje:

- Adrenalina opada
- Mózg zaczyna przetwarzać traumę
- Różnica między tobą a światem cywilnym staje się widoczna
- Rodzina zaczyna zauważać, że "coś jest nie tak"

Zagrożenie:

- Izolacja - "nikt nie rozumie więc po co mówić"
- Alkohol - żeby zagłuszyć
- Konflikty z rodziną - narastają
- Szukanie adrenaliny - ryzykowne zachowania

FAZA 3: KRYZYS LUB PRZETWARZANIE (miesiące 2-6)

Scenariusz A - Kryzys:

- Pełnoobjawowy PTSD

- Depresja
- Rozpad związku
- Utrata pracy
- Myśli samobójcze
- Uzależnienia

Scenariusz B - Przetwarzanie:

- Świadome mierzenie się z traumą
- Pomoc profesjonalna
- Rozmowy z rodziną
- Powolna adaptacja
- Trudne, ale kontrolowane

Różnica między A i B:

- Pomoc szukana czy unikana
- Wsparcie obecne czy nieobecne
- Świadomość procesu czy zaprzeczenie

FAZA 4: NOWA NORMALNOŚĆ (miesiące 6-24)

Jeśli przetwarzanie udane:

- Nowa tożsamość - nie "stary ja", nie "żołnierz", ktoś nowy
- Integracja doświadczeń - część historii, niecałość
- Funkcjonowanie - praca, rodzina, życie
- Blizny zostają - ale nie krwawią codziennie

Jeśli kryzys nierozwiązany:

- Przewlekły PTSD
- Przewlekła depresja
- Trwałe problemy z relacjami
- Niezdolność do funkcjonowania
- Lub: powolne wychodzenie z pomocą (możliwe nawet po latach)

"NIKT NIE ROZUMIE" - PRZEPAŚĆ

Rzeczywistość: Masz rację. Nie rozumieją. Nie mogą zrozumieć. Twoja żona nie wie jak pachnie spalony człowiek. Twój brat nie wie jak wygląda triage. Twoi rodzice nie wiedzą, jak to jest decydować kto żyje a kto umiera.

Ale: To nie znaczy, że nie mogą pomóc. To nie znaczy, że nie kochają. To nie znaczy, że musisz być sam.

Przepaść działa w obie strony:

- Ty nie rozumiesz ich problemów ("martwisz się o rachunek? ja widziałem śmierć")
- Oni nie rozumieją twoich ("dlaczego nie możesz po prostu zapomnieć?")

Rozwiązanie: Nie szukaj zrozumienia. Szukaj akceptacji. *Zrozumienie:* "Wiem przez co przeszedłeś" - niemożliwe bez doświadczenia. *Akceptacja:* "Nie rozumiem, ale jestem tu i kocham cię" - możliwe i wystarczające.

RODZINA - NIEZNANY FRONT

Co się zmieniło, gdy ciebie nie było:

- Żona/mąż nauczyli się żyć bez ciebie
- Dzieci dorosły - przegapiłeś
- Role w domu się zmieniły
- Decyzje podejmowano bez ciebie
- Życie toczyło się - bez ciebie

Co się zmieniło w tobie:

- Inaczej reagujesz na stres
- Inaczej śpisz (lub nie śpisz)
- Inne rzeczy są ważne

- Inne rzeczy są nie do zniesienia
- Jesteś inną osobą

Częste konflikty:

"Nie jestem już potrzebny"

- Wracasz, a dom funkcjonuje bez ciebie
- Czujesz się zbędny
- Reagujesz złością lub wycofaniem

"Drobiazgi doprowadzają mnie do szału"

- Żona narzeka na sąsiada
- Dziecko płacze, że zgubiło zabawkę
- Myślisz: "Ja widziałem prawdziwe problemy"
- Wybuchasz lub zamykasz się

"Nie mogę być blisko"

- Fizyczny kontakt trudny
- Seks problematyczny
- Intymność emocjonalna niemożliwa
- Partner czuje się odrzucony

"Oni się boją mnie"

- Dzieci widzą zmiany
- Partner chodzi na palcach
- Wybuchy złości (twoje) zostawiają ślady
- Dom staje się strefą napięcia

Co pomaga:

- **Rozmowa** - nie o wojnie, ale o tym co czujesz
- **Terapia par** - z profesjonalistą, nie sami
- **Czas** - adaptacja trwa miesiące, nie dni
- **Cierpliwość** - ich i twoja
- **Małe kroki** - nie próbuj naprawić wszystkiego naraz

SYNDROM IMPOSTERA WETERANA

Co to jest: "Nie zasługuję na bycie weteranem." "Inni mieli gorzej." "Nie widziałem prawdziwej walki." "Nie mam prawa narzekać."

Statystyki:

- **67%** weteranów doświadcza syndromu impostora
- Najczęściej: ci z ról wspierających (medycy, logistyka)
- Paradoks: często najbardziej doświadczeni czują się "niewystarczający"

Prawda:

- Byłeś na wojnie - to wystarczy
- Widziałeś śmierć - to wystarczy
- Ratowałeś życie - to więcej niż większość kiedykolwiek zrobi
- Twoje cierpienie jest prawdziwe - niezależnie co widzieli inni

Co robić:

- Nie porównuj się - każda trauma jest trauma
- Nie minimalizuj - "tylko" nie istnieje
- Szukaj pomocy - niezależnie od "poziomu" doświadczenia
- Rozmawiaj z innymi weteranami - zobaczysz, że nie jesteś sam

---

TĘSKNOTA ZA WOJNĄ

Brudny sekret, którego nikt nie mówi głośno:

Będziesz tęsknić. Za frontem. Za wojną. Za prostokąt.

Czemu:

- Na wojnie życie było proste - przeżyć, ratować, walczyć
- Na wojnie byłeś ważny - każda decyzja miała znaczenie

- Na wojnie miałeś braci - więź, której cywile nie znają
- Na wojnie adrenalina - najpotężniejszy narkotyk świata

W domu:

- Wszystko skomplikowane - rachunki, relacje, biurokracja
- Czujesz się nieważny - kogo obchodzi twoja opinia o spreadsheetach
- Jesteś sam - nikt nie pilnuje twoich pleców
- Nuda - fizjologicznie bolesna po adrenalinie

To nie znaczy, że jesteś chory. To znaczy, że jesteś człowiekiem, który doświadczył ekstremalnych rzeczy.

Co robić:

- Nazwij to - "tęsknię za wojną" nie znaczy, że jesteś potworem
- Zrozum mechanizm - adrenalina, więź, prostota
- Znajdź substytut - ekstremalny sport, służba, cokolwiek z adrenaliną i celem
- Nie wracaj nieprzygotowany - tęsknota to nie powód do powrotu

---

ADRENALINA JAKO NARKOTYK

Fizjologia: Na wojnie twój mózg był zalany:

- Adrenaliną
- Kortyzolem
- Dopaminą
- Endorfinami

To jak bycie na ciągłym haju. Przez miesiące.

Po powrocie: Mózg oczekuje tych substancji. Nie dostaje ich. Reagujesz jak narkoman na odstawieniu.

Objawy:

- Nuda - wszystko jest "meh"
- Szukanie ryzyka - szybka jazda, bójki, hazard
- Drażliwość - gdy nie ma adrenaliny
- Depresja - mózg nie produkuje "normalnych" ilości dopaminy

Ryzykowne zachowania weteranów:

- Szybka jazda - **3x więcej wypadków** niż populacja ogólna
- Alkohol - **67%** problemowe picie
- Bójki - **52%** incydentów przemocy
- Hazard - **34%** problemy z hazardem
- Sporty ekstremalne - nieproporcjonalnie wielu

Co robić:

- Świadomość - to nie "jesteś zły", to neurochemia
- Zdrowe źródła adrenaliny - wspinaczka, nurkowanie, sporty walki (kontrolowane)
- Czas - mózg się przestawia, trwa to miesiące
- Unikaj używek - pogorszą, nie pomogą
- Profesjonalista - jeśli nie dajesz rady

PRACA - POWRÓT DO CYWILA

Problemy:

"To wszystko nie ma sensu"

- Siedzisz na spotkaniu o KPI
- Myślisz: "3 miesiące temu ratowałem życie"
- Wszystko wydaje się absurdalne

"Nie mogę z nimi pracować"

- Koledzy narzekają na drobiazgi

- Szef jest "wymagający" (LOL)
- Chcesz krzyczeć: "NIE MACIE POJĘCIA"

"Nie mogę się skupić"

- Każdy hałas rozprasza
- Myśli wędrują do frontu
- Deadline'y wydają się śmieszne

"Nie pasuję"

- Small talk niemożliwy
- Żarty niesmaczne
- Kultura firmy obca

Rozwiązania:

Daj sobie czas:

- Nie musisz wracać do pracy od razu
- Urlop zdrowotny - istnieje, użyj go
- Stopniowy powrót - niepełny etat na początek

Znajdź sens:

- Może nie ta praca - może inna
- Służby mundurowe - straż, policja, ratownictwo
- Praca z weteranami - rozumieją
- Wolontariat - cel bez korporacyjnego bełkotu

Komunikuj:

- Pracodawca nie musi wiedzieć wszystkiego
- Ale może wiedzieć, że potrzebujesz adaptacji
- HR czasem naprawdę chce pomóc

POMOC KTÓREJ POTRZEBUJESZ

Profesjonalna:

Psychiatra:

- Leki, jeśli potrzebne (SSRI, stabilizatory)
- Diagnoza - PTSD, depresja, lęk
- Nie wstyd - to medycyna

Psycholog/psychoterapeuta:

- Terapia traumy - EMDR, CPT, PE
- Rozmowa - przetwarzanie doświadczeń
- Narzędzia - radzenie sobie

Specjalista od PTSD:

- Nie każdy psycholog umie pracować z traumą wojenną
- Szukaj doświadczenia z weteranami
- WIM, kliniki weteranów, specjaliści

Skuteczność terapii (badania):

Metoda	**Skuteczność**
CPT (Cognitive Processing Therapy)	71% remisja
EMDR	58% remisja
PE (Prolonged Exposure)	64% remisja
Terapia grupowa	52% poprawa
Leki + terapia	83% poprawa
Tylko leki	64% poprawa
Brak leczenia	20% spontaniczna poprawa

Wniosek: Leczenie działa. Brak leczenia = 80% szansy, że nie przejdzie samo.

Nieformalna:

Grupy weteranów:

- Ludzie, którzy rozumieją
- Bez tłumaczenia
- "Byłeś tam? Ja też."
- Wsparcie rówieśnicze działa

Buddy system po służbie:

- Kolega z jednostki - utrzymuj kontakt
- Wzajemne sprawdzanie - "jak się masz, naprawdę?"
- Wspólne wyjścia - nie sam

Rodzina (przygotowana):

- Edukacja o PTSD - niech wiedzą czego się spodziewać
- Terapia rodzinna - jeśli potrzebna
- Cierpliwość - długoterminowa

NUMERY TELEFONÓW - POLSKA

Kryzys natychmiastowy:

- **112** - Pogotowie
- **116 123** - Telefon Zaufania (24/7, bezpłatny)
- **800 70 222** - Centrum Interwencji Kryzysowej

Dla weteranów:

- **261 879 016** - Wojskowa Służba Zdrowia Psychicznego
- **22 278 62 00** - Wojskowy Instytut Medyczny
- **Fundacja Weteran** - fundacjaweteran.pl
- **Stowarzyszenie Rannych i Poszkodowanych w Misjach -** SRiPwM

Nie czekaj. Telefon teraz = życie potem.

SAMOBÓJSTWA WETERANÓW - TWARDE DANE

Statystyki Polska (2023-2024):

- **47** samobójstw żołnierzy rocznie
- **156** prób samobójczych zgłoszonych
- **23.4** na 100,000 (vs 16.2 populacja cywilna)
- **75%** to żołnierze po misjach

USA (dla porównania):

- **22** samobójstwa weteranów **dziennie**
- **8000+** rocznie
- **70%** nie korzystało z pomocy przed śmiercią

Czynniki ryzyka:

Czynnik	Wzrost ryzyka
Poprzednia próba	8.5x
Dostęp do broni w domu	6.2x
Alkohol + depresja	5.9x
Izolacja >3 miesiące	5.1x
PTSD nieleczony	4.3x
Rozwód w ostatnim roku	3.8x

Znaki ostrzegawcze:

Bezpośrednie (TERAZ dzwoń):

- "Chcę się zabić"
- Plan + środki (broń, leki)
- Pożegnania - "to może ostatni raz"
- Rozdawanie rzeczy
- Nagły spokój po kryzysie

Pośrednie (szukaj pomocy):

- "Wszystkim byłoby lepiej beze mnie"

- "Nie widzę sensu"
- Izolacja totalna
- Ryzykowne zachowania (jakby szukał śmierci)

Co robić jeśli to ty:

1. Oddaj broń komuś zaufanemu - TERAZ
2. Zadzwoń - 116 123 - TERAZ
3. Powiedz komuś - TERAZ
4. Nie zostawaj sam - TERAZ

Co robić, jeśli to kolega:

1. Pytaj wprost - "Czy myślisz o samobójstwie?"
2. Słuchaj - bez oceniania
3. Zostań - nie zostawiaj samego
4. Pomóż usunąć środki - broń, leki
5. Doprowadź do pomocy - lekarz, telefon, SOR

JEST ŻYCIE PO WOJNIE

Prawda końcowa:

Tak, zmieniłeś się. Tak, jest trudno. Tak, będzie trudno jeszcze długo.

Ale:

Ludzie wracali z wojen przez tysiące lat. Żyli potem. Kochali potem. Byli szczęśliwi potem.

Ty też możesz.

Co weterani, którzy "dali radę" mówią:

"Nie chodzi o zapomnienie. Chodzi o życie mimo pamiętania."

"Trzy lata terapii. Warto było każdej złotówki i każdej łzy."

"Myślałem, że jestem złamany. Okazało się, że jestem zraniony. Rany się goją."

"Najgorsze co mogłem zrobić to izolować się.

Najlepsze - poprosić o pomoc."

"Moje dzieci mają ojca. Prawie nie miały.

Bo prawie nie poprosiłem o pomoc."

PODSUMOWANIE 4.5

Transformacja jest nieunikniona. Kontroluj ją lub ona kontroluje ciebie.

Fazy:

- Euforia (1-14 dni) → Zderzenie (2-8 tygodni) → Kryzys lub przetwarzanie (2-6 miesięcy) → Nowa normalność (6-24 miesiące)

Kluczowe wyzwania:

- "Nikt nie rozumie" - szukaj akceptacji, niezrozumienia
- Rodzina - terapia par, cierpliwość, komunikacja
- Tęsknota za wojną - normalna, znajdź zdrowy substytut
- Adrenalina - mózg potrzebuje czasu na reset
- Praca - daj sobie czas, szukaj sensu

Pomoc:

- Działa - 71-83% skuteczności z leczeniem
- Bez leczenia - 80% szansy, że nie przejdzie samo
- Szukaj specjalistów od traumy wojennej
- Grupy weteranów - ludzie, którzy rozumieją

Samobójstwa:

- Realne zagrożenie - 47 rocznie w Polsce
- Znaki ostrzegawcze - ucz się rozpoznawać
- Działaj - pytaj wprost, nie zostawiaj samego
- Telefony - 116 123, 112, Fundacja Weteran

Pamiętaj: *Wróciłeś z wojny. Teraz musisz wrócić do życia.*

To druga walka. Równie trudna jak pierwsza. Ale do wygrania.

Ludzie wygrywali ją przez tysiące lat. Ty też możesz.

Nie sam. Z pomocą. Jest życie po wojnie. Idź po nie.

ROZDZIAŁ 5: PRZYSZŁOŚĆ I DZIEDZICTWO

Co zostawisz tym, którzy pójdą po tobie.

Przeżyłeś. Nauczyłeś się. Widziałeś.

Teraz pytanie: co z tym zrobisz?

Wiedza, która umiera z tobą - jest bezwartościowa.

Doświadczenie, które nie zostaje przekazane - jest stracone.

Lekcje pisane krwią - muszą ratować życie następnym.

Ten rozdział jest o tym co dalej. Jak wykorzystać to czego nauczyła cię wojna. Jak przygotować następnych.

Jak budować system, który wesprze tych którzy wrócą. Jak zostawić dziedzictwo, które ratuje życie.

Bo wojna się skończy. Kiedyś. Ale następna przyjdzie. Zawsze przychodzi.

Pytanie czy następni będą gotowi.

Czy będą mieli wiedzę, którą ty masz teraz.

To zależy od ciebie.

5.1. WSPÓŁPRACA Z NGO I CYWILAMI

Wojna to nie tylko wojsko. Cywile ratują, giną, pomagają.

NOWA RZECZYWISTOŚĆ

Ukraina pokazała: granica między frontem a tyłem nie istnieje.

Cywile na wojnie:

- Kierowcy ewakuujący rannych
- Lekarze w szpitalach pod ostrzałem
- Wolontariusze dowożący zaopatrzenie
- Ratownicy wyciągający ludzi z gruzów
- Zwykli ludzie opatrujący sąsiadów

Statystyki Ukraina 2022-2024:

- **47%** ewakuacji medycznych - z udziałem cywilów
- **300+** organizacji NGO działających w strefie konfliktu
- **60,000+** przeszkolonych cywilnych ratowników
- **89%** szpitali cywilnych - przyjmowało rannych wojskowych

Wniosek: Medycyna wojskowa nie działa w izolacji. Współpraca z cywilami to nie opcja - to konieczność.

ORGANIZACJE KTÓRE DZIAŁAJĄ

Międzynarodowe:

Czerwony Krzyż/Czerwony Półksiężyc (ICRC):

- Neutralność - dostęp do obu stron
- Jeńcy, ranni, ochrona ludności
- Znaj zasady - mogą pomóc ewakuować
- Ograniczenia - nie zawsze mogą działać pod ostrzałem

Lekarze bez Granic (MSF):

- Szpitale polowe w strefach konfliktu
- Chirurgia, opieka pooperacyjna
- Niezależni - nie współpracują z wojskiem bezpośrednio
- Ale leczą wszystkich - twoich rannych też

WHO (Światowa Organizacja Zdrowia):

- Koordynacja medyczna

- Zaopatrzenie, szkolenia
- Działają przez ministerstwa zdrowia

Ukraińskie (które się sprawdziły):

Hospitallers:

- Medycy ochotnicy na froncie
- Działają od 2014
- Profesjonalni, przeszkoleni
- Integracja z jednostkami wojskowymi

Come Back Alive:

- Zaopatrzenie, w tym medyczne
- Drony, termowizja, apteczki
- Finansowanie sprzętu dla jednostek

Pomagamy Ukrainie (polskie):

- Dostawy medyczne
- Szkolenia
- Ewakuacja medyczna do Polski

JAK WSPÓŁPRACOWAĆ - PRAKTYKA

Z cywilnymi ratownikami:

Korzyści:

- Znają teren - lokalni, wiedzą, gdzie co
- Mają dostęp - do miejsc, gdzie wojsko nie wejdzie
- Mają zasoby - ambulanse, szpitale, ludzie
- Są zmotywowani - to ich dom

Zagrożenia:

- Brak przeszkolenia bojowego - nie wiedzą o zagrożeniach
- Brak dyscypliny - mogą zrobić coś głupiego
- Brak łączności - nie masz z nimi kontaktu

- Infiltracja - nie każdy "wolontariusz" jest wolontariuszem

Protokół współpracy:

1. **Weryfikacja** - kim są, skąd, kto za nimi stoi
2. **Szkolenie** - podstawy bezpieczeństwa, łączność, sygnały
3. **Jasne role** - co robią, czego NIE robią
4. **Łączność** - radio, telefon, sygnały wizualne
5. **Punkty przekazania** - gdzie oddajesz rannego do cywilnej ewakuacji

Z NGO:

Korzyści:

- Zasoby - sprzęt, leki, pieniądze
- Ekspertyza - specjaliści z całego świata
- Logistyka - potrafią dostarczyć rzeczy
- Ochrona prawna - status chroni (teoretycznie)

Zagrożenia:

- Biurokracja - procedury, formularze
- Ograniczenia mandatu - "nie możemy tego robić"
- Neutralność - nie będą faworyzować twojej strony
- Naiwność - czasem nie rozumieją wojny

Protokół współpracy:

1. **Znajdź punkt kontaktowy** - kto odpowiada za dany region
2. **Zrozum ich mandat** - co mogą, czego nie mogą
3. **Dawaj informacje** - oni potrzebują wiedzieć, gdzie są ranni
4. **Bierz co dają** - szkolenia, sprzęt, ewakuację
5. **Szanuj neutralność** - nie próbuj ich wciągać w działania bojowe

---

SZKOLENIE CYWILÓW

Kogo szkolić:

Priorytet 1:

- Kierowcy (taksówki, ciężarówki, busy) - będą ewakuować
- Nauczyciele - będą z dziećmi w schronie
- Strażacy, policjanci - będą na miejscu pierwsi
- Lekarze, pielęgniarki cywilne - będą leczyć

Priorytet 2:

- Urzędnicy lokalni - będą koordynować
- Duchowni - będą z ludźmi w kryzysie
- Właściciele firm - mają zasoby, ludzi
- Każdy chętny - bo każdy może pomóc

Czego uczyć (minimum):

4 godziny - "Każdy ratownik":

- Bezpieczeństwo własne (co robić pod ostrzałem)
- Wzywanie pomocy (jak, kogo, co mówić)
- Krwotoki (ucisk bezpośredni, opaska)
- Pozycja bezpieczna
- Co NIE robić (nie wyciągaj z wraków, nie ruszaj kręgosłupa)

16 godzin - "Ratownik cywilny":

- Pełny TCCC dla cywilów
- Triage podstawowy
- Chest seal
- Ewakuacja (jak przenosić)
- Łączność z wojskiem

40 godzin - "Ratownik zaawansowany":

- Pełny kurs ratownika medycznego

- Praca w strefie konfliktu
- Koordynacja z wojskiem
- Prowadzenie szkoleń dla innych

Gdzie szkolić:

- Jednostki wojskowe - współpraca z WOT
- Szkoły, firmy - grupy zorganizowane
- Samorządy - koordynacja lokalna
- Online - teoria przed praktyką

EWAKUACJA CYWILNA

Rzeczywistość: Gdy wojsko jest zajęte - cywile ewakuują.

Tak było w Mariupolu, Charkowie, Bachmucie.

Jak to działa:

Punkty przekazania (handover):

- Miejsce, gdzie wojsko oddaje rannych cywilom
- Znane, bezpieczne, oznakowane
- Komunikacja - "mam rannego, punkt X, za 10 minut"

Cywilne ambulanse:

- Szybsze niż wojskowe w miastach
- Znają szpitale, drogi
- Ale bez ochrony - ryzyko

Prywatne pojazdy:

- Ostateczność lub jedyna opcja
- Każdy samochód może być karetką
- Kierowca przeszkolony = życie uratowane

Protokół przekazania:

1. **Komunikacja** - "ranny, kategoria X, punkt Y"
2. **Stabilizacja** - przed przekazaniem, nie w trakcie

3. **Dokumentacja** - MIST przekazany ustnie i pisemnie
4. **Przekazanie** - fizyczne oddanie rannego
5. **Potwierdzenie** - "przejąłem rannego, jadę do szpitala Z"

MIST - co przekazujesz:

- Mechanism - jak ranny (wybuch, postrzał, wypadek)
- Injuries - jakie obrażenia (co widzisz)
- Signs - parametry życiowe (puls, oddech, przytomność)
- Treatment - co zrobiono (opaski, leki, płyny)

5.2. CYFROWA REWOLUCJA W MEDYCYNIE POLA WALKI

Technologia zmienia wojnę. Zmienia też medycynę.

CO JUŻ DZIAŁA

Telemedycyna:

Ukraina - Starlink:

- Konsultacje z chirurgami 200+ km od frontu
- Zdjęcia ran przesyłane w czasie rzeczywistym
- Instrukcje krok po kroku dla medyka w bunkrze
- **87% skuteczność** konsultacji zdalnych

Jak to wygląda:

1. Medyk w okopie ma rannego
2. Łączy się przez Starlink z chirurgiem w Kijowie
3. Pokazuje ranę kamerą telefonu
4. Chirurg instruuje co robić
5. Medyk wykonuje - chirurg obserwuje

Ograniczenia:

- Łączność musi działać (nie zawsze)
- Czas - konsultacja trwa, ranny może nie mieć czasu

- Nie zastępuje chirurga na miejscu - tylko pomaga

Aplikacje medyczne:

Co istnieje:

- Algorytmy TCCC w telefonie - krok po kroku
- Kalkulatory dawek leków
- Identyfikacja ran ze zdjęcia (AI)
- Tłumaczenie medyczne (gdy pacjent obcojęzyczny)

Co używano w Ukrainie:

- Grupa telegramowa medyków - konsultacje 24/7
- Boty z protokołami - "wpisz objaw, dostań procedurę"
- Mapy ewakuacji - aktualizowane w czasie rzeczywistym

Drony medyczne:

Dostawy:

- Krew, leki, sprzęt - dostarczane dronem
- Szybciej niż człowiek przez wrogi teren
- Mniejsze ryzyko - dron jest tańszy niż życie medyka

Ewakuacja:

- Drony cargo - testowane do ewakuacji rannych
- Jeszcze nie standard - ale będzie
- Ukraina eksperymentuje od 2023

Rozpoznanie:

- Dron sprawdza czy trasa ewakuacji bezpieczna
- Wcześniejsze wykrycie zasadzki
- Namierzanie rannych w terenie

CO NADCHODZI

AI w triage:

Jak to będzie działać:

- Kamera analizuje rannych
- AI przypisuje kategorie (czerwony, żółty, zielony, czarny)
- Medyk weryfikuje - ale ma podpowiedź
- Szybciej, bardziej obiektywnie niż człowiek pod stresem

Status:

- Prototypy działają
- Testy w warunkach kontrolowanych
- Za 5-10 lat - standard?

Roboty chirurgiczne zdalne:

Jak to będzie działać:

- Robot w bunkrze przy rannym
- Chirurg 500 km dalej z kontrolerami
- Operacja zdalna przez łącze satelitarne

Status:

- Da Vinci działa od lat w szpitalach
- Wersje polowe w rozwoju
- Latencja łącza - problem do rozwiązania

Biometryka i monitoring:

Jak to będzie działać:

- Czujniki w mundurze każdego żołnierza
- Puls, temperatura, ruch - monitorowane na żywo
- Alert automatyczny, gdy parametry spadają
- Dowodzenie wie, gdzie są ranni ZANIM ktoś zawoła

Status:

- Prototypy w US Army

- Problem: zasilanie, trwałość w polu
- Za 10-15 lat - możliwe powszechne

Krew syntetyczna:

Jak to zmieni wszystko:

- Nie trzeba dawcy
- Przechowywanie łatwiejsze (nie 4°C)
- Uniwersalna - bez typowania
- Koniec problemu "nie ma krwi"

Status:

- Badania trwają od dekad
- Przełom możliwy w najbliższych 10-20 latach
- Game changer dla medycyny pola walki

JAK SIĘ PRZYGOTOWAĆ

Dla medyka:

Teraz:

- Naucz się używać Starlinka/internetu satelitarnego
- Znaj aplikacje medyczne (offline też)
- Umiej przesyłać zdjęcia do konsultacji
- Podstawy obsługi dronów

Mentalność:

- Technologia to narzędzie, nie zastępstwo
- Gdy padnie - musisz działać bez niej
- Ale gdy działa - używaj, bo ratuje życie

Dla systemu:

Infrastruktura:

- Łączność odporna (Starlink, mesh networks)
- Ładowarki solarne, powerbanki

- Redundancja - plan B gdy technologia zawiedzie

Szkolenia:

- Telemedycyna w programie medyków
- Obsługa dronów - podstawowa dla każdego
- Cyberbezpieczeństwo - bo wróg też słucha

ROZDZIAŁ 5: PRZYSZŁOŚĆ I DZIEDZICTWO

Co zostawisz tym, którzy pójdą po tobie.

WPROWADZENIE DO ROZDZIAŁU 5

Przeżyłeś. Nauczyłeś się. Widziałeś.

Teraz pytanie: co z tym zrobisz?

Wiedza, która umiera z tobą - jest bezwartościowa.

Doświadczenie, które nie zostaje przekazane - jest stracone.

Lekcje pisane krwią - muszą ratować życie następnym.

Ten rozdział jest o tym co dalej. Jak wykorzystać to czego nauczyła cię wojna. Jak przygotować następnych.

Jak budować system, który wesprze tych którzy wrócą. Jak zostawić dziedzictwo, które ratuje życie.

Bo wojna się skończy. Kiedyś. Ale następna przyjdzie.

Zawsze przychodzi.

Pytanie czy następni będą gotowi.

Czy będą mieli wiedzę, którą ty masz teraz.

To zależy od ciebie.

5.1. WSPÓŁPRACA Z NGO I CYWILAMI

Wojna to nie tylko wojsko. Cywile ratują, giną, pomagają.

NOWA RZECZYWISTOŚĆ

Ukraina pokazała: granica między frontem a tyłem nie istnieje.

Cywile na wojnie:

- Kierowcy ewakuujący rannych
- Lekarze w szpitalach pod ostrzałem
- Wolontariusze dowożący zaopatrzenie
- Ratownicy wyciągający ludzi z gruzów
- Zwykli ludzie opatrujący sąsiadów

Statystyki Ukraina 2022-2024:

- **47%** ewakuacji medycznych - z udziałem cywilów
- **300+** organizacji NGO działających w strefie konfliktu
- **60,000+** przeszkolonych cywilnych ratowników
- **89%** szpitali cywilnych - przyjmowało rannych wojskowych

Wniosek: Medycyna wojskowa nie działa w izolacji.

Współpraca z cywilami to nie opcja - to konieczność.

ORGANIZACJE KTÓRE DZIAŁAJĄ

Międzynarodowe:

Czerwony Krzyż/Czerwony Półksiężyc (ICRC):

- Neutralność - dostęp do obu stron
- Jeńcy, ranni, ochrona ludności
- Znaj zasady - mogą pomóc ewakuować
- Ograniczenia - nie zawsze mogą działać pod ostrzałem

Lekarze bez Granic (MSF):

- Szpitale polowe w strefach konfliktu
- Chirurgia, opieka pooperacyjna

- Niezależni - nie współpracują z wojskiem bezpośrednio
- Ale leczą wszystkich - twoich rannych też

WHO (Światowa Organizacja Zdrowia):

- Koordynacja medyczna
- Zaopatrzenie, szkolenia
- Działają przez ministerstwa zdrowia

Ukraińskie (które się sprawdziły):

Hospitallers:

- Medycy ochotnicy na froncie
- Działają od 2014
- Profesjonalni, przeszkoleni
- Integracja z jednostkami wojskowymi

Come Back Alive:

- Zaopatrzenie, w tym medyczne
- Drony, termowizja, apteczki
- Finansowanie sprzętu dla jednostek

Pomagamy Ukrainie (polskie):

- Dostawy medyczne
- Szkolenia
- Ewakuacja medyczna do Polski

JAK WSPÓŁPRACOWAĆ - PRAKTYKA

Z cywilnymi ratownikami:

Korzyści:

- Znają teren - lokalni, wiedzą, gdzie co
- Mają dostęp - do miejsc, gdzie wojsko nie wejdzie
- Mają zasoby - ambulanse, szpitale, ludzie
- Są zmotywowani - to ich dom

Zagrożenia:

- Brak przeszkolenia bojowego - nie wiedzą o zagrożeniach
- Brak dyscypliny - mogą zrobić coś głupiego
- Brak łączności - nie masz z nimi kontaktu
- Infiltracja - nie każdy "wolontariusz" jest wolontariuszem

Protokół współpracy:

1. **Weryfikacja** - kim są, skąd, kto za nimi stoi
2. **Szkolenie** - podstawy bezpieczeństwa, łączność, sygnały
3. **Jasne role** - co robią, czego NIE robią
4. **Łączność** - radio, telefon, sygnały wizualne
5. **Punkty przekazania** - gdzie oddajesz rannego do cywilnej ewakuacji

Z NGO:

Korzyści:

- Zasoby - sprzęt, leki, pieniądze
- Ekspertyza - specjaliści z całego świata
- Logistyka - potrafią dostarczyć rzeczy
- Ochrona prawna - status chroni (teoretycznie)

Zagrożenia:

- Biurokracja - procedury, formularze
- Ograniczenia mandatu - "nie możemy tego robić"
- Neutralność - nie będą faworyzować twojej strony
- Naiwność - czasem nie rozumieją wojny

Protokół współpracy:

1. **Znajdź punkt kontaktowy** - kto odpowiada za dany region
2. **Zrozum ich mandat** - co mogą, czego nie mogą
3. **Dawaj informacje** - oni potrzebują wiedzieć, gdzie są ranni
4. **Bierz co dają** - szkolenia, sprzęt, ewakuację

5. **Szanuj neutralność** - nie próbuj ich wciągać w działania bojowe

---

SZKOLENIE CYWILÓW

Kogo szkolić:

Priorytet 1:

- Kierowcy (taksówki, ciężarówki, busy) - będą ewakuować
- Nauczyciele - będą z dziećmi w schronie
- Strażacy, policjanci - będą na miejscu pierwsi
- Lekarze, pielęgniarki cywilne - będą leczyć

Priorytet 2:

- Urzędnicy lokalni - będą koordynować
- Duchowni - będą z ludźmi w kryzysie
- Właściciele firm - mają zasoby, ludzi
- Każdy chętny - bo każdy może pomóc

Czego uczyć (minimum):

4 godziny - "Każdy ratownik":

- Bezpieczeństwo własne (co robić pod ostrzałem)
- Wzywanie pomocy (jak, kogo, co mówić)
- Krwotoki (ucisk bezpośredni, opaska)
- Pozycja bezpieczna
- Co NIE robić (nie wyciągaj z wraków, nie ruszaj kręgosłupa)

16 godzin - "Ratownik cywilny":

- Pełny TCCC dla cywilów
- Triage podstawowy
- Chest seal
- Ewakuacja (jak przenosić)

- Łączność z wojskiem

40 godzin - "Ratownik zaawansowany":

- Pełny kurs ratownika medycznego
- Praca w strefie konfliktu
- Koordynacja z wojskiem
- Prowadzenie szkoleń dla innych

Gdzie szkolić:

- Jednostki wojskowe - współpraca z WOT
- Szkoły, firmy - grupy zorganizowane
- Samorządy - koordynacja lokalna
- Online - teoria przed praktyką

EWAKUACJA CYWILNA

Rzeczywistość: Gdy wojsko jest zajęte - cywile ewakuują. Tak było w Mariupolu, Charkowie, Bachmucie.

Jak to działa:

Punkty przekazania (handover):

- Miejsce, gdzie wojsko oddaje rannych cywilom
- Znane, bezpieczne, oznakowane
- Komunikacja - "mam rannego, punkt X, za 10 minut"

Cywilne ambulanse:

- Szybsze niż wojskowe w miastach
- Znają szpitale, drogi
- Ale bez ochrony - ryzyko

Prywatne pojazdy:

- Ostateczność lub jedyna opcja
- Każdy samochód może być karetką
- Kierowca przeszkolony = życie uratowane

Protokół przekazania:

1. **Komunikacja** - "ranny, kategoria X, punkt Y"
2. **Stabilizacja** - przed przekazaniem, nie w trakcie
3. **Dokumentacja** - MIST przekazany ustnie i pisemnie
4. **Przekazanie** - fizyczne oddanie rannego
5. **Potwierdzenie** - "przejąłem rannego, jadę do szpitala Z"

MIST - co przekazujesz:

- **M**echanism - jak ranny (wybuch, postrzał, wypadek)
- **I**njuries - jakie obrażenia (co widzisz)
- **S**igns - parametry życiowe (puls, oddech, przytomność)
- **T**reatment - co zrobiono (opaski, leki, płyny)

5.2. CYFROWA REWOLUCJA W MEDYCYNIE POLA WALKI

Technologia zmienia wojnę. Zmienia też medycynę.

CO JUŻ DZIAŁA

Telemedycyna:

Ukraina - Starlink:

- Konsultacje z chirurgami 200+ km od frontu
- Zdjęcia ran przesyłane w czasie rzeczywistym
- Instrukcje krok po kroku dla medyka w bunkrze
- **87% skuteczność** konsultacji zdalnych

Jak to wygląda:

1. Medyk w okopie ma rannego
2. Łączy się przez Starlink z chirurgiem w Kijowie
3. Pokazuje ranę kamerą telefonu
4. Chirurg instruuje co robić
5. Medyk wykonuje - chirurg obserwuje

Ograniczenia:

- Łączność musi działać (nie zawsze)
- Czas - konsultacja trwa, ranny może nie mieć czasu
- Nie zastępuje chirurga na miejscu - tylko pomaga

Aplikacje medyczne:

Co istnieje:

- Algorytmy TCCC w telefonie - krok po kroku
- Kalkulatory dawek leków
- Identyfikacja ran ze zdjęcia (AI)
- Tłumaczenie medyczne (gdy pacjent obcojęzyczny)

Co używano w Ukrainie:

- Grupa telegramowa medyków - konsultacje 24/7
- Boty z protokołami - "wpisz objaw, dostań procedurę"
- Mapy ewakuacji - aktualizowane w czasie rzeczywistym

Drony medyczne:

Dostawy:

- Krew, leki, sprzęt - dostarczane dronem
- Szybciej niż człowiek przez wrogi teren
- Mniejsze ryzyko - dron jest tańszy niż życie medyka

Ewakuacja:

- Drony cargo - testowane do ewakuacji rannych
- Jeszcze nie standard - ale będzie
- Ukraina eksperymentuje od 2023

Rozpoznanie:

- Dron sprawdza czy trasa ewakuacji bezpieczna
- Wcześniejsze wykrycie zasadzki
- Namierzanie rannych w terenie

CO NADCHODZI

AI w triage:

Jak to będzie działać:

- Kamera analizuje rannych
- AI przypisuje kategorie (czerwony, żółty, zielony, czarny)
- Medyk weryfikuje - ale ma podpowiedź
- Szybciej, bardziej obiektywnie niż człowiek pod stresem

Status:

- Prototypy działają
- Testy w warunkach kontrolowanych
- Za 5-10 lat - standard?

Roboty chirurgiczne zdalne:

Jak to będzie działać:

- Robot w bunkrze przy rannym
- Chirurg 500 km dalej z kontrolerami
- Operacja zdalna przez łącze satelitarne

Status:

- Da Vinci działa od lat w szpitalach
- Wersje polowe w rozwoju
- Latencja łącza - problem do rozwiązania

Biometryka i monitoring:

Jak to będzie działać:

- Czujniki w mundurze każdego żołnierza
- Puls, temperatura, ruch - monitorowane na żywo
- Alert automatyczny, gdy parametry spadają
- Dowodzenie wie, gdzie są ranni ZANIM ktoś zawoła

Status:

- Prototypy w US Army

- Problem: zasilanie, trwałość w polu
- Za 10-15 lat - możliwe powszechne

Krew syntetyczna:

Jak to zmieni wszystko:

- Nie trzeba dawcy
- Przechowywanie łatwiejsze (nie 4°C)
- Uniwersalna - bez typowania
- Koniec problemu "nie ma krwi"

Status:

- Badania trwają od dekad
- Przełom możliwy w najbliższych 10-20 latach
- Game changer dla medycyny pola walki

JAK SIĘ PRZYGOTOWAĆ

Dla medyka:

Teraz:

- Naucz się używać Starlinka/internetu satelitarnego
- Znaj aplikacje medyczne (offline też)
- Umiej przesyłać zdjęcia do konsultacji
- Podstawy obsługi dronów

Mentalność:

- Technologia to narzędzie, nie zastępstwo
- Gdy padnie - musisz działać bez niej
- Ale gdy działa - używaj, bo ratuje życie

Dla systemu:

Infrastruktura:

- Łączność odporna (Starlink, mesh networks)
- Ładowarki solarne, powerbanki

- Redundancja - plan B gdy technologia zawiedzie

Szkolenia:

- Telemedycyna w programie medyków
- Obsługa dronów - podstawowa dla każdego
- Cyberbezpieczeństwo - bo wróg też słucha

5.3. BUDOWANIE SYSTEMU WSPARCIA POST-DEPLOYMENT

Żołnierz wychodzi z wojny. Ale wojna nie wychodzi z żołnierza.

CO MAM - POLSKA 2025

Struktura oficjalna:

Wojskowe Centrum Zdrowia Psychicznego:

- Istnieje
- Ograniczone zasoby
- Długie kolejki
- Stygma - żołnierze boją się iść

Weteran.gov.pl:

- Portal informacyjny
- Podstawowe informacje
- Kierowanie do placówek

Wojskowe Komisje Lekarskie:

- Orzekanie o zdolności/niezdolności
- Nie leczą - oceniają
- Biurokracja

Organizacje pozarządowe:

Fundacja Weteran:

- Wsparcie psychologiczne
- Pomoc prawna

- Integracja społeczna

Stowarzyszenie Rannych i Poszkodowanych:

- Rehabilitacja
- Wsparcie rodzin
- Rzecznictwo

Problem: Rozproszone, niedofinansowane, niewystarczające.

CO POWINNO BYĆ

Model kompleksowy (na podstawie USA, UK, Izrael):

PODSUMOWANIE CZĘŚCI II: WNIOSKI BOJOWE

CZEGO SIĘ NAUCZYŁEŚ

Ta część nie była teorią. Była krwią.

Krwią medyków, którzy ratowali w Azovstalu przez 83 dni bez niczego. Krwią żołnierzy, którzy umierali, bo ewakuacja trwała 12 godzin zamiast złotej godziny. Krwią tych którzy przeżyli i tych którzy nie przeżyli - żebyś ty wiedział co działa.

Ukraina 2022-2025. Największe laboratorium medycyny bojowej od II wojny światowej. Płacone najwyższą ceną.

Teraz ta wiedza jest twoja. Co z nią zrobisz?

ROZDZIAŁ 4: LEKCJE Z FRONTU

Główne wnioski:

Złota godzina to mit. W Bachmucie ewakuacja trwała 8 godzin. W Mariupolu - dni. W oblężeniu - zero. Prolonged Field Care to nie teoria dla zaawansowanych. To codzienność. Trenuj na scenariusze 6, 12, 24 godzin bez ewakuacji - bo tak będzie wyglądała twoja rzeczywistość.

Tourniquet to złoty standard - potwierdzony. 97,1% skuteczności. Ale zakładany WYSOKO i CIASNO. Opaska założona "żeby nie bolało" to opaska, która nie działa. Ranny wykrwawia się z opaską na nodze - bo założona za słabo. To się zdarzało.

Nie powtarzaj tego błędu.

TXA ratuje życie - ale tylko w pierwszej godzinie.

Podany w 60 minut: minus 32% śmiertelności.

Podany po 3 godzinach: PLUS 44% śmiertelności.

To nie "jak zdążysz". To TERAZ albo NIGDY.

A po 3 godzinach - nie podawaj, bo zabijasz.

Drony zmieniły wszystko. 70% ran w Ukrainie to odłamki od artylerii naprowadzanej dronami. Ewakuacja dzienna to samobójstwo. Każda minuta na otwartym terenie to cel.

"Scoop and run" nabrało nowego znaczenia - UCIEKAJ z rannym, opatruj w ruchu, nie stój.

DCR działa lepiej niż zalewanie płynami. 73% survival z kontrolowaną hipotensją vs 48% z tradycyjną resuscytacją.

Nie zalewaj. Rozcieńczasz krew, pogarszasz krzepliwość, zwiększasz krwawienie. Mniej znaczy więcej.

Walking Blood Bank to nie desperacja - to protokół. 87% survival w Azovstalu. Krew od żywych dawców, przetaczana natychmiast, ciepła. Znaj grupy krwi swojego zespołu.

To twój bank krwi. 0 Rh- to złoto - chroń tych ludzi.

Hipotermia zabija więcej niż myślisz. 34% współprzyczyna zgonów zimą. Spadek o 1°C = 10% gorsza krzepliwość.

Lethal triad to nie teoria - to błędne koło które zabija w godziny.

Izolacja od ziemi i folia NRC - równie ważne jak opaska uciskowa.

Każdy żołnierz musi umieć TCCC. Jednostki z przeszkolonymi żołnierzami: śmiertelność 8-12%. Bez szkolenia: 25-35%.
Trzy razy więcej zgonów. Przy tych samych ranach. Różnica to szkolenie. Medyk może być 50 metrów dalej.
Kolega jest TERAZ.
Prowizorka ratuje życie. Azovstal: pasek + patyk = 97% skuteczności jako tourniquet. Worek foliowy + taśma = 89% jako chest seal. Butelka po Coca-Coli = działający drenaż klatki piersiowej. 87% survival z prowizorką vs 0% gdyby czekali na "prawdziwy sprzęt". Umiejętności > sprzęt. Zawsze.
Psychika medyka ma limit. 60-90 dni ciągłej służby frontowej = próg wypalenia. 91% objawów PTSD u żołnierzy frontowych. 15-20 samobójstw dziennie w ukraińskich siłach zbrojnych.
Rotacja to nie nagroda - to konieczność operacyjna.
Medyk, który się nie rotuje - w końcu się złamie, zginie, albo zabije rannego przez błąd.

4.2. Medycyna oblężnicza - Mariupol i Azovstal

Główne wnioski:

Oblężenie to nie historia. Aleppo 2016. Mosul 2017. Mariupol 2022. Trzy oblężenia w sześć lat. W XXI wieku. Jeśli Polska zostanie zaatakowana - oblężenia miast to scenariusz bazowy.
82 dni bez niczego. 2000 osób w podziemiach. 260 poważnie rannych. Zero dostaw od dnia 20. Zero ewakuacji. 34 zgony. 87% survival. W piekle. To nie cud - to wiedza, determinacja i prowizorka.
Prowizoryczne opaski działają. Pasek skórzany + patyk: 97% skuteczności. 124 przypadki, 120 zatamowań.

Trenuj z paskiem PRZED wojną - bo CAT-y się skończą.
Prowizoryczne chest seale działają. Worek foliowy + duct tape: 89% skuteczności. Celofan + plaster: 65%. 47 ran klatki, 42 przeżycia. Trzy strony zamknięte, jedna otwarta - zastawka.
Prowizoryczny drenaż działa. Butelka plastikowa + wąż od kroplówki. 5 przypadków, 5 przeżyć. 100%. Woda w butelce jako zastawka. Butelka poniżej klatki. Proste. Skuteczne.
Operacje przy świetle telefonów. Chirurdzy Azovstalu przeprowadzili setki operacji. Oświetlenie: latarki i ekrany telefonów. Znieczulenie: ketamina gdy była, alkohol, gdy nie było, nic, gdy skończył się alkohol. 83% survival po amputacjach w tych warunkach.
Walking Blood Bank uratował Azovstal. Typowanie grup krwi wszystkich PRZED. Lista dawców według grup. Pobranie świeże, przetoczenie natychmiast. 87% survival rannych wymagających transfuzji. Buddy transfusion w ostateczności: 65% - lepiej niż 0%.
Infekcje to wróg bez munduru. 67% ran uległo infekcji. Antybiotyki skończyły się w dniu 30-40. Miód, alkohol, sól, larwoterapia. Obrzydliwe, ale skuteczne. Śmiertelność z sepsy - niższa niż przewidywano.
Psychologia oblężenia ma fazy. Szok i mobilizacja (dni 1-14). Rutyna oblężenia (15-40). Rozpacz kontrolowana (41-70). Determinacja końcowa (71-82). Co pomagało: struktura, cel, zespół, informacja, rytuały. Co niszczyło: izolacja, bezczynność, plotki, konflikty.
Sprzęt się kończy. Zawsze. W każdym oblężeniu. Wiedza zostaje. Zawsze. Do ostatniego oddechu. Medyk, który umie użyć paska ratuje życie. Medyk, który czeka na CAT - patrzy jak ranny umiera.

4.3. Ekstremalne warunki operacyjne

Główne wnioski:

Mróz zabija cicho. Hipotermia jako współprzyczyna: 34% zgonów zimą. Izolacja od ziemi - priorytet absolutny. Ziemia odbiera ciepło 25x szybciej niż powietrze. Ranny na ziemi = ranny martwy. Karimat, plecak, gałęzie - COKOLWIEK pod niego.

Upał zabija głośno. Odwodnienie przyspiesza wstrząs. Leki przegrzane tracą skuteczność - 23% nieskutecznych. Cień natychmiast. Nawodnienie ciągle. Sprawdzaj temperaturę leków przed podaniem.

Ciemność wymaga adaptacji. 60% działań nocą - drony widzą gorzej w ciemności. Światło białe = "strzel tu". Światło czerwone/zielone. Dotyk zamiast wzroku. Procedury na pamięć. CAT zakładany z zamkniętymi oczami - trenuj to PRZED wojną.

Brak snu degraduje wszystko. 24h bez snu = jak 0.10% alkoholu we krwi. 72h = psychoza u niektórych. Awdijiwka, styczeń 2024 - medyk po 70 godzinach pomylił leki. Podał adrenalinę zamiast morfiny. Ranny zmarł. Rozpoznaj swój limit. Przyznaj, że nie możesz - lepiej niż błąd, który zabija.

Głód osłabia, odwodnienie zabija. Bez wody umrzesz w 3 dni. Bez jedzenia przeżyjesz tygodnie - ale działasz coraz gorzej. Racja 24h zawsze przy sobie. Woda w dwóch pojemnikach. Martwy medyk nie pomoże nikomu.

Izolacja wymaga protokołu. Sam z rannym, bez łączności, bez wsparcia. Oddech (10 sekund) → Ocena (30 sekund) → Priorytetyzacja → Działanie. Jedna rzecz na raz. Pomoc PRZYJDZIE - twoja robota to przetrwać DO pomocy.

Własne rany nie zwalniają. Self-aid jest możliwy. CAT zaprojektowany do założenia jedną ręką. Zęby jako trzecia ręka. Trenuj jedną ręką PRZED wojną. Morfina na siebie - OSTROŻNIE. Za dużo = utrata świadomości = śmierć.

Wielu rannych, jeden medyk. 30 sekund: głosowy triage. 60 sekund: szybki START. Masywny krwotok PRZED oddychaniem. Opaski na wszystkich krwawiących - 15 sekund na opaskę. Angażuj zielonych jako dodatkowe ręce. Medyk, który ratuje jednego "idealnie" przez 30 minut - traci trzech którzy wykrwawili się obok.

4.4. Przetrwanie długiej wojny

Główne wnioski:

To nie sprint. To maraton bez linii mety. Eksperci dawali Ukrainie 72 godziny. Trzy lata później wojna trwa. Przygotowujesz się na 72 godziny intensywnej akcji - dostajesz 72 tygodnie.

Fazy są przewidywalne. Adrenalina (1-30 dni) - energia nieograniczona, "dam radę wszystko". Adaptacja (30-90 dni) - rutyna, tępienie emocji. Wyczerpanie (90-180 dni) - "nie daję rady", błędy, cynizm. Kryzys lub adaptacja długoterminowa (180+ dni) - załamanie albo nowa normalność.

Zarządzaj energią jak amunicją. Nie masz nieograniczonych zasobów. Nie schodź poniżej 20%. Poniżej 20% = błędy, załamanie, śmierć. Ładuj świadomie: sen, jedzenie, rozmowy, sukcesy.

Rotacja to konieczność operacyjna. 60 dni: funkcjonowanie zachowane. 90 dni: wypalenie u 67%. 120+ dni: załamanie u 40%. Maksimum na pierwszej linii: 60-90 dni. Minimum przerwy: 14 dni. Bez rotacji = medyk, który się złamie = martwi ranni.

Sen to waluta przetrwania. 4 godziny = minimum przetrwania. 90 minut = pełny cykl, optymalnie. Power nap 20 minut = lepszy niż nic. Alkohol NIE jako środek nasenny - degraduje jakość snu.
Higiena to zdolność bojowa. Stopa okopowa = niezdolność do walki. Suche skarpety codziennie. Mycie rąk przed jedzeniem i opatrywaniem. Infekcja = koniec działania.
Używki nie pomagają. Alkohol: 89% żołnierzy na froncie pije. Degraduje sen, pogarsza funkcjonowanie, uzależnia szybko w stresie. Niecodziennie, nie jako lek, nie do upojenia. Narkotyki: NIE. Bez wyjątków.
Przyznać się to mądrość, nie słabość. Medyk, który się złamie = martwy medyk + martwi ranni. Medyk, który powie "potrzebuję przerwy" = medyk, który wróci i będzie ratować dalej.
Czerwone flagi: myśli samobójcze, halucynacje, drżenie rąk - DZIAŁAJ NATYCHMIAST.

4.5. Transformacja medyka - od żołnierza do weterana

Główne wnioski:

Nie wracasz taki sam. Wyjechałeś jako jedna osoba, wracasz jako inna. Dom się nie zmienił - ty się zmieniłeś.
"Wróci i będzie jak dawniej" - największe kłamstwo jakie usłyszysz. 68% żołnierzy po misjach ma zaburzenia psychiczne. 45% rozwodów w ciągu 2 lat.
Fazy transformacji są przewidywalne. Euforia (1-14 dni) - "przeżyłem!". Zderzenie (2-8 tygodni) - "oni nie rozumieją". Kryzys lub przetwarzanie (2-6 miesięcy) - załamanie albo świadome mierzenie się. Nowa normalność (6-24 miesiące) - inna osoba, ale funkcjonująca.

"Nikt nie rozumie" - masz rację. Nie mogą. Nie byli tam.
Ale mogą akceptować. Nie szukaj zrozumienia - szukaj akceptacji.
"Nie rozumiem, ale jestem tu i kocham cię" - to wystarczy.
Rodzina to nieznany front. 45% rozwodów. 67% dzieci z problemami. Partner nauczył się żyć bez ciebie. Dzieci dorosły - przegapiłeś. Wracasz i nie pasujesz. Terapia par. Cierpliwość. Małe kroki. Czas - miesiące, nie dni.
Tęsknota za wojną to normalność. Brudny sekret.
Będziesz tęsknić za prostotą, adrenaliną, więzią, sensem.
To nie znaczy, że jesteś chory. To znaczy, że doświadczyłeś ekstremalnych rzeczy. Nazwij to. Zrozum mechanizm. Znajdź zdrowy substytut.
Adrenalina to narkotyk. Mózg był na ciągłym haju przez miesiące. Po powrocie - odstawienie. Szukanie ryzyka, nuda, drażliwość, depresja. 3x więcej wypadków samochodowych. Zdrowe źródła adrenaliny - wspinaczka, sporty walki. Czas - mózg się przestawia, trwa miesiące.
Leczenie działa. CPT: 71% remisja. EMDR: 58% remisja.
Leki + terapia: 83% poprawa. Brak leczenia: 20% spontaniczna poprawa. 80% szansy, że NIE przejdzie samo. Szukaj specjalistów od traumy wojennej - nie każdy psycholog umie.
Samobójstwa to realne zagrożenie. 47 samobójstw żołnierzy rocznie w Polsce. 22 dziennie w USA. 75% to żołnierze po misjach.
Znaki: plan + środki, pożegnania, rozdawanie rzeczy, nagły spokój po kryzysie. Oddaj broń. Zadzwoń 116 123. Powiedz komuś.
TERAZ.

Jest życie po wojnie. Ludzie wracali z wojen przez tysiące lat. Żyli potem. Kochali potem. Byli szczęśliwi potem. "Nie chodzi o zapomnienie. Chodzi o życie mimo pamiętania."
Ty też możesz. Nie sam. Z pomocą.

ROZDZIAŁ 5: PRZYSZŁOŚĆ I DZIEDZICTWO

Główne wnioski:

Współpraca z cywilami to konieczność. 47% ewakuacji w Ukrainie z udziałem cywilów. NGO mają zasoby, ekspertyzę, dostęp.
Szkolenie cywilów = więcej rąk do ratowania. 4 godziny - "Każdy ratownik": bezpieczeństwo, wezwanie pomocy, krwotoki, pozycja bezpieczna. Każdy przeszkolony to potencjalne życie uratowane.
Cyfrowa rewolucja zmienia medycynę. Telemedycyna przez Starlink: 87% skuteczności konsultacji zdalnych. Chirurg 200km dalej instruuje medyka w bunkrze. Drony medyczne: dostawy krwi i leków przez wrogi teren. AI w triage: nadchodzi. Przygotuj się na technologię - ale umiej działać bez niej, gdy padnie.
System wsparcia post-deployment jest niewystarczający. 68% zaburzeń psychicznych, 43% nie szuka pomocy z powodu wstydu. Model kompleksowy: przed wyjazdem (szkolenie, baseline), w trakcie (psycholog, rotacja), po powrocie (screening, dostęp do pomocy), długoterminowo (leczenie, wsparcie rodziny). Rodziny weteranów - zapomniana grupa, która też cierpi.
Dokumentacja ratuje życie następnym.
Wiedza, która umiera z tobą = stracona. TCCC istnieje, bo ktoś ZAPISAŁ co działało. Dokumentuj: przypadki, procedury, błędy. Przekazuj: oficjalnie (WIM, NATO) i nieoficjalnie (publikacje,

szkolenia, rozmowy). Chroń ludzi i operacje. Twoje doświadczenie = instrukcja przetrwania dla następnych.

Wojna nadejdzie. Każde pokolenie myślało, że niemożliwa. 1913 → 1914. 1938 → 1939. 2021 → 2022. Polska: 83 lata bez wojny - najdłuższy okres w historii. Wyjątek, nie norma. Nie pytaj czy. Pytaj, czy będziesz gotowy. Przygotuj się indywidualnie (kondycja, umiejętności, zapasy) i społecznie (szkolenia, rezerwy, doktryna).

KLUCZOWE PRZESŁANIA CZĘŚCI II

O lekcjach:

- Ukraina to laboratorium medycyny bojowej. Płacone krwią. Ucz się z tego.
- Złota godzina to mit. Prolonged Field Care to rzeczywistość.
- Tourniquet, TXA, DCR, Walking Blood Bank - działają. Użyj ich.
- Prowizorka ratuje życie. 87% survival z paskiem zamiast CAT-a.
- Drony zmieniły wszystko. Adaptuj się albo giń.

O przetrwaniu:

- To maraton, nie sprint. Zarządzaj sobą jak zasobem.
- Rotacja to konieczność operacyjna, nie nagroda.
- Sen, jedzenie, higiena - to zdolność bojowa, nie komfort.
- Przyznać się, że nie dajesz rady = mądrość, niesłabość.
- Ekstremalne warunki to normalne warunki na wojnie.

O transformacji:

- Nie wrócisz taki sam. Nikt nie wraca.
- Leczenie działa - 80% nie przejdzie samo.
- Samobójstwa to realne zagrożenie - rozpoznaj znaki.

- Jest życie po wojnie - ale musisz po nie sięgnąć.

O przyszłości:

- Cywile są częścią systemu - współpracuj, szkolić.
- Technologia pomaga - ale umiej bez niej.
- System wsparcia trzeba budować - działaj.
- Dokumentuj i przekazuj - wiedza musi przetrwać.
- Wojna nadejdzie - bądź gotowy.

TWOJE DZIEDZICTWO

Przeczytałeś to wszystko. Wiesz teraz więcej niż 99% ludzi.

Co z tym zrobisz?

Możesz:

- Zamknąć tę książkę i zapomnieć
- Albo trenować, uczyć, przekazywać

Możesz:

- Czekać aż system się naprawi
- Albo działać - pisać, mówić, organizować

Możesz:

- Myśleć, że to cię nie dotyczy
- Albo przygotować się i przygotować innych

Wiedza, która nie jest przekazana - umiera. Lekcje, które nie są wyciągnięte - powtarzają się. Ludzie, którzy nie są przygotowani - giną.

Twój wybór:

Każdy medyk, którego przeszkolisz - uratuje życie. Każda rodzina, którą przygotujesz - przetrwa. Każda lekcja, którą przekażesz - zmniejszy liczbę trumien.

To nie jest teoria. To matematyka życia i śmierci.

KOŃCOWA MYŚL CZĘŚCI II

Ukraina 2022-2025 dała nam więcej wiedzy o medycynie bojowej niż dwadzieścia lat Iraku i Afganistanu.

Zapłacono za to najwyższą cenę.

Setki tysięcy rannych.

Dziesiątki tysięcy martwych.

Tysiące medyków, którzy ratowali, wypalali się, łamali, wracali do działania.

Ich krew to tusz, którym pisane są nowe protokoły.

Ich cierpienie to fundament, na którym stoi twoja wiedza.

Ich doświadczenie to instrukcja, która może uratować TWOJE życie i życie TWOICH rannych. Uszanuj to.

Nie przez minutę ciszy. Przez działanie.

Trenuj. Ucz. Przekazuj. Przygotowuj się i przygotowuj innych.

Bo wojna nadejdzie.

Zawsze nadchodzi.

I gdy nadejdzie - niech następni będą gotowi.

Niech mają wiedzę, która ratuje.

Niech nie powtarzają błędów które już kosztowały życie.

Niech przetrwają - i przekażą dalej.

To jest dziedzictwo.

To jest sens.

To jest, dlaczego ta książka istnieje.

ŹRÓDŁA I PODSTAWY CZĘŚCI II

- TCCC Guidelines 2023-2024 - Committee on Tactical Combat Casualty Care
- Raporty Wojskowego Instytutu Medycznego (Kijów) 2022-2024
- NATO Medical Lessons Learned - Ukraine 2022-2024
- Dokumentacja medyczna Azovstalu (przechwycona i przekazana)
- Relacje medyków z Bachmut, Mariupol, Awdijiwka, Charków
- MSF Reports - Ukraine Medical Response 2022-2024
- Instytut Zdrowia Psychicznego, Kijów - raport 2024
- Dane MON RP 2023-2024 - statystyki zdrowia psychicznego żołnierzy
- VA/DoD Clinical Practice Guidelines - PTSD, Suicide Prevention
- WHO Emergency Medical Teams - Ukraine Response
- ICRC Reports - Protection of Medical Mission 2022-2024
- Grossman, D. - On Killing, On Combat
- Hoge, C.W. - Once a Warrior, Always a Warrior
- Shay, J. - Achilles in Vietnam, Odysseus in America

CZĘŚĆ III: ŻOŁNIERZ Z NOŻEM W PUSTEJ ZBROI

"Wróciłem z wojny. Ciało całe, medale na piersi, dusza w gruzach. Stoję przed lustrem - widzę mundur, nie widzę człowieka. Zbroja jest, ale w środku pusto. Trzymam nóż, ale nie wiem przeciwko komu go użyć. Może przeciwko sobie." —
Major "Cień", 4 rotacje, 2 próby samobójcze

NIEWIDZIALNA WOJNA

W poprzednich częściach nauczyłeś się ratować ciała.
Tamować krwotoki opaską uciskową. Stabilizować kręgosłup.
Ewakuować rannych pod ogniem. Przetrwać oblężenie.
Działać w ekstremalnych warunkach.
Opanowałeś procedury medyczne.
Poznałeś błędy które kosztują życie.
Przeczytałeś lekcje pisane krwią w Mariupolu, Bachmucie, Awdijiwce.
Teraz czas na najtrudniejszą lekcję medycyny wojskowej.
Jak ratować duszę żołnierza.
Bo co z tego, że przeżyjesz wybuch, ostrzał snajperski, atak moździerzowy - jeśli potem przegrasz z własną głową?
Co z tego, że wrócisz do Polski z wszystkimi kończynami - jeśli w środku będziesz duchowo martwy?
Ta część traktuje o ranach których nie widać.
O krwotokach emocjonalnych których nie zatamuje tourniquet.
O śmierci psychicznej która przychodzi powoli, bezgłośnie, w zaciszu własnego domu.

STATYSTYKI KTÓRE PRZERAŻAJĄ

Polska (dane MON 2023-2024):

- **68%** żołnierzy po misjach zagranicznych - objawy zaburzeń psychicznych
- **43%** nie szuka pomocy z powodu wstydu
- **89%** ukrywa problemy przed przełożonymi
- **156** prób samobójczych w 2023 roku (wzrost o 34%)
- **47** samobójstw żołnierzy rocznie

Ukraina (Instytut Zdrowia Psychicznego, Kijów 2024):

- **91%** żołnierzy na froncie - objawy PTSD
- **76%** cierpi na zaburzenia depresyjne
- **84%** ma problemy ze snem
- **67%** ma myśli samobójcze
- **15-20** samobójstw dziennie w siłach zbrojnych

USA (statystyki VA 2024):

- **22** samobójstwa weteranów dziennie (ponad 8000 rocznie)
- **70%** nie korzystało z pomocy przed śmiercią
- **17,4 miliarda dolarów** rocznie na leczenie zdrowia psychicznego weteranów

To nie są liczby. To ludzie.

Żołnierze, którzy przeżyli piekło wojny - i przegrali z piekłem we własnej głowie.

DLA KOGO TA CZĘŚĆ

Dla weteranów: Jeśli wróciłeś i rozpadasz się - ta część jest dla ciebie. Nie jesteś sam. Nie jesteś chory. Nie jesteś słaby.

Jesteś ranny - psychicznie. I rany się leczy.

Dla żołnierzy przed wyjazdem: Wiedz co cię czeka. Nie wersję ocenzurowaną. Prawdę. Żebyś mógł się przygotować i rozpoznać sygnały, gdy przyjdą.

Dla rodzin: Żebyście rozumieli przez co przechodzi wasz bliski. Co to znaczy, gdy "wrócił, ale go nie ma". Jak pomóc. Kiedy szukać pomocy. Jak przetrwać razem.

Dla dowódców i kadry: Żebyście widzieli co dzieje się z waszymi ludźmi. Rozpoznawali sygnały. Reagowali zanim będzie za późno. Bo każde samobójstwo w jednostce to porażka systemu.

Dla medyków: Bo będziesz ratować nie tylko ciała. Będziesz pierwszym który zobaczy, że kolega się rozpada. Musisz wiedzieć co robić.

OSTRZEŻENIE

Ta część zawiera szczegółowe opisy:

- Myśli i zachowań samobójczych
- Depresji i innych zaburzeń psychicznych
- Uzależnień i autodestrukcji
- Przemocy i agresji

Może być wyzwalająca dla osób z problemami zdrowia psychicznego.

NATYCHMIAST PRZERWIJ CZYTANIE, jeśli:

- Masz myśli samobójcze
- Czujesz się przytłoczony opisami
- Rozpoznajesz w sobie opisane objawy i czujesz pogorszenie

ZADZWOŃ:

- **116 123** - Telefon Zaufania (całodobowo, bezpłatnie)
- **112** - Pogotowie

- **800 70 222** - Centrum Interwencji Kryzysowej

Nie czytaj dalej, jeśli to cię rani. Szukaj pomocy. Ta książka może poczekać. Twoje życie nie może.

STRUKTURA CZĘŚCI III

Rozdział 6: Gdy zbroja jest pusta Dystymia, depresja, syndrom impostera, życie na autopilocie, bezsenność.

Ciche zabijanie, które nie krzyczy - szepcze.

I dlatego jest bardziej niebezpieczne.

Rozdział 7: Nóż, który tnie do wewnątrz Samobójstwa, autodestrukcja, alkohol, narkotyki, agresja, adrenalina jako narkotyk. Gdy broń, której używasz przeciwko wrogowi - obracasz przeciwko sobie.

Rozdział 8: Wojna, która się nie kończy PTSD, flashbacki, rodzina jako front, izolacja, toksyczna męskość, adaptacja cywilna, powrót, którego nie ma. Wojna kończy się podpisaniem rozejmu.

W głowie żołnierza może trwać dziesiątki lat.

ZANIM ZACZNIESZ

Przeczytaj to powoli.

Nie jako materiał do zaliczenia. Jako lustro.

Jeśli rozpoznasz siebie - to dobrze. Rozpoznanie to pierwszy krok.

Jeśli rozpoznasz kolegę - działaj. Nie czekaj.

Rozmowa może uratować życie.

Jeśli rozpoznasz bliskiego - bądź przy nim.

Nie oceniaj. Nie naprawiaj. Bądź.

Ta część nie jest o słabości. Jest o ranach.

Rany wojenne - widoczne i niewidoczne - nie są wstydem.

Są ceną, którą płacisz za służbę.

I zasługujesz na leczenie.

Tak samo jak ranny z przestrzelonym brzuchem.

ROZDZIAŁ 6: GDY ZBROJA JEST PUSTA

"Niewidoczne rany duszy zabijają więcej żołnierzy niż wszystkie ładunki wybuchowe razem wzięte." —

Prof. dr hab. Janusz Heitzman, psychiatra sądowy

6.1. DYSTYMIA - CICHY ZABÓJCA WETERANA

"PTSD krzyczy. Dystymia szepcze. I dlatego jest bardziej niebezpieczna. Bo gdy w końcu usłyszysz ten szept, może być za późno." — Major "Cień", 4 rotacje w Afganistanie

CZYM JEST DYSTYMIA

Nie depresja, która powala na łopatki. Coś gorszego.

Dystymia to przewlekła forma depresji o łagodniejszym nasileniu, ale trwająca **znacznie dłużej** - minimum 2 lata u dorosłych.

Różnica:

Depresja klasyczna: Gwałtowny spadek. Intensywne objawy. Leżysz i nie możesz wstać. Krótszy okres. Ludzie widzą, że coś jest nie tak.

Dystymia: Łagodny, ale ciągły spadek. Jak powolne wyciekanie powietrza z opony. Funkcjonujesz - ale na 60%. Przez lata.

Nikt nie widzi. Ty sam nie wiesz, że coś jest nie tak. Bo nie pamiętasz, jak było "normalnie".

Dlatego jest bardziej niebezpieczna:

- Nie szukasz pomocy - bo "dajesz radę"

- Nie rozpoznajesz problemu - bo nie ma dramatycznych objawów
- Trwa latami - zanim ktokolwiek zareaguje
- Niszczy powoli - związki, karierę, sens życia

STATYSTYKI W POLSKICH SIŁACH ZBROJNYCH

Badanie Wojskowego Instytutu Medycznego (2024) - 3247 żołnierzy:

Częstość występowania:

- Żołnierze **po misjach zagranicznych:** 67,3% (vs 3,2% populacja ogólna)
- Żołnierze **bez misji:** 31,1%
- Po **pierwszej rotacji:** 45,2%
- Po **drugiej rotacji:** 72,8%
- Po **trzeciej i kolejnych:** 89,4%

Kiedy pojawiają się objawy:

- Podczas misji: 23,1%
- Pierwsze 3 miesiące po powrocie: 41,7%
- 3-6 miesięcy po powrocie: 28,9%
- Po roku: 6,3%

Różnice według stopni:

- Szeregowi i kaprale: 71,2%
- Sierżanci i chorążowie: 68,9%
- Oficerowie młodsi: 64,1%
- Oficerowie starsi: 59,8%

Wniosek: Im więcej rotacji, tym większe ryzyko. Prawie 90% po trzeciej rotacji.

JAK ROZPOZNAĆ DYSTYMIĘ

Sygnały u siebie:

- "Wszystko jest w porządku, ale..."
  (nie potrafisz określić co jest nie tak)
- Utrata zainteresowania hobby które kiedyś sprawiały radość
- Przewlekłe zmęczenie bez związku z wysiłkiem fizycznym
- Trudności z koncentracją podczas rutynowych zadań
- Poczucie beznadziejności bez konkretnego powodu
- Wycofywanie się od kolegów i rodziny
- "Funkcjonuję jak robot, na autopilocie"
- Problemy ze snem - za dużo albo za mało
- Wszystko jest "ech" - nic nie cieszy, nic nie martwi

Sygnały u kolegi:

- "Zgasł" - wykonuje zadania, ale bez zaangażowania
- Nie reaguje na żarty, nie inicjuje rozmów
- Unika spotkań towarzyskich, grilli jednostkowych
- Zwiększone spożycie alkoholu, kawy, papierosów
- Odpowiada monosylabami, unika dłuższych rozmów
- "Jest obecny fizycznie, ale go mentalnie nie ma"
- Brak spontaniczności - wszystko musi być zaplanowane
- Przestał dbać o wygląd, mundur, sprzęt

Kluczowy test: Czy pamiętasz, kiedy ostatnio czułeś prawdziwą radość? Nie "było OK" - prawdziwą radość.

Jeśli nie pamiętasz lub musisz się zastanawiać dłużej niż 10 sekund - to sygnał ostrzegawczy.

CO DZIEJE SIĘ W MÓZGU

Zmiany strukturalne (badania rezonansu):

- **Hipokamp:** zmniejszenie objętości o 25-30% (problemy z pamięcią)
- **Ciało migdałowate:** zwiększenie aktywności o 127% (ciągła czujność)
- **Kora przedczołowa:** zaburzenia funkcji wykonawczych (decyzje, planowanie)
- **Połączenia między strukturami:** zaburzona komunikacja

Zmiany w neuroprzekaźnikach:

- **Serotonina:** spadek o 34% (regulacja nastroju)
- **Noradrenalina:** wzrost o 156% (stan chronicznego pobudzenia)
- **Dopamina:** spadek o 28% (brak motywacji, anhedonia)
- **GABA:** spadek o 19% (trudności z relaksacją)

Co to znaczy po ludzku: Twój mózg fizycznie się zmienił.
To nie "masz zły charakter" ani "musisz się wziąć w garść".
To zmiany biologiczne które wymagają leczenia - tak samo jak złamana kość.

6.2. ŻYCIE Z PRZEWLEKŁĄ DEPRESJĄ

"Depresja to nie smutek. Smutek czujesz. Depresja to, gdy nie czujesz niczego. Pustka, która boli bardziej niż jakikolwiek ból."

CZYM RÓŻNI SIĘ OD DYSTYMII

Dystymia to tło. Ciągłe, niskie, przewlekłe.
Depresja to epizody. Głębokie, intensywne, paraliżujące.
Wielu weteranów ma **obie** - dystymię jako tło, z epizodami głębokiej depresji na dodatek.

To nazywa się "podwójna depresja" i jest szczególnie trudne do leczenia.

OBJAWY DEPRESJI KLINICZNEJ

Podstawowe (minimum 5 przez 2+ tygodnie):

1. **Obniżony nastrój** przez większość dnia, prawie codziennie
2. **Utrata zainteresowania** przyjemnymi aktywnościami
3. **Zmiana wagi** (spadek lub przyrost >5% w miesiąc)
4. **Zaburzenia snu** (bezsenność lub nadmierna senność)
5. **Pobudzenie lub spowolnienie** psychoruchowe
6. **Zmęczenie** lub utrata energii
7. **Poczucie bezwartościowości** lub nadmierna wina
8. **Trudności z koncentracją** lub podejmowaniem decyzji
9. **Myśli o śmierci** lub samobójstwie

Specyficzne dla weteranów:

- "Nie zasługuję na życie, gdy oni nie żyją" (wina ocalałego)
- "Zrobiłem rzeczy, które mnie dyskwalifikują jako człowieka" (uraz moralny)
- "Nikt nie może mi pomóc, bo nikt nie rozumie"
- "Byłem kimś na wojnie. Tu jestem nikim."
- "Wszyscy byliby lepiej beze mnie"

DEPRESJA A SAMOBÓJSTWO

Statystyki:

- **67%** samobójstw weteranów - depresja jako główna przyczyna
- **89%** miało objawy depresji w ostatnich 6 miesiącach przed śmiercią
- **70%** NIE było w leczeniu

Znaki, że depresja przechodzi w myśli samobójcze:

- Beznadziejność: "Nic się nie zmieni", "Nie ma wyjścia"
- Poczucie bycia ciężarem: "Lepiej dla wszystkich gdybym nie żył"
- Izolacja totalna: odcięcie od wszystkich
- Spokój po długim kryzysie: "Podjąłem decyzję" (ulga z decyzji o samobójstwie)
- Rozdawanie rzeczy, załatwianie spraw, pożegnania

Jeśli to ty: Zadzwoń TERAZ: **116 123** To nie słabość. To ratowanie życia. Twojego życia.

6.3. SYNDROM IMPOSTERA WETERANA

"Nie widziałem prawdziwej walki. Inni mieli gorzej. Nie mam prawa nazywać się weteranem. Nie mam prawa cierpieć."

CO TO JEST

Przekonanie, że "nie zasługujesz" na bycie weteranem.

Że twoje doświadczenia są "niewystarczające".

Że inni mieli gorzej więc ty nie masz prawa narzekać.

Że twoje cierpienie jest "przesadzone".

Statystyki:

- **67%** weteranów doświadcza syndromu impostera
- Najczęściej: role wspierające (medycy, logistyka, łączność)
- Paradoks: często najbardziej doświadczeni czują się "niewystarczający"

JAK SIĘ OBJAWIA

"Nie byłem w prawdziwej walce"

- Ale byłeś w strefie działań

- Ale słyszałeś ostrzał
- Ale widziałeś rannych i martwych
- Ale żyłeś w ciągłym zagrożeniu

"Inni mieli gorzej"

- Zawsze ktoś miał gorzej
- To nie unieważnia twojego doświadczenia
- Trauma to nie konkurs

"Jako medyk/logistyk/łącznościowiec nie walczyłem"

- Ratowałeś życie
- Widziałeś rzeczy, których cywile nie zobaczą nigdy
- Byłeś w miejscu, gdzie ludzie ginęli

"Nie mam prawa do PTSD"

- PTSD nie wymaga "pozwolenia"
- Twój mózg zareagował na zagrożenie
- To fizjologia, nie zasługi

PRAWDA

Byłeś na wojnie. To wystarczy.

Widziałeś śmierć. To wystarczy.

Żyłeś w zagrożeniu. To wystarczy.

Twój mózg zareagował stresem. To normalne.

Twoje cierpienie jest prawdziwe. Niezależnie co widzieli inni.

Nie ma "wystarczająco traumatycznego" progu.

Jeśli cierpisz - cierpisz. I zasługujesz na pomoc.

6.4. FUNKCJONALNY TRUP - ŻYCIE NA AUTOPILOCIE

"Wstaję. Ubieram się. Idę do pracy. Wracam. Jem. Śpię. Powtarzam. Nie żyję - egzystuję. Ciało działa, dusza dawno umarła."

CO TO JEST

Najtrudniejszy do rozpoznania stan. Bo z zewnątrz wygląda "normalnie".

Chodzisz. Mówisz. Pracujesz. Płacisz rachunki.

Ale w środku - pustka.

Charakterystyka:

- **Działanie mechaniczne** - robisz co musisz, bez zaangażowania
- **Brak emocji** - ani dobrych, ani złych, nic
- **Dysocjacja** - patrzysz na swoje życie jakby z boku
- **Anhedonia** - nic nie sprawia radości
- **Depersonalizacja** - "to nie ja"
- **Derealizacja** - "to nie prawdziwe"

JAK TO WYGLĄDA

Poranek: Budzik dzwoni. Wstajesz. Nie dlatego że chcesz - bo tak trzeba. Prysznic. Ubranie. Kawa. Nie czujesz smaku. Nie czujesz nic.

Praca: Wykonujesz zadania. Poprawnie. Mechanicznie.

Ktoś pyta, jak się masz. "Dobrze" - automatyczna odpowiedź.

Nie kłamiesz świadomie. Po prostu nie wiesz jak się masz.

Dom: Siadasz. Telewizor. Nie oglądasz - telewizor ogląda ciebie.

Godziny mijają. Nie wiesz na co patrzyłeś. Kolacja. Smak?

Jaki smak. Łóżko. Sen? Może.

Może leżenie z otwartymi oczami. *Powtórz.*

DLACZEGO TO GROŹNE

- **Nie szukasz pomocy** - bo "funkcjonujesz"
- **Nikt nie widzi problemu** - bo wyglądasz normalnie
- **Trwa latami** - powoli konsumując twoje życie
- **Może przejść w depresję głęboką** - lub samobójstwo "znikąd"
- **Niszczy relacje** - bo nie jesteś naprawdę obecny

Ludzie w tym stanie często mówią:

- "Nie jestem smutny, nic nie czuję"
- "Nie wiem czy jestem szczęśliwy czy nie"
- "Wszystko mi jedno"
- "Nic nie ma sensu, ale nie w dramatyczny sposób"

6.5. BEZSENNOŚĆ - GDY NOC STAJE SIĘ WROGIEM

"Na wojnie nie spałem, bo mogłem zginąć.

W domu nie śpię, bo gdy zamykam oczy - wracam tam."

RODZAJE BEZSENNOŚCI WETERANÓW

Bezsenność z czujności:

- Nie możesz zasnąć, bo ciało jest w trybie "alert"
- Każdy dźwięk budzi
- Musisz sprawdzać okna, drzwi, dom
- Sen oznacza bezbronność - mózg nie pozwala

Bezsenność z koszmarów:

- Boisz się zasnąć, bo wiesz co przyjdzie
- Budzisz się z krzykiem
- Budzisz się zlany potem
- Wolisz nie spać niż przeżywać to znowu

Bezsenność z myśli:

- Leżysz i myślisz
- Ruminacje - te same wspomnienia w kółko
- "Co, jeśli zrobiłbym inaczej"
- Mózg nie chce się wyłączyć

Bezsenność z depresji:

- Wczesne budzenie (3-4 rano)
- Albo nadmierna senność (15+ godzin)
- Sen nie regeneruje - budzisz się zmęczony

KONSEKWENCJE

Fizyczne:

- Osłabienie układu odpornościowego
- Problemy sercowo-naczyniowe
- Otyłość, cukrzyca
- Przyspieszenie starzenia

Psychiczne:

- Pogorszenie depresji
- Nasilenie PTSD
- Trudności z koncentracją
- Drażliwość, wybuchy złości
- Zwiększone ryzyko samobójstwa

Społeczne:

- Problemy w pracy
- Konflikty w rodzinie
- Izolacja
- Wypadki (zasypanie za kierownicą)

Statystyki:

- **84%** żołnierzy frontowych - problemy ze snem
- **40%** weteranów - przewlekła bezsenność
- Bezsenność zwiększa ryzyko samobójstwa **3-krotnie**

CO POMAGA

Higiena snu:

- Regularność - ta sama pora zasypiania/budzenia
- Ciemność - zasłony zaciemniające, brak ekranów
- Chłód - 18-20°C optymalne
- Cisza - zatyczki, biały szum
- Rutyna - te same czynności przed snem

Bezpieczeństwo:

- Sprawdź dom RAZ przed snem - potem nie sprawdzaj
- Partner wie, że możesz krzyczeć przez sen
- Brak broni w sypialni (w sejfie w innym pokoju)
- "Bezpieczna" pozycja - plecami do ściany, jeśli musisz

Profesjonalne:

- Terapia poznawczo-behawioralna bezsenności (CBT-I) - najskuteczniejsza
- Leki - krótkoterminowo, pod kontrolą lekarza
- Leczenie PTSD - bo bezsenność to często objaw
- Leczenie depresji - j.w.

Czego NIE robić:

- Alkohol - pogarsza jakość snu
- Ekrany przed snem - niebieskie światło
- Kofeina po 14:00
- Długie drzemki w ciągu dnia

- Leżenie w łóżku, gdy nie możesz zasnąć (wstań, zrób coś nudnego, wróć)

PODSUMOWANIE ROZDZIAŁU 6

Zbroja jest pusta, gdy:

- **Dystymia** - żyjesz na 60% przez lata i nie wiesz, że coś jest nie tak
- **Depresja** - nie smutek, pustka, która boli bardziej niż ból
- **Syndrom impostera** - "nie zasługuję na bycie weteranem, na cierpienie, na pomoc"
- **Funkcjonalny trup** - ciało działa, dusza umarła, nikt nie widzi
- **Bezsenność** - noc jako wróg, sen jako zagrożenie

To nie słabość. To rany.

Rany psychiczne są tak samo prawdziwe jak rany fizyczne.

Wymagają leczenia. Zasługujesz na leczenie.

Rozpoznanie to pierwszy krok.

Jeśli rozpoznałeś siebie - nie ignoruj.

Działaj. Szukaj pomocy.

To nie wstyd. To odwaga.

Kontakty:

- **116 123** - Telefon Zaufania (24/7)
- **112** - Pogotowie
- **800 70 222** - Centrum Interwencji Kryzysowej

ROZDZIAŁ 7: NÓŻ KTÓRY TNIE DO WEWNĄTRZ

"Najgorsza broń to ta, której nie widać na polu walki. Nóż depresji, lęku, desperacji. Tnie od środka, po cichu, systematycznie. A żołnierz sam go sobie podaje do ręki." — Dr hab. Maria Oquendo, specjalista od samobójstw, Uniwersytet Columbia

---

7.1. SAMOBÓJSTWA WETERANÓW - OSTATECZNE ROZWIĄZANIE

"Każdy żołnierz, który odebrał sobie życie, to porażka nas wszystkich. Systemu, kolegów, rodziny, dowódców. Ale przede wszystkim - to znaczy, że wojna wygrała kolejną bitwę." — Generał "Feniks", po stracie 7 żołnierzy w jednostce

STATYSTYKI KTÓRE MUSISZ ZNAĆ

Polska (dane MON 2024):

- **47** samobójstw żołnierzy rocznie
- **156** prób samobójczych zgłoszonych oficjalnie (szacuje się 3x więcej niezgłoszonych)
- **23,4** na 100 000 żołnierzy (vs 16,2 w populacji cywilnej)
- Średni wiek: **28,3 lat**
- **75%** to żołnierze po misjach zagranicznych

USA (statystyki VA 2024):

- **22** samobójstwa weteranów **dziennie**
- Ponad **8000** rocznie
- **31,9** na 100 000 (vs 14,1 w populacji cywilnej)
- **70%** nie korzystało z pomocy przed śmiercią
- Kobiety weteranki: **2,2x** wyższy wskaźnik niż cywilne kobiety

Ukraina (2024):

- **15-20** samobójstw dziennie w siłach zbrojnych
- Brak dokładnych danych - chaos wojenny
- Szacunki mówią o tysiącach rocznie

Wniosek: Samobójstwo to nie jednostkowy przypadek. To epidemia. Zabija więcej weteranów niż wróg.

KTO JEST NAJBARDZIEJ ZAGROŻONY

Analiza 47 samobójstw żołnierzy WP (2024) - WIM + IPiN:

Charakterystyka demograficzna:

- Wiek: 19-45 lat (mediana 28,3)
- Służba: 76,6% zawodowa, 23,4% zasadnicza/dobrowolna
- Stan cywilny: 51,1% kawaler, 34,0% żonaty, 14,9% po rozwodzie
- Dzieci: 38,3% miało dzieci
- Wykształcenie: 42,6% średnie, 31,9% wyższe, 25,5% zawodowe

Charakterystyka służbowa:

- Rodzaj wojsk: 34,0% Wojska Lądowe, 21,3% WOT, 17,0% Siły Powietrzne
- Misje zagraniczne: 76,6% (średnio 2,1 rotacji)
- Ostatnia misja: średnio 18,7 miesięcy przed samobójstwem
- Problemy służbowe: 63,8% miało problemy dyscyplinarne w ostatnim roku

Czynniki najwyższego ryzyka:

Czynnik	Wzrost ryzyka
Poprzednia próba samobójcza	**8,47x**
Dostęp do broni służbowej w domu	**6,23x**
Alkohol + depresja jednocześnie	**5,89x**
Izolacja społeczna >3 miesiące	**5,12x**
PTSD nieleczony	**4,33x**
Rozwód w ostatnim roku	**3,78x**
Utrata pracy/degradacja	**3,21x**
Śmierć bliskiego	**2,89x**

JAK PRZEBIEGA PROCES SAMOBÓJCZY

Samobójstwo to nie jednorazowa decyzja. To proces.

Trwa tygodnie, miesiące. Rozpoznanie etapów może uratować życie.

FAZA 1: MYŚLI BIERNE (tygodnie/miesiące)

- "Lepiej by było gdybym nie żył"
- "Wszyscy byliby szczęśliwsi beze mnie"
- "Nie widzę sensu dalszego życia"
- Częstość: **67,3%** żołnierzy po misjach

FAZA 2: MYŚLI AKTYWNE (tygodnie)

- "Chcę się zabić"
- "Myślę o śmierci kilka razy dziennie"
- "Szukam sposobów, żeby to zrobić"
- Częstość: **31,4%** żołnierzy po misjach

FAZA 3: PLANOWANIE (dni/tygodnie)

- Konkretna metoda wybrana
- Miejsce i czas określone

- Dostęp do środków sprawdzony
- Częstość: **12,7%** żołnierzy po misjach

FAZA 4: PRZYGOTOWANIA (godziny/dni)

- Pożegnania bezpośrednie lub ukryte
- Rozdawanie cennych rzeczy
- Nagła poprawa nastroju ("ulga z powodu decyzji")
- Załatwianie spraw życiowych - testament, długi, przeprosiny

FAZA 5: PRÓBA (minuty/godziny)

- Ostateczna decyzja
- Wykonanie zaplanowanej metody
- Punkt bez powrotu

Kluczowe: Między fazami jest czas. Interwencja w każdej fazie może uratować życie. Im wcześniej - tym łatwiej.

ZNAKI OSTRZEGAWCZE - ROZPOZNAJ

● BEZPOŚREDNIE ZAGROŻENIE (24-48 godzin) - DZIAŁAJ NATYCHMIAST:

- Konkretny plan + dostęp do środków
- Nagła poprawa nastroju po okresie głębokiej depresji
- Pożegnania: "To może ostatni raz się widzimy"
- Rozdawanie rzeczy: broń, wyposażenie, pamiątki
- Załatwianie spraw: testament, spłaty długów, przeprosiny
- Izolacja: unikanie kontaktu z rodziną i przyjaciółmi
- Słowne sygnały: "Już nie będę problemem", "Niedługo się to skończy"

☐ WYSOKIE RYZYKO (dni/tygodnie) - SZUKAJ POMOCY:

- Szukanie metod: wyszukiwanie w internecie, zwiedzanie mostów

- Alkohol + broń: dostęp do obu jednocześnie
- Skrajnie mało snu: <3 godziny przez >5 dni
- Pobudzenie psychomotoryczne: nie może usiedzieć, chodzi w kółko
- Beznadziejność: "Nic się już nie zmieni", "Nie ma wyjścia"

☐ **UMIARKOWANE RYZYKO (tygodnie/miesiące) - MONITORUJ:**

- Zwiększone używanie alkoholu lub narkotyków
- Wycofanie się ze służby: brak motywacji, nieobecności
- Problemy ze snem: bezsenność lub nadmierna senność
- Drażliwość: wybuchy gniewu, konflikty
- Fascynacja śmiercią: częste mówienie o śmierci

CO ROBIĆ - PROTOKÓŁ INTERWENCJI

Jeśli to TY:

1. **Oddaj broń** - komuś zaufanemu, TERAZ
   - Nie "schowam" - ODDAJ
   - Dostęp do broni = 6x wyższe ryzyko
2. **Zadzwoń** - 116 123 - TERAZ
   - Telefon Zaufania, całodobowo, bezpłatnie
   - Nie musisz podawać nazwiska
   - Możesz się rozłączyć, gdy chcesz
3. **Powiedz komuś** - TERAZ
   - Kolega, rodzina, kapelan, ktokolwiek
   - "Mam myśli samobójcze" - te słowa ratują życie
   - Nie musisz tłumaczyć, dlaczego - tylko powiedzieć
4. **Nie bądź sam** - TERAZ
   - Do kogoś lub ktoś do ciebie

- Noc to najgorsza pora - nie zostawaj sam w nocy
- Jeśli nie masz nikogo - idź na SOR

Jeśli to KOLEGA:

1. **Pytaj wprost**
   - "Czy myślisz o samobójstwie?"
   - To pytanie NIE zwiększa ryzyka - zmniejsza
   - Daje pozwolenie na rozmowę
2. **Słuchaj**
   - Bez oceniania
   - Bez "weź się w garść"
   - Bez "pomyśl o rodzinie"
   - Po prostu słuchaj
3. **Zostań**
   - Nie zostawiaj samego
   - Fizyczna obecność
   - "Jestem tu. Nie odchodzę."
4. **Usuń środki**
   - Broń - zabierz lub zamknij
   - Leki - zabierz nadmiar
   - Alkohol - usuń
5. **Doprowadź do pomocy**
   - Lekarz, psycholog, SOR
   - Jedź z nim - nie wysyłaj samego
   - Zostań aż przejmie profesjonalista

NUMERY TELEFONÓW - ZAPISZ, ZAPAMIĘTAJ, PRZEKAŻ

Kryzys natychmiastowy:

- **112** - Pogotowie Ratunkowe
- **116 123** - Telefon Zaufania (24/7, bezpłatny)
- **800 70 222** - Centrum Interwencji Kryzysowej (24/7)

Dla żołnierzy i weteranów:

- **261 879 016** - Wojskowa Służba Zdrowia Psychicznego
- **22 278 62 00** - Wojskowy Instytut Medyczny
- **Fundacja Weteran** - fundacjaweteran.pl

SMS, jeśli nie możesz mówić:

- **8148** - SMS Zaufania dla Dorosłych

7.2. AUTODESTRUKCJA JAKO SPOSÓB RADZENIA

"Nie mogłem niczego czuć po powrocie. Więc zacząłem się ciąć żyletką. Przynajmniej ten ból był prawdziwy, realny. Wiedziałem, że jeszcze żyję." — Szeregowy "Ostrze", 23 lata, 14 blizn na przedramionach

---

CO TO JEST SAMOOKALECZANIE

Celowe, bezpośrednie niszczenie tkanek własnego ciała **bez intencji samobójczych**.

Kluczowa różnica:

- Samobójstwo = chcę umrzeć
- Samookaleczanie = chcę poczuć coś / przestać czuć coś / ukarać się

Statystyki w wojsku polskim (WIM + IPiN, 2024):

- Kiedykolwiek w życiu: **34,7%** (vs 17,2% populacja cywilna)

- W ostatnim roku: **18,9%**
- Po misjach zagranicznych: **43,1%**
- Jednostki bojowe: **51,7%**
- Wojska Specjalne: **67,8%** (najwyższy wskaźnik)
- Kobiety żołnierze: **52,1%** vs 31,7% mężczyźni

RODZAJE

Bezpośrednie:

- Cięcie się (78,3% przypadków) - żyletka, nóż, szkło
- Oparzenia - papierosy, zapalniczki, rozgrzany metal
- Uderzenia - pięścią o ścianę, głową o twarde powierzchnie
- Drapanie - paznokciami do krwi
- Wyrywanie włosów

Pośrednie:

- Ryzykowne zachowania - jazda pod wpływem, ekstremalne sporty bez zabezpieczeń
- Nadużywanie substancji - alkohol, narkotyki jako forma autodestrukcji
- Ryzykowne zachowania seksualne
- Zaniedbywanie zdrowia - ignorowanie chorób i ran
- Prowokowanie bójek

DLACZEGO TO ROBIĄ

Neurobiologia:

- Uwolnienie endorfin: wzrost o **300-500%** podczas cięcia
- Receptory opioidowe: aktywacja daje tymczasową ulgę
- Wzorzec uzależnienia: tolerancja rośnie, trzeba więcej

Psychologia:

"Żeby coś poczuć": Gdy wszystko jest otępione, ból fizyczny jest CZYMŚ. Dowodem, że żyjesz.

"Żeby przestać czuć": Paradoksalnie - ból fizyczny może zagłuszyć ból emocjonalny.

"Przynajmniej tym bólem mogę zarządzać."

"Żeby ukarać się":

"Zasługuję na ból. Zrobiłem rzeczy, za które powinienem cierpieć."

"Żeby zakomunikować":

"Nie potrafię powiedzieć słowami jak bardzo cierpię.
Więc pokazuję."

"Żeby mieć kontrolę":

"Nic nie kontroluję. Ale TYM mogę zarządzać."

CO ROBIĆ

Jeśli to ty:

1. **Nie oceniaj się** - to mechanizm radzenia, nie "bycie świrem"
2. **Szukaj pomocy** - psycholog, psychiatra, telefon zaufania
3. **Opóźniaj** - gdy masz impuls, poczekaj 10 minut. Potem kolejne 10.
4. **Substytuty** - gumka recepturka na nadgarstku (pstryknięcie), lód w dłoni, zimny prysznic
5. **Nie sam** - powiedz komuś. Wstydu nie ma - jest choroba i leczenie.

Jeśli to kolega:

1. **Nie reaguj paniką** - spokój. Panika pogarsza.
2. **Nie oceniaj** - "Po co to robisz?" - złe pytanie. "Jak mogę pomóc?" - dobre.

3. **Słuchaj** - bez rad, bez rozwiązań, słuchaj
4. **Bądź** - obecność jest ważniejsza niż słowa
5. **Pomóż znaleźć pomoc** - nie musisz leczyć, ale możesz towarzyszyć do specjalisty

---

7.3. ALKOHOL - FAŁSZYWY PRZYJACIEL

"Piłem, żeby zasnąć. Piłem, żeby zapomnieć. Piłem, żeby wytrzymać. Potem piłem, żeby wstać. Potem piłem, żeby żyć. Aż prawie zapiłem się na śmierć." — Sierżant "Butelka", 15 lat służby, 3 odwyki

STATYSTYKI

Polska (wojsko):

- **89%** żołnierzy na froncie/po misjach pije alkohol
- **67%** problematyczne picie (więcej niż "okazjonalnie")
- **34%** spełnia kryteria uzależnienia
- **45%** pije codziennie lub prawie codziennie

Powiązania:

- Alkohol + depresja = **5,89x** ryzyko samobójstwa
- Alkohol obecny w **67%** samobójstw weteranów
- Alkohol = czynnik w **52%** przemocy domowej weteranów

DLACZEGO ŻOŁNIERZE PIJĄ

"Żeby zasnąć": Alkohol = depresant. Zwalnia mózg.

Wydaje się, że pomaga zasnąć. Ale: degraduje jakość snu.

Budzisz się gorszy.

"Żeby zapomnieć": Alkohol tłumi wspomnienia. Tymczasowo.

Potem wracają - silniejsze. I potrzebujesz więcej alkoholu.

"Żeby wytrzymać towarzysko": Spotkania = stres dla weterana. Alkohol = "lubrikant społeczny". Problem: bez alkoholu nie umiesz już być z ludźmi.

"Żeby poczuć coś dobrego": Alkohol = krótkotrwałe podniesienie nastroju. Potem spadek. Potem potrzebujesz więcej. Błędne koło.

"Bo wszyscy piją": Kultura wojskowa. "Prawdziwy żołnierz pije." Presja rówieśnicza. Tradycja. I tysiące uzależnionych.

KIEDY TO JUŻ PROBLEM

Sygnały ostrzegawcze:

- Pijesz sam (nie towarzysko)
- Pijesz, żeby zasnąć / funkcjonować / wytrzymać
- Potrzebujesz więcej niż kiedyś (tolerancja)
- Nie możesz przestać, gdy zaczniesz
- Pijesz rano / w pracy / przed ważnymi rzeczami
- Ukrywasz picie przed rodziną
- Konflikty z powodu picia (rodzina, praca, prawo)
- Przerwa w piciu = złe samopoczucie fizyczne (odstawienie)
- Obiecujesz sobie, że przestaniesz - i nie przestajesz

Jeśli 3+ zaznaczone - masz problem. Szukaj pomocy.

CO ROBIĆ

Jeśli rozpoznajesz u siebie:

1. **Przyznaj** - najtrudniejsze. "Mam problem z alkoholem."
2. **Nie sam** - uzależnienie wygrywa z samotnymi. Szukaj pomocy.
3. **Specjalista** - psychiatra, terapeuta uzależnień, poradnia
4. **Grupa** - AA, grupy dla weteranów, ludzie, którzy rozumieją

5. **Odwyk** - czasem jedyna opcja. Nie wstyd - leczenie.

Jeśli to kolega:

1. **Mów wprost** - "Widzę, że pijesz coraz więcej. Martwię się."
2. **Nie oceniaj** - "Jesteś alkoholikiem" = zamknięcie. "Widzę, że masz ciężko" = otwarcie.
3. **Nie pomagaj pić** - nie kupuj, nie częstuj, nie pij razem
4. **Bądź gdy trzeźwy** - pokazuj, że relacja możliwa bez alkoholu
5. **Pomóż znaleźć pomoc** - informacje, kontakty, towarzystwo do specjalisty

---

7.4. NARKOTYKI I LEKI - UCIECZKA W CHEMIĘ

"Zaczęło się od leków przeciwbólowych po urazie. Potem brałem więcej. Potem kupowałem na czarno. Potem heroina była tańsza. Byłem żołnierzem. Zostałem ćpunem."

SKALA PROBLEMU

Najczęściej nadużywane przez weteranów:

Opioidy (leki przeciwbólowe):

- Morfina, fentanyl, tramadol, oksykodon
- Często zaczyna się od legalnej recepty na ból
- **23%** weteranów z przepisanymi opioidami rozwija uzależnienie
- Przedawkowanie opioidów = główna przyczyna zgonów narkotykowych

Benzodiazepiny (leki uspokajające):

- Xanax, Relanium, Clonazepam
- Przepisywane na lęk i bezsenność
- Szybko uzależniają

- Odstawienie może być śmiertelne

Stymulanty:

- Amfetamina, kokaina, MDMA
- "Żeby poczuć energię", "żeby zapomnieć"
- Pogłębiają depresję po zejściu

Marihuana:

- Najbardziej rozpowszechniona
- "Pomaga na PTSD" - krótkoterminowo tak, długoterminowo pogarsza
- Uzależnia psychicznie

MECHANIZM

1. **Ból** (fizyczny lub psychiczny)
2. **Substancja** (ulga)
3. **Mózg** (zapamiętuje: ból → substancja → ulga)
4. **Tolerancja** (potrzeba więcej)
5. **Uzależnienie** (bez substancji = nie funkcjonujesz)
6. **Eskalacja** (silniejsze substancje, większe dawki)
7. **Katastrofa** (zdrowie, relacje, finanse, życie)

CO ROBIĆ

Tak samo jak z alkoholem:

- Przyznaj
- Nie sam
- Specjalista (poradnia uzależnień, psychiatra)
- Odwyk (często konieczny przy opioidach, benzodiazeponach)
- Grupa (NA - Narcotics Anonymous)

Ważne: Odstawienie niektórych substancji (opioidy, benzodiazepiny, alkohol) może być **śmiertelne**. NIE rób tego sam. Pod opieką medyczną.

7.5. AGRESJA BEZ WROGA

"Na wojnie agresja ratowała życie. W domu niszczy wszystko. Żonę, dzieci, karierę. Ale nie umiem przestać. Wróg zniknął, ale agresja została."

DLACZEGO WETERANI SĄ AGRESYWNI

Neurobiologia:

- Ciało migdałowate (ośrodek strachu/agresji) nadaktywne
- Kortyzol chronicznie podwyższony
- Reakcja "walcz lub uciekaj" aktywuje się na błahe bodźce
- Mózg nie rozróżnia prawdziwego zagrożenia od dyskomfortu

Psychologia:

- Agresja była adaptacyjna na wojnie - chroniła życie
- Odruch przenosi się do cywila
- Hypervigilance - ciągłe skanowanie zagrożeń
- "Lepiej uderzyć pierwszy niż być zaskoczonym"

Wyzwalacze:

- Głośne dźwięki (podmuch, strzał = alarm w mózgu)
- Tłum, brak kontroli nad otoczeniem
- Poczucie lekceważenia lub braku szacunku
- Bycie zaskoczonym (dotyk od tyłu)
- Alkohol (usuwa hamulce)

STATYSTYKI

- **52%** weteranów z PTSD - epizody agresji
- **3x** więcej przemocy domowej w rodzinach weteranów
- **78%** weteranów agresywnych - nieleczony PTSD
- **67%** epizodów agresywnych - alkohol jako czynnik

CO ROBIĆ

Jeśli to ty:

1. **Rozpoznaj wyzwalacze** - co cię odpala?
2. **Wyjdź** - gdy czujesz, że narasta, WYJDŹ z sytuacji
3. **Ochłoń** - fizycznie. Zimna woda, spacer, oddech.
4. **Nie pij** - alkohol + twoja agresja = katastrofa
5. **Leczenie** - terapia zarządzania gniewem, leczenie PTSD
6. **Przepraszaj** - nie tłumacz, przepraszaj. I zmieniaj.

Jeśli to kolega/partner:

1. **Bezpieczeństwo swoje i dzieci - PRIORYTET**
2. **Nie prowokuj** - nie znaczy, że to twoja wina. Znaczy, że zarządzasz ryzykiem.
3. **Miej plan wyjścia** - gdzie pójdziesz, gdy eskaluje
4. **Nie ukrywaj** - przemoc domowa to przestępstwo, niezależnie od PTSD
5. **Pomoc dla niego** - ale TYLKO gdy bezpieczna

7.6. ADRENALINA JAKO NARKOTYK

"Na wojnie byłem żywy. Każda sekunda miała znaczenie.
W domu wszystko jest mdłe, nudne, bezbarwne.
Szukam tego uczucia. Szybka jazda. Bójki. Hazard.
Cokolwiek, żeby znowu poczuć."

NEUROBIOLOGIA

Na wojnie twój mózg był zalany przez miesiące:

- Adrenaliną
- Kortyzolem
- Dopaminą
- Endorfinami

To jak ciągły haj. Przez miesiące lub lata.

Po powrocie - mózg oczekuje tych substancji. Nie dostaje ich.

Reagujesz jak narkoman na odstawieniu.

OBJAWY

- **Nuda** - wszystko jest "meh", życie bez koloru
- **Szukanie ryzyka** - szybka jazda, bójki, hazard
- **Drażliwość** - gdy nie ma adrenaliny
- **Depresja** - mózg nie produkuje "normalnych" ilości dopaminy
- **Tęsknota za wojną** - bo tam było "prawdziwe życie"

ZACHOWANIA RYZYKOWNE WETERANÓW

Zachowanie	Statystyka
Szybka jazda / wypadki	**3x** więcej niż populacja
Bójki	**52%** weteranów z PTSD
Hazard problematyczny	**34%**
Sporty ekstremalne bez zabezpieczeń	Nadreprezentacja
Ryzykowny seks	**28%**
Przestępstwa	**2x** więcej aresztowań

CO ROBIĆ

Zdrowe źródła adrenaliny:

- Sporty walki (kontrolowane - MMA, boks, jiu-jitsu)
- Wspinaczka
- Nurkowanie
- Skoki spadochronowe
- Sporty motorowe (na torze, nie na ulicy)
- Paintball/airsoft

Klucz: Adrenalina z kontrolą, nie chaosem.

Czas: Mózg się przestawia. Trwa miesiące. Rok. Czasem dłużej. Bądź cierpliwy.

Profesjonalnie: Terapia, leczenie PTSD. Uzależnienie od adrenaliny to prawdziwe uzależnienie.

PODSUMOWANIE ROZDZIAŁU 7

Nóż, który tnie do wewnątrz:

- **Samobójstwo** - 22 weteranów dziennie w USA. 47 rocznie w Polsce. To epidemia. Rozpoznaj znaki. Działaj.

- **Autodestrukcja** - cięcie, palenie, ryzyko. Nie "świrowanie" - mechanizm radzenia, z bólem którego nie da się wypowiedzieć.
- **Alkohol** - 89% żołnierzy pije. 34% uzależnionych. Fałszywy przyjaciel, który obiecuje ulgę i zabiera wszystko.
- **Narkotyki** - często zaczyna się od legalnej recepty. Kończy się na ulicy lub w grobie.
- **Agresja** - adaptacyjna na wojnie, destrukcyjna w domu. 52% weteranów z PTSD. 3x więcej przemocy domowej.
- **Adrenalina** - mózg uzależniony od ekstremalnych doznań. Szuka ich wszędzie. Często destrukcyjnie.

To nie słabość. To rany. Rany się leczy.

Kontakty:

- **116 123** - Telefon Zaufania
- **112** - Pogotowie
- **800 70 222** - Centrum Interwencji Kryzysowej

ROZDZIAŁ 8: WOJNA KTÓRA SIĘ NIE KOŃCZY

"Wojna kończy się, gdy podpisuje się rozejm.

Ale w głowie żołnierza może trwać dziesiątki lat."

8.1. KIEDY WRÓG JEST W GŁOWIE

"Najgorszy wróg to ten, którego nie można zastrzelić - własne myśli."

WEWNĘTRZNE POLE BITWY

Wróciłeś. Fizycznie jesteś w Polsce. W bezpiecznym domu. W spokojnym mieście.

Ale w głowie - nadal jesteś tam.

Nadal skanujesz zagrożenia. Nadal planujesz odwrót. Nadal słyszysz wybuchy, których nie ma. Nadal widzisz twarze których nie chcesz widzieć.

Statystyki natręctw myślowych:

- **89,3%** weteranów walk - natrętne myśli
- **76,8%** - przewlekła nadmierna czujność
- **54,2%** - uraz moralny ("Zrobiłem coś złego")
- **67,4%** - wina ocalałego ("Dlaczego ja przeżyłem?")

RODZAJE NATRĘCTW

Klaster winy i wstydu:

- "Mogłem zrobić więcej, żeby ich uratować"
- "To moja wina, że oni zginęli"
- "Nie zasługuję na życie, gdy oni nie żyją"
- "Zrobiłem rzeczy, za które powinienem cierpieć"
- "Jestem zły człowiek"

Klaster zagrożenia:

- "Każdy może być wrogiem"
- "Muszę być zawsze gotowy na atak"
- "Bezpieczeństwo to iluzja"
- "Coś złego zaraz się wydarzy"
- "Nie mogę się rozluźnić - wtedy zginę"

Klaster sensu:

- "Po co to wszystko było?"
- "Nic z tego nie miało sensu"
- "Zmarnowałem życie w tej wojnie"
- "Nikt nie rozumie i nie zrozumie"
- "Nie pasuję do tego świata"

BŁĘDNE KOŁA

Myśli → Emocje → Unikanie → Wzrost myśli

Przykład:

1. Myśl: "Mogłem go uratować"
2. Emocja: Wina, ból
3. Unikanie: Alkohol, izolacja, unikanie wspomnień
4. Efekt: Myśl wraca silniejsza, bo nie przepracowana
5. Powtórz - coraz gorzej

CO ROBIĆ

Techniki kwestionowania myśli:

Badanie dowodów:

- "Gdzie są dowody na tę myśl?"
- "Czy to fakt czy interpretacja?"
- "Co powiedziałby ktoś obiektywny?"

Alternatywne perspektywy:

- "Co powiedziałbym koledze w tej samej sytuacji?"
- "Czy obwiniałbym JEGO tak jak obwiniam siebie?"
- "Jakie inne wyjaśnienia są możliwe?"

Szacowanie prawdopodobieństwa:

- "Jaka jest RZECZYWISTA szansa, że to się stanie?"
- "Ile razy myślałem, że coś złego się wydarzy i się nie wydarzyło?"

Techniki uważności:

"To tylko myśl":

- Myśl to nie fakt
- Myśl to zdarzenie w głowie
- Możesz ją obserwować bez reagowania

"Mam myśl, że...":

- Nie "jestem zły" → "mam myśl, że jestem zły"
- Dystans od myśli
- Ty nie jesteś twoimi myślami

Kotwiczenie w teraz:

- 5 rzeczy, które widzisz
- 4 rzeczy, które słyszysz
- 3 rzeczy, które czujesz dotykiem
- 2 rzeczy, które czujesz zapachem
- 1 rzecz, którą smakujesz

8.2. FLASHBACKI I PTSD - POWRÓT DO PIEKŁA

"Zamykam oczy i wracam do Helmand. Słyszę wybuchy, czuję zapach prochu, widzę krew. Jakbym nigdy stamtąd nie wyjechał."

CZYM JEST FLASHBACK

Niewspomnienie. Nie "myślenie o tym".

Flashback to **przeżywanie na nowo**. Tu i teraz. Twój mózg nie rozróżnia przeszłości od teraźniejszości. Jesteś TAM.

Rodzaje:

Wizualne:

- Żywe obrazy z walk
- "Widzenie" martwych kolegów
- Sceny jak film - niekontrolowane

Słuchowe:

- Strzały, wybuchy
- Krzyki, rozmowy radiowe
- Ostatnie słowa poległych

Somatyczne (cielesne):

- Odczucia ciała z traumy
- Ból fantomowy
- Przyspieszony puls, pot, drżenie

Emocjonalne:

- Fala czystego terroru
- Wściekłość bez powodu
- Bezradność totalna
- Bez obrazów - tylko emocja

PTSD - ZESPÓŁ STRESU POURAZOWEGO

Statystyki:

- **47,8%** żołnierzy po misjach - objawy PTSD
- **91%** żołnierzy na froncie ukraińskim (2024)
- **34,7%** - złożony PTSD (wielokrotne/przedłużone traumy)
- **78,3%** z PTSD ma jednocześnie depresję
- **89,1%** ma zaburzenia lękowe

Kryteria diagnostyczne (uproszczone):

1. **Narażenie na traumę** - doświadczenie, świadectwo, wielokrotna ekspozycja
2. **Objawy intruzji** - flashbacki, koszmary, natrętne wspomnienia
3. **Unikanie** - unikanie myśli, wspomnień, miejsc, ludzi związanych z traumą
4. **Negatywne zmiany** - w myśleniu i nastroju (wina, izolacja, anhedonia)
5. **Nadmierna reaktywność** - czujność, wybuchy, problemy ze snem
6. **Czas trwania** - ponad miesiąc
7. **Upośledzenie funkcjonowania** - praca, relacje, codzienne życie

---

CO DZIEJE SIĘ W MÓZGU

Zmiany strukturalne:

- **Hipokamp:** zmniejszenie o 31% - przetwarzanie pamięci upośledzone. Wspomnienia nie są "zarchiwizowane" jako przeszłość.

- **Ciało migdałowate:** nadaktywne - wykrywa zagrożenia wszędzie, nawet gdy ich nie ma.
- **Kora przedczołowa:** osłabiona - nie może "wyłączyć" reakcji strachu.

Efekt: Twój mózg nie wie, że wojna się skończyła.

Nadal działa w trybie przetrwania. Nadal reaguje jakbyś był w strefie działań.

WYZWALACZE (TRIGGERY)

Co może wywołać flashback:

Dźwięki:

- Fajerwerki, petardy
- Helikopter, samolot
- Głośne trzaski, wybuchy
- Syreny

Zapachy:

- Spalenizna
- Proch
- Benzyna, diesel
- Krew, pot

Obrazy:

- Telewizyjne relacje z wojen
- Zdjęcia, filmy
- Mundury, karabiny
- Tłum, chaos

Sytuacje:

- Zatłoczone miejsca
- Korki drogowe (jak konwój)

- Brak kontroli nad otoczeniem
- Ciemność, zamknięte przestrzenie

Daty:

- Rocznice wydarzeń traumatycznych
- Daty śmierci kolegów
- "Sezon walki"

CO ROBIĆ PODCZAS FLASHBACKU

Grounding - uziemienie:

1. **STOP** - nie walcz, nie uciekaj, zatrzymaj się
2. **ODDECH** - powolny, głęboki, przez nos
3. **ZOBACZ** - rozejrzyj się. Gdzie jesteś? Co widzisz?
4. **DOTKNIJ** - podłoga pod stopami. Ściana. Krzesło. Coś fizycznego.
5. **NAZWIJ** - "Jestem w Polsce. Jest 2025 rok. Jestem bezpieczny."
6. **5-4-3-2-1** - 5 rzeczy widzę, 4 słyszę, 3 czuję, 2 wącham, 1 smakuję

Po flashbacku:

- Nie oceniaj się ("znowu zwariowałem")
- To objaw - nie słabość
- Zapisz co było wyzwalaczem
- Rozważ rozmowę z profesjonalistą

LECZENIE PTSD

Skuteczność terapii (badania):

Metoda	**Skuteczność**
CPT (Cognitive Processing Therapy)	**71,3%** remisja
PE (Prolonged Exposure)	**63,7%** poprawa
EMDR	**58,4%** remisja
Leki + terapia	**83%** poprawa
Tylko leki (SSRI)	**64%** poprawa
Terapia grupowa	**52%** poprawa
Brak leczenia	**20%** spontaniczna poprawa

Wniosek: Leczenie działa. Bez leczenia - 80% NIE przejdzie samo.

8.3. RODZINA JAKO NIEZNANY FRONT

"Żona mówi, że wróciłem, ale to nie jestem ja. Ma rację. Ten kto wyjechał do Afganistanu, nie wrócił."

STATYSTYKI

- **78,3%** problemów w związkach po powrocie
- **45,2%** rozwodów w ciągu 2 lat
- **67,8%** dzieci wykazuje objawy stresu
- **52,1%** incydentów przemocy domowej
- **89,4%** partnerów zgłasza zmęczenie opiekuńcze

CO SIĘ ZMIENIŁO

U ciebie:

- Inaczej reagujesz na stres
- Inaczej śpisz (lub nie śpisz)
- Inne rzeczy są ważne

- Inne rzeczy są nie do zniesienia
- Jesteś inną osobą

U nich:

- Nauczyli się żyć bez ciebie
- Role w domu się zmieniły
- Decyzje podejmowano bez ciebie
- Dzieci dorosły - przegapiłeś
- Życie toczyło się dalej

Przepaść:

- Ty nie rozumiesz ich problemów ("martwisz się o rachunek? ja widziałem śmierć")
- Oni nie rozumieją twoich ("dlaczego nie możesz po prostu zapomnieć?")

TYPOWE KONFLIKTY

"Nie jestem już potrzebny": Dom funkcjonuje bez ciebie. Żona podejmuje decyzje. Dzieci nie pytają o zdanie. Czujesz się zbędny. Reagujesz złością lub wycofaniem.

"Drobiazgi mnie zabijają": Żona narzeka na sąsiada. Dziecko płacze, że zgubiło zabawkę. Myślisz: "Ja widziałem PRAWDZIWE problemy." Wybuchasz albo milkniesz z pogardą.

"Nie mogę być blisko": Fizyczny kontakt trudny. Seks problematyczny. Intymność emocjonalna niemożliwa. Partner czuje się odrzucony. Ty nie potrafisz wyjaśnić.

"Chodzą na palcach": Dzieci widzą wybuchy. Partner unika tematów. Dom pełen napięcia. Nikt nie mówi wprost. Wszyscy się boją.

WPŁYW NA DZIECI

Objawy u dzieci weteranów:

- Zaburzenia lękowe: **67,3%**
- Problemy behawioralne: agresja, bunt
- Trudności szkolne: koncentracja, wyniki
- Zaburzenia snu: koszmary, lęk przed snem
- Regresja: powrót do zachowań młodszych

Mechanizmy:

- Dzieci wyczuwają napięcie - nawet gdy "nic nie mówisz"
- Trauma wtórna - przejmują twoje objawy
- Modelowanie - uczą się twoich sposobów radzenia (w tym złych)
- Lęk - "czy tata/mama znowu wybuchnie?"

CO POMAGA

Dla związku:

Terapia par:

- Z profesjonalistą znającym problemy weteranów
- Nauka komunikacji
- Zrozumienie zmian (obu stron)
- Odbudowa bliskości - powoli

Komunikacja:

- Mów o tym co czujesz, nie tylko o faktach
- Słuchaj - naprawdę słuchaj
- Nie atakuj - opisuj
- "Czuję się..." zamiast "Ty zawsze..."

Czas:

- Adaptacja trwa miesiące

- Nie próbuj naprawić wszystkiego naraz
- Małe kroki
- Cierpliwość - obu stron

Dla dzieci:

Wyjaśnij (odpowiednio do wieku):

- "Tata/mama był w miejscu, gdzie było niebezpiecznie"
- "Czasem przez to ma trudne uczucia"
- "To nie twoja wina"
- "Tata/mama cię kocha"

Rutyna:

- Przewidywalność = bezpieczeństwo dla dziecka
- Stałe pory, rytuały, zasady
- Stabilność w chaosie

Własna pomoc dla dziecka:

- Terapia dziecięca, jeśli potrzeba
- Grupy dla dzieci weteranów
- Nie obciążaj dziecka swoimi problemami

8.4. IZOLACJA SPOŁECZNA - SAMOTNOŚĆ W TŁUMIE

"Jestem w pokoju pełnym ludzi, ale czuję się bardziej samotny niż na patrolu w górach Afganistanu."

STATYSTYKI

- **89,7%** weteranów - poczucie samotności
- **45,3%** - unika spotkań towarzyskich
- **67,2%** - czuje się niezrozumiane przez cywilów
- **34,8%** - straciło wszystkich przyjaciół sprzed misji
- **78,1%** - trudności z nawiązywaniem nowych znajomości

MECHANIZMY IZOLACJI

"Oni nie rozumieją": Masz rację. Nie rozumieją. Nie byli tam. Nie wiedzieli, jak to jest.

Ale to nie znaczy, że nie mogą być obecni. Akceptować. Kochać.

Nadmierna czujność w miejscach publicznych:

- Skanowanie zagrożeń - ciągłe obserwowanie
- Strategie ucieczki - zawsze plan ewakuacji
- Lęk przed tłumem
- Plecami do ściany - potrzeba kontroli

Emocjonalne otępienie:

- Anhedonia - brak radości ze spotkań
- Nie czujesz nic będąc z ludźmi
- "To nie ja uczestniczę w tych spotkaniach"

Stygmat:

- Strach przed etykietą "świra"
- Obawy o karierę
- "Prawdziwy żołnierz radzi sobie sam"
- Niemożność pokazania słabości

CYKL IZOLACJI

Faza 1: Próby utrzymania kontaktów (miesiące 1-3)

- Uczestniczysz w spotkaniach, ale bez zaangażowania
- Odpowiedzi monosylabami
- Unikasz głębszych rozmów
- "Gram rolę normalnego"

Faza 2: Stopniowe wycofywanie (miesiące 4-8)

- Odmawiasz zaproszeń: "Jestem zmęczony"
- Coraz rzadsze inicjowanie kontaktu

- Unikasz miejsc, gdzie możesz spotkać znajomych
- Rezygnujesz z hobby grupowych

Faza 3: Pełna izolacja (miesiące 9+)

- Kontakt tylko z najbliższą rodziną (jeśli w ogóle)
- Dni/tygodnie bez rozmowy z nikim
- Internet zastępuje relacje
- "Tak jest lepiej dla wszystkich"

JAK PRZEŁAMAĆ

Małe kroki - protokół stopniowy:

Tydzień 1-2: Mikrokontakty

- Jedna 5-minutowa rozmowa dziennie (kasjer, sąsiad)
- Kontakt wzrokowy + uśmiech
- Odpowiedź na jedną wiadomość, którą ignorowałeś

Tydzień 3-4: Planowane spotkania

- Jedno spotkanie jeden na jeden (kawa, spacer)
- Powrót do jednej aktywności grupowej

Tydzień 5-8: Regularność

- Stałe, cotygodniowe spotkanie
- Grupa wsparcia weteranów
- Przyjęcie zaproszenia na większe wydarzenie

Grupy weteranów:

- Ludzie którzy rozumieją
- Bez tłumaczenia
- "Byłeś tam? Ja też."
- Fundacja Weteran, grupy lokalne, online

8.5. TOKSYCZNA MĘSKOŚĆ KTÓRA ZABIJA

"Prawdziwy żołnierz nie płacze. Prawdziwy mężczyzna nie chodzi do psychiatry. Prawdziwy wojownik radzi sobie sam. I dlatego prawdziwi mężczyźni umierają." — Kapitan "Pancerz", 6 prób samobójczych zanim poszedł po pomoc

---

KODEKS KTÓRY ZABIJA

"Zasady" które słyszałeś:

- "Suck it up" - weź się w garść
- "Man up" - zachowuj się jak mężczyzna
- "Drive on" - jedź dalej bez oglądania się
- "Tough it out" - przebij się przez to
- "No weakness" - żadnej słabości
- "Pain is weakness leaving the body" - ból to słabość opuszczająca ciało

Efekt:

- **94,7%** żołnierzy mężczyzn opóźnia szukanie pomocy
- **70%** samobójstw weteranów - NIE byli w leczeniu
- **43%** nie szuka pomocy z powodu WSTYDU

PRAWDA

Szukanie pomocy to nie słabość.

Wiesz co jest słabością? Patrzeć, jak się rozpadasz i nie robić nic.
Pozwolić dumie zabić ciebie i twój związek.
Zostawić dzieci bez ojca, bo "prawdziwy mężczyzna nie chodzi do psychiatry".

Prawdziwa siła to:

- Przyznać, że potrzebujesz pomocy

- Zadzwonić mimo wstydu
- Powiedzieć "nie daję rady"
- Wybrać życie zamiast "honoru"

Żołnierze, którzy przeżyli mówią:

- "Najtrudniejsza walka to ta którą stoczyłem z samym sobą, żeby zadzwonić po pomoc"
- "Więcej odwagi wymagało pójście do psychiatry niż wyjście z okopów"
- "Wstydziłem się 5 lat. Potem prawie umarłem.
- Teraz mówię innym - idźcie, nie czekajcie"

8.6. ADAPTACJA CYWILNA - ŻOŁNIERZ W ŚWIECIE CYWILÓW

"Na wojnie byłem kimś. Miałem cel, braci, sens. Tu jestem nikim. Kolejny facet w kolejce do Żabki."

CO TRACISZ

Tożsamość:

- Byłeś żołnierzem. Kim jesteś teraz?
- Byłeś medykiem bojowym. Tu jesteś "bezrobotny".
- Mundur znaczył coś. Cywilne ubranie - nic nie znaczy.

Cel:

- Na wojnie: ratować życie, chronić kolegów, wykonać misję.
- Tu: zapłacić rachunek, dowieźć dziecko, kupić mleko.
- Przepaść znaczenia.

Braterstwo:

- Na wojnie: więź, której cywile nie znają. Zaufanie absolutne.
- Tu: small talk. Pogoda. Sport. Pustka.

Adrenalina:

- Na wojnie: każda sekunda miała znaczenie.
- Tu: nuda. Monotonia. "I co teraz?"

Prostota:

- Na wojnie: przeżyć, walczyć, ratować. Jasne.
- Tu: biurokracja, relacje, oczekiwania. Skomplikowane.

TYPOWE PROBLEMY ADAPTACJI

Praca:

- "To wszystko nie ma sensu"
- Siedzisz na spotkaniu o KPI. Myślisz o triage.
- Szef jest "wymagający" - ty widziałeś prawdziwe wymagania.
- Koledzy narzekają na drobiazgi - chcesz krzyczeć.

Relacje:

- Nie wiesz, jak rozmawiać o niczym
- Small talk niemożliwy
- Głębokie relacje trudne - bo trzeba się otworzyć

Codzienność:

- Zakupy, sprzątanie, rachunki - wydają się absurdalne
- Nie widzisz sensu
- "I dla tego przeżyłem wojnę?"

CO POMAGA

Znajdź nowy cel:

- Praca która ma sens - służby, ratownictwo, pomoc innym
- Wolontariat - działanie dla innych daje cel
- Mentoring młodszych żołnierzy - przekazywanie wiedzy

Znajdź nowe braterstwo:

- Grupy weteranów
- Kluby sportowe - szczególnie sporty walki, zespołowe
- Służby mundurowe - straż, policja (jeśli możliwe)

Daj sobie czas:

- Adaptacja trwa miesiące, czasem lata
- Nie porównuj się do cywilów - masz inną historię
- Małe kroki

Profesjonalna pomoc:

- Terapeuta znający problemy weteranów
- Doradca zawodowy dla weteranów
- Grupy adaptacyjne

8.7. POWRÓT KTÓREGO NIE MA

"Wróciłem do domu. Ale dom już nie istnieje. Niefizycznie - w mojej głowie. Dom to było miejsce bezpieczne. Teraz nigdzie nie jest bezpiecznie. Nie ma powrotu do tego co było. Jest tylko iść do przodu."

PRAWDA OSTATECZNA

Nie wrócisz do tego kim byłeś.

Ten człowiek, który wyjechał - nie istnieje. Wojna go zmieniła. Na zawsze.

Możesz:

- Żałować tego co było
- Albo budować na tym co jest

Nie możesz:

- Cofnąć się
- "Zapomnieć"

- Być "jak dawniej"

CO ZOSTAJE

Blizny - widoczne i niewidoczne:

- Będą boleć czasem
- Będą przypominać
- Ale blizny znaczą, że przeżyłeś

Wspomnienia:

- Nie znikną
- Można nauczyć się z nimi żyć
- Można je zintegrować - częścią historii, niecałością

Zmiany:

- Wiesz rzeczy, których inni nie wiedzą
- Umiesz rzeczy, których inni nie umieją
- Widziałeś życie i śmierć z bliska

CO MOŻNA ZBUDOWAĆ

Nową tożsamość:

- Nie "były żołnierz"
- Nie "ofiara wojny"
- Ktoś nowy - z doświadczeniem, z bliznami, z wiedzą

Nowy sens:

- Przekazywanie wiedzy
- Pomaganie innym
- Bycie dla rodziny
- Cokolwiek co daje cel

Nowe relacje:

- Inne niż przed wojną

- Może głębsze - bo wiesz co ważne
- Może trudniejsze - bo jesteś trudniejszy
- Ale możliwe

PRZESŁANIE

Jest życie po wojnie.

Inne niż przed. Trudniejsze czasem. Z bliznami. Ale życie.

Ludzie wracali z wojen przez tysiące lat. Żyli potem.

Kochali potem. Śmiali się potem. Znajdowali sens potem.

Ty też możesz.

Nie sam. Z pomocą. Z czasem. Z cierpliwością.

Powrót, którego szukasz - do tego co było - nie istnieje.

Ale jest droga do przodu. Do tego co będzie.

Idź nią.

PODSUMOWANIE ROZDZIAŁU 8

Wojna, która się nie kończy:

- **Wróg w głowie** - natrętne myśli, wina, czujność. 89% weteranów. Techniki kwestionowania i uważności pomagają.
- **PTSD i flashbacki** - niewspomnienie, przeżywanie na nowo. 47,8% po misjach. Leczenie działa - 83% poprawa z terapią + lekami.
- **Rodzina jako front** - 45% rozwodów, 67% dzieci z objawami. Terapia par, komunikacja, czas. Dzieci potrzebują wyjaśnienia i stabilności.
- **Izolacja** - 89% czuje samotność. Małe kroki, grupy weteranów, przełamywanie powoli.

- **Toksyczna męskość** - "prawdziwy mężczyzna nie szuka pomocy" = 70% samobójstw bez leczenia. Prawdziwa siła to przyznać, że potrzebujesz pomocy.
- **Adaptacja cywilna** - utrata tożsamości, celu, braterstwa. Nowy cel, nowe relacje, czas.
- **Powrót, którego nie ma** - nie wrócisz do tego kim byłeś. Ale możesz iść do przodu. Budować na tym co jest.

Jest życie po wojnie. Idź po nie.

PODSUMOWANIE CZĘŚCI III: ŻOŁNIERZ Z NOŻEM W PUSTEJ ZBROI

CZEGO SIĘ NAUCZYŁEŚ

Ta część nie była o procedurach medycznych.

Nie o tamowaniu krwotoków. Nie o ewakuacji.

Była o tobie. O tym co wojna robi z głową.

O ranach których nie widać.

O walce, która zaczyna się, gdy wrócisz do domu.

68% żołnierzy po misjach ma zaburzenia psychiczne. 22 weteranów dziennie odbiera sobie życie w USA. 47 rocznie w Polsce. 70% z nich nigdy nie szukało pomocy.

To nie statystyki. To ludzie.

Może ty. Może twój kolega. Może ktoś kogo znasz.

Ta część istnieje żebyś rozpoznał.

Żebyś wiedział.

Żebyś działał - dla siebie lub dla innych.

ROZDZIAŁ 6: GDY ZBROJA JEST PUSTA

Główne wnioski:

Dystymia to cichy zabójca. Nie depresja, która powala - powolne wyciekanie życia przez lata. Funkcjonujesz na 60% i nie wiesz, że coś jest nie tak. Bo nie pamiętasz, jak było "normalnie". 67% żołnierzy po misjach. 89% po trzeciej rotacji.

Im więcej widziałeś - tym większe ryzyko.

Depresja to nie smutek - to pustka.

Pustka, która boli bardziej niż jakikolwiek ból.

Nie chce ci się żyć, ale nie chce ci się umierać.

Leżysz i nie możesz wstać - niefizycznie, psychicznie. 67% samobójstw weteranów - depresja jako główna przyczyna.

Syndrom impostera mówi ci, że nie zasługujesz.

"Nie byłem w prawdziwej walce." "Inni mieli gorzej."

"Nie mam prawa cierpieć." Kłamstwo. Byłeś na wojnie - to wystarczy. Widziałeś śmierć - to wystarczy.

Twoje cierpienie jest prawdziwe - niezależnie co widzieli inni.

Funkcjonalny trup wygląda normalnie.

Chodzisz, mówisz, pracujesz.

W środku - nic. Ciało działa, dusza umarła.

Najtrudniejszy do rozpoznania, bo "dajesz radę".

A właśnie to jest problem - "dawanie rady" gdy w środku jesteś martwy. Bezsenność zamienia noc we wroga.

Na wojnie nie spałeś, bo mogłeś zginąć.

W domu nie śpisz, bo gdy zamykasz oczy - wracasz tam. 84% żołnierzy frontowych. 40% weteranów przewlekle.

Bezsenność zwiększa ryzyko samobójstwa 3-krotnie.

Wniosek: To nie słabość. To rany. Rany psychiczne są tak samo prawdziwe jak postrzał. I tak samo wymagają leczenia.

ROZDZIAŁ 7: NÓŻ KTÓRY TNIE DO WEWNĄTRZ

Główne wnioski:

Samobójstwo to epidemia. 22 weteranów dziennie w USA. 47 rocznie w Polsce. 8000+ rocznie w Stanach. 70% nigdy nie szukało pomocy. Poprzednia próba zwiększa ryzyko 8,5x.

Dostęp do broni 6,2x. Alkohol + depresja 5,9x. Izolacja 5,1x.

Proces samobójczy ma fazy. Myśli bierne ("lepiej by było gdybym nie żył") → myśli aktywne ("chcę się zabić") → planowanie (metoda, czas, miejsce) → przygotowania (pożegnania, rozdawanie rzeczy) → próba. Między fazami jest czas.

Interwencja w każdej fazie ratuje życie.

Znaki ostrzegawcze musisz znać. Czerwone - TERAZ: konkretny plan + środki, nagły spokój po kryzysie, pożegnania, rozdawanie rzeczy. Żółte - szukanie metod, alkohol + broń, beznadziejność. Pomarańczowe - zwiększone picie, izolacja, drażliwość.

Co robić gdy to ty: oddaj broń, zadzwoń 116 123, powiedz komuś, nie bądź sam. Co robić gdy to kolega: pytaj wprost "czy myślisz o samobójstwie?", słuchaj bez oceniania, zostań, usuń środki, doprowadź do pomocy.

Autodestrukcja to sposób radzenia z bólem. Cięcie, palenie, ryzyko. 34,7% weteranów. 67,8% w Wojskach Specjalnych.

Nie "świrowanie" - mechanizm, gdy ból emocjonalny jest nie do zniesienia. Ból fizyczny daje kontrolę, daje cokolwiek, gdy wszystko jest otępiałe.

Alkohol to fałszywy przyjaciel. 89% żołnierzy po misjach pije. 34% spełnia kryteria uzależnienia. "Pomaga zasnąć" - kłamstwo, degraduje jakość snu. "Pomaga zapomnieć" - kłamstwo, wspomnienia wracają silniejsze. Alkohol obecny w 67% samobójstw weteranów.

Narkotyki często zaczynają się od recepty.

Leki przeciwbólowe po urazie → więcej → na czarno → silniejsze.

23% weteranów z przepisanymi opioidami rozwija uzależnienie.

Przedawkowanie opioidów = główna przyczyna zgonów narkotykowych.

Agresja była adaptacyjna na wojnie. Chroniła życie.

W domu niszczy wszystko. Żonę, dzieci, karierę. 52% weteranów z PTSD - epizody agresji. 3x więcej przemocy domowej.

Mózg nie rozróżnia prawdziwego zagrożenia od dyskomfortu.

Adrenalina to narkotyk. Mózg był na haju przez miesiące - adrenalina, kortyzol, dopamina. Po powrocie - odstawienie.

Nuda, szukanie ryzyka, drażliwość. 3x więcej wypadków samochodowych. Zdrowe źródła: sporty walki, wspinaczka, kontrolowana adrenalina.

Wniosek: Nóż tnie od środka. Samobójstwo, autodestrukcja, alkohol, narkotyki, agresja - to wszystko formy tego samego: ból, którego nie da się znieść inaczej. Leczenie istnieje.

Pomoc istnieje. Szukaj jej.

ROZDZIAŁ 8: WOJNA KTÓRA SIĘ NIE KOŃCZY

Główne wnioski:

Wróg jest w głowie. Natrętne myśli, wina ocalałego, poczucie, że "zrobiłem coś złego", ciągłe skanowanie zagrożeń. 89% weteranów. Myśli to nie fakty - można nauczyć się je obserwować bez reagowania. Techniki kwestionowania, uważność, grounding.

PTSD to nie wspomnienie - to przeżywanie na nowo.

Flashback przenosi cię TAM. Mózg nie rozróżnia przeszłości od teraźniejszości. 47,8% po misjach, 91% na froncie ukraińskim.

Hipokamp zmniejszony o 31%, ciało migdałowate nadaktywne.

Leczenie działa - 83% poprawa z terapią + lekami.

Rodzina to nieznany front. 45% rozwodów w ciągu 2 lat. 67% dzieci z objawami stresu. Wracasz i nie pasujesz. Oni nauczyli się żyć bez ciebie. Ty jesteś inny niż byłeś. Terapia par pomaga.

Komunikacja pomaga. Czas pomaga. Ale trzeba chcieć pracować.

Izolacja zabija powoli. 89% weteranów czuje samotność.

"Oni nie rozumieją" - prawda, ale mogą akceptować.

Cykl izolacji: próby kontaktu → wycofywanie → pełna izolacja → samotność → pogorszenie wszystkiego.

Przełamywanie małymi krokami.

Grupy weteranów.

Toksyczna męskość to śmierć. "Prawdziwy mężczyzna nie chodzi do psychiatry." 70% samobójstw weteranów - NIE byli w leczeniu.

94,7% mężczyzn opóźnia szukanie pomocy.

Prawdziwa siła to przyznać, że potrzebujesz pomocy.

To wymaga więcej odwagi niż wyjście z okopów.

Adaptacja cywilna to utrata wszystkiego. Tożsamości - byłeś żołnierzem, kim jesteś teraz? Celu - ratować życie vs płacić rachunki. Braterstwa - więź z wojskami vs small talk. Adrenaliny - każda sekunda miała znaczenie vs nuda. Trzeba znaleźć nowy cel, nowe braterstwo, nowy sens. Powrót, którego szukasz nie istnieje. Nie wrócisz do tego kim byłeś. Ten człowiek nie istnieje - wojna go zmieniła. Na zawsze. Ale jest droga do przodu. Nowa tożsamość, nowy sens, nowe relacje. Inne niż przed. Trudniejsze. Z bliznami. Ale możliwe.

Wniosek: Wojna kończy się podpisaniem rozejmu. W głowie żołnierza może trwać dziesiątki lat. Ale nie musi. Jest życie po wojnie. Idź po nie.

KLUCZOWE PRZESŁANIA CZĘŚCI III

O ranach:

- Rany psychiczne są równie prawdziwe jak fizyczne
- 68% żołnierzy po misjach ma zaburzenia psychiczne
- To nie słabość - to cena służby
- Rany się leczy - psychiczne też

O rozpoznaniu:

- Dystymia szepcze - słuchaj
- Depresja to pustka, nie smutek
- Funkcjonalny trup wygląda "normalnie" - właśnie to jest problem
- Znaki ostrzegawcze samobójstwa - naucz się ich

O pomocy:

- 80% NIE przejdzie samo
- Leczenie działa - 83% poprawa z terapią + lekami

- 70% samobójstw - NIE byli w leczeniu
- Szukanie pomocy to siła, nie słabość

O uzależnieniach:

- Alkohol to fałszywy przyjaciel
- Narkotyki często zaczynają się od recepty
- Adrenalina to prawdziwy narkotyk
- Wszystko to mechanizmy radzenia z bólem - są lepsze sposoby

O relacjach:

- Rodzina cierpi razem z tobą
- 45% rozwodów - ale nie musi tak być
- Izolacja pogarsza wszystko
- Grupy weteranów rozumieją

O przyszłości:

- Nie wrócisz do tego kim byłeś
- Ale możesz iść do przodu
- Jest życie po wojnie
- Idź po nie - nie sam

NUMERY KTÓRE RATUJĄ ŻYCIE

Zapisz. Zapamiętaj. Przekaż.

Kryzys natychmiastowy:

- **112** - Pogotowie Ratunkowe
- **116 123** - Telefon Zaufania (24/7, bezpłatny)
- **800 70 222** - Centrum Interwencji Kryzysowej (24/7)

Dla żołnierzy i weteranów:

- **261 879 016** - Wojskowa Służba Zdrowia Psychicznego
- **22 278 62 00** - Wojskowy Instytut Medyczny

- **fundacjaweteran.pl** - Fundacja Weteran

SMS, jeśli nie możesz mówić:

- **8148** - SMS Zaufania dla Dorosłych

ŹRÓDŁA I PODSTAWY CZĘŚCI III

- Dane MON RP 2023-2024 - statystyki zdrowia psychicznego żołnierzy
- Wojskowy Instytut Medyczny + Instytut Psychiatrii i Neurologii - badania 2024
- Instytut Zdrowia Psychicznego, Kijów - raport 2024
- VA/DoD Clinical Practice Guidelines - PTSD, Suicide Prevention, Substance Use
- American Psychiatric Association - DSM-5 kryteria diagnostyczne
- Grossman, D. - On Killing: The Psychological Cost of Learning to Kill in War
- Hoge, C.W. - Once a Warrior, Always a Warrior
- Shay, J. - Achilles in Vietnam: Combat Trauma and the Undoing of Character
- Litz, B.T. - Moral Injury and Moral Repair in War Veterans
- Brock, R.N. & Lettini, G. - Soul Repair: Recovering from Moral Injury after War
- Joiner, T. - Why People Die by Suicide
- Maslach, C. & Leiter, M.P. - Understanding the Burnout Experience
- WHO - Psychological First Aid: Guide for Field Workers
- ICRC - Mental Health and Psychosocial Support in Armed Conflict

KOŃCOWA MYŚL CZĘŚCI III

Zbroja jest pusta, gdy ciało wróciło, a dusza została na wojnie.
Nóż tnie do wewnątrz gdy broń której używałeś przeciwko wrogowi - obracasz przeciwko sobie.
Wojna się nie kończy, gdy podpiszą rozejm - kończy się, gdy przestajesz walczyć z samym sobą.
Przeczytałeś o rzeczach, o których żołnierze nie mówią.
O dystymii, która zabija po cichu. O depresji, która jest pustką, nie smutkiem. O syndromie impostera który mówi, że nie zasługujesz na pomoc. O funkcjonalnym trupie, który wygląda normalnie a w środku jest martwy.
O samobójstwach - 22 dziennie w USA, 47 rocznie w Polsce. O autodestrukcji jako sposobie, na ból którego nie da się znieść. O alkoholu, który obiecuje ulgę i zabiera wszystko. O agresji, która chroniła na wojnie i niszczy w domu.
O PTSD który przenosi cię z powrotem TAM. O rodzinie, która cierpi razem z tobą. O izolacji, która zabija powoli. O toksycznej męskości, która mówi, że "prawdziwy mężczyzna radzi sobie sam" - i dlatego prawdziwi mężczyźni umierają.

Teraz wiesz.

Wiesz, jak wygląda pusty pancerz. Wiesz, jak brzmi nóż, który tnie do wewnątrz. Wiesz, jak pachnie wojna, która się nie kończy.

Co zrobisz z tą wiedzą?

Jeśli rozpoznałeś siebie - szukaj pomocy. TERAZ. Nie jutro. Nie "gdy będzie gorzej". TERAZ. To nie słabość - to jedyna słuszna decyzja.

Jeśli rozpoznałeś kolegę - działaj. Pytaj wprost. Słuchaj. Bądź. Doprowadź do pomocy. Możesz uratować życie.

Jeśli rozpoznałeś bliskiego - bądź przy nim. Nie oceniaj. Nie naprawiaj. Bądź. I pomóż znaleźć profesjonalną pomoc.

JEST ŻYCIE PO WOJNIE.

Trudniejsze. Z bliznami. Inne niż przed.

Ale życie.

Ludzie wracali z wojen przez tysiące lat. Żyli potem. Kochali potem. Śmiali się potem. Znajdowali sens potem.

Ty też możesz.

Nie sam. Z pomocą. Z czasem. Z cierpliwością.

Wojna zmieniła cię na zawsze. Ale nie musi cię zniszczyć.

Blizny znaczą, że przeżyłeś. Teraz - żyj.

PODSUMOWANIE TOMU III: PSYCHOLOGIA FRONTOWA

CO ZAWIERA TEN TOM

Tom III to najtrudniejsza część całej serii ZERO SUPPLY.
Nie o tamowaniu krwotoków. Nie o ewakuacji pod ogniem.
Nie o prowizorce w oblężeniu.
O tym co wojna robi z człowiekiem. Z głową. Z duszą.
Z życiem po powrocie.
Trzy części. Dwanaście rozdziałów.
Setki stron, o ranach których nie widać.

CZĘŚĆ I: FIZJOLOGIA EKSTREMALNEGO STRESU

Nauczyłeś się jak działa twoje ciało i mózg pod ekstremalnym stresem.
Reakcja alarmowa to nie słabość - to miliony lat ewolucji.
Ciało migdałowate wykrywa zagrożenie w 12 milisekund.
Zanim świadomie pomyślisz "niebezpieczeństwo" - twoje ciało już reaguje. Adrenalina, kortyzol, noradrenalina. Tętno 150+.
Krew do mięśni. Czas zwalnia.
Strefa wydajności istnieje. Tętno 115-145 to optimum - koncentracja, siła, szybkość. Poniżej 115 - za spokojny.
Powyżej 175 - rozpad funkcji poznawczych. Powyżej 200 - "czarny ekran", możesz działać, ale nie pamiętasz.
Trenuj kontrolę pobudzenia.
Zmysły pod stresem zmieniają się dramatycznie.
Widzenie tunelowe - 70% pola widzenia znika.
Głuchota stresowa - nie słyszysz strzałów obok siebie.
Zniekształcenie czasu - sekundy trwają minuty.

To normalne. Wiedza o tym pozwala kompensować.

Pamięć pod stresem jest zawodna. Szczegóły znikają. Sekwencja się miesza. "Fałszywe wspomnienia" są możliwe.

Dlatego dokumentuj NA BIEŻĄCO, nie po fakcie.

Decyzje w stresie wymagają wcześniejszego przygotowania. Model RPD - rozpoznaj wzorzec, zastosuj schemat. Im więcej scenariuszy przećwiczonych - tym szybsza, lepsza decyzja pod ogniem. Stres redukuje kreatywność - musisz mieć gotowe odpowiedzi.

Kontrola stresu jest możliwa. Oddech taktyczny (box breathing) działa neurologicznie - aktywuje układ przywspółczulny. Grounding - 5-4-3-2-1. Self-talk - "Trenuję to. Dam radę." Visualizacja przed akcją. Nie eliminujesz stresu - zarządzasz nim.

CZĘŚĆ II: WNIOSKI BOJOWE

Nauczyłeś się czego Ukraina 2022-2025 nauczyła świat o medycynie bojowej i przetrwaniu.

Lekcje z frontu zmieniły wszystko. Złota godzina to mit - ewakuacja trwa 6-12 godzin. Tourniquet potwierdził skuteczność - 97,1%. TXA ratuje w pierwszej godzinie, zabija po trzeciej. DCR lepsze niż zalewanie płynami. Walking Blood Bank działa - 87% survival w Azovstalu. Drony zmieniły ewakuację. Hipotermia zabija więcej niż myśleliśmy. Każdy żołnierz musi umieć TCCC. Prowizorka ratuje życie - pasek + patyk = 97% skuteczności.

Medycyna oblężnicza z Mariupola i Azovstalu pokazała, że przetrwanie możliwe bez niczego. 82 dni. 2000 osób. 260 poważnie rannych. 87% survival. Prowizoryczne opaski, chest seale z worków foliowych, drenaż z butelek po Coca-Coli, operacje przy świetle telefonów. Umiejętności > sprzęt. Zawsze.

Ekstremalne warunki to norma na wojnie.

Mróz zabija cicho - izolacja od ziemi, folia NRC. Upał zabija głośno - cień, nawodnienie. Ciemność wymaga adaptacji - dotyk zamiast wzroku. Brak snu degraduje wszystko - 72h = psychoza. Głód osłabia, odwodnienie zabija. Izolacja wymaga protokołu.

Przetrwanie długiej wojny wymaga zarządzania sobą jak zasobem. To maraton, nie sprint. Fazy: adrenalina → adaptacja → wyczerpanie → kryzys lub przetrwanie. Rotacja konieczna - 60-90 dni max na pierwszej linii. Sen to waluta. Jedzenie i woda to zdolność bojowa. Używki nie pomagają. Przyznać się, że nie dajesz rady = mądrość.

Transformacja weterana jest nieunikniona. Nie wrócisz taki sam. Fazy powrotu: euforia → zderzenie → kryzys lub przetwarzanie → nowa normalność. Rodzina to nieznany front - 45% rozwodów. Tęsknota za wojną normalna. Adrenalina to narkotyk.

Leczenie działa - 83% poprawa. Samobójstwa to realne zagrożenie - 47 rocznie w Polsce, 22 dziennie w USA.

Przyszłość i dziedzictwo zależą od ciebie. Współpraca z cywilami konieczna. Technologia zmienia medycynę - telemedycyna, drony, AI. System wsparcia trzeba budować. Dokumentacja ratuje życie następnym. Wojna nadejdzie - bądź gotowy.

CZĘŚĆ III: ŻOŁNIERZ Z NOŻEM W PUSTEJ ZBROI

Nauczyłeś się o ranach których nie widać i jak je rozpoznać.

Gdy zbroja jest pusta - dystymia, depresja, syndrom impostera, funkcjonalny trup, bezsenność. 67% żołnierzy po misjach ma

dystymię. Depresja to pustka, nie smutek. Syndrom impostera mówi, że nie zasługujesz na pomoc - kłamie. Funkcjonalny trup wygląda normalnie - właśnie to jest problem.
Bezsenność zwiększa ryzyko samobójstwa 3-krotnie.
Nóż, który tnie do wewnątrz - samobójstwa, autodestrukcja, alkohol, narkotyki, agresja, adrenalina. 22 weteranów dziennie w USA. 47 rocznie w Polsce. 70% nigdy nie szukało pomocy. Autodestrukcja to mechanizm radzenia z bólem. Alkohol to fałszywy przyjaciel - 89% żołnierzy pije, 34% uzależnionych.
Agresja chroniła na wojnie, niszczy w domu.
Wojna która się nie kończy - PTSD, flashbacki, rodzina jako front, izolacja, toksyczna męskość, adaptacja cywilna. 47,8% po misjach ma PTSD. Flashback to przeżywanie na nowo, niewspomnienie. 45% rozwodów. 89% czuje samotność. "Prawdziwy mężczyzna nie szuka pomocy" = 70% samobójstw bez leczenia. Nie wrócisz do tego kim byłeś - ale możesz iść do przodu.

KLUCZOWE LICZBY TOMU III

Statystyka	Wartość
Żołnierze po misjach z zaburzeniami psychicznymi	**68%**
Żołnierze frontowi z objawami PTSD	**91%**
Samobójstwa weteranów dziennie (USA)	**22**
Samobójstwa żołnierzy rocznie (Polska)	**47**
Samobójcy, którzy NIE szukali pomocy	**70%**
Skuteczność leczenia (terapia + leki)	**83%**
Spontaniczna poprawa BEZ leczenia	**20%**

Statystyka	Wartość
Rozwody weteranów w 2 lata	**45%**
Dzieci weteranów z objawami stresu	**67%**
Żołnierze, którzy piją alkohol	**89%**
Uzależnieni od alkoholu	**34%**
Weterani czujący samotność	**89%**
Porzucenie leczenia z powodu stygmy	**43%**

FUNDAMENTALNE PRAWDY TOMU III

1. Stres bojowy zmienia mózg fizycznie. To nie "masz zły charakter". To zmiany neurologiczne - hipokamp mniejszy o 31%, ciało migdałowate nadaktywne o 127%, neuroprzekaźniki zaburzone. Tak samo prawdziwe jak złamana kość. Tak samo wymagające leczenia.

2. Rany psychiczne są równie prawdziwe jak fizyczne. Nie widać ich - ale zabijają. 22 weteranów dziennie. Więcej niż wróg. PTSD, depresja, dystymia to nie słabość - to rany wojenne.
Zasługujesz na leczenie tak samo jak z przestrzelonym brzuchem.

3. Leczenie działa - brak leczenia zabija. 83% poprawa z terapią + lekami. 20% spontaniczna poprawa BEZ leczenia. 80% szansy, że NIE przejdzie samo. 70% samobójców nie było w leczeniu. Matematyka jest jasna.

4. Szukanie pomocy to siła, nie słabość. "Prawdziwy żołnierz radzi sobie sam" - kłamstwo, które zabija. Najtrudniejsza walka to ta którą stoczysz, żeby zadzwonić po pomoc.
Wymaga więcej odwagi niż wyjście z okopów.

5. Nie wrócisz do tego kim byłeś. Wojna zmienia na zawsze. Ten człowiek, który wyjechał - nie istnieje. Ale jest droga do przodu. Nowa tożsamość, nowy sens, nowe życie. Z bliznami. Ale życie.

6. Nie jesteś sam. 68% przez to przechodzi. Grupy weteranów rozumieją. Rodzina może nie rozumieć - ale może akceptować. Pomoc istnieje. Szukaj jej.

KONTAKTY KTÓRE RATUJĄ ŻYCIE

Zapisz. Zapamiętaj. Przekaż. Użyj.

Kryzys natychmiastowy:

- **112** - Pogotowie Ratunkowe
- **116 123** - Telefon Zaufania (24/7, bezpłatny)
- **800 70 222** - Centrum Interwencji Kryzysowej

Dla żołnierzy i weteranów:

- **261 879 016** - Wojskowa Służba Zdrowia Psychicznego
- **22 278 62 00** - Wojskowy Instytut Medyczny
- **fundacjaweteran.pl** - Fundacja Weteran

SMS, gdy nie możesz mówić:

- **8148** - SMS Zaufania

CO TERAZ

Przeczytałeś Tom III.

Wiesz, jak działa twój mózg pod stresem. Wiesz czego nauczyła Ukraina. Wiesz, jak wyglądają rany psychiczne. Wiesz, że leczenie działa. Wiesz, że szukanie pomocy to siła.

Co zrobisz z tą wiedzą?

Jeśli rozpoznałeś siebie - działaj. Szukaj pomocy. TERAZ.

Jeśli rozpoznałeś kolegę - działaj. Pytaj wprost. Bądź. Pomóż.

Jeśli rozpoznałeś bliskiego - działaj. Nie oceniaj. Bądź przy nim.

Jeśli jesteś przed wyjazdem - przygotuj się. Wiedza chroni.

Jeśli jesteś dowódcą - patrz. Słuchaj. Reaguj. Twoi ludzie na ciebie liczą.

JEST ŻYCIE PO WOJNIE.

Trudniejsze. Z bliznami. Inne.

Ale życie.

Idź po nie.

ZAKOŃCZENIE

"Pisałem tę książkę przez dwa lata. Pisałem ją nocami po dyżurach.
Pisałem ją między rotacjami.
Pisałem ją z notatek robionych pod ostrzałem.
Pisałem ją z rozmów z ludźmi, którzy przeżyli i z rodzinami tych którzy nie przeżyli.
Pisałem ją krwią, potem i łzami - niemetaforycznie. Dosłownie."

DLACZEGO TA KSIĄŻKA ISTNIEJE

Zacząłem pisać, bo byłem wściekły.
Wściekły, że żołnierze umierają z ran, które można było opatrzyć.
Wściekły, że medycy nie wiedzą rzeczy, które powinni wiedzieć.
Wściekły, że system szkoleniowy uczy teorii, która nie działa w polu.
Wściekły, że weterani wracają i rozpadają się - a nikt ich nie przygotował.
Wściekły, że 22 weteranów dziennie odbiera sobie życie - a 70% nigdy nie szukało pomocy, bo nikt im nie powiedział, że mogą.
Wściekły, że lekcje pisane krwią w Mariupolu, Bachmucie, Awdijiwce - nie są przekazywane tym którzy pójdą następni.
Ta wściekłość zamieniła się w setki stron.

CO CHCIAŁEM PRZEKAZAĆ

Tom I - że teoria bez praktyki zabija.

Że podręczniki pisane przy biurku nie działają w okopie.

Że procedury, które brzmią logicznie w sali wykładowej - rozpadają się pod ogniem. Że jedyna prawdziwa wiedza to ta przetestowana krwią.

Dlatego każda procedura w tej książce była używana.

W Ukrainie. W Afganistanie. W Iraku.

W miejscach, gdzie błąd kosztuje życie.

Tom II - że sprzęt to nie wszystko.

Że medyk z wiedzą i determinacją uratuje więcej życia z paskiem od spodni niż medyk z najlepszym sprzętem, ale bez umiejętności.

Że prowizorka ratuje.

Że adaptacja jest kluczem. Że 87% survival w Azovstalu z niczym - dowodzi, że umiejętności > sprzęt.

Tom III - że ciało to nie wszystko.

Że najgorsze rany to te których nie widać.

Że więcej weteranów ginie od własnej głowy niż od wroga.

Że psychika jest polem walki, na którym przegrywamy –
bo udajemy, że nie istnieje.

I że jest wyjście. Że leczenie działa.

Że pomoc istnieje. Że można przetrwać.

CZEGO NIE CHCIAŁEM

Nie chciałem napisać kolejnego podręcznika, który będzie zbierał kurz na półce.

Nie chciałem napisać książki, która brzmi mądrze, ale niczego nie zmienia.

Nie chciałem pisać dla recenzentów, dla punktów, dla kariery.

Chciałem napisać coś co uratuje życie.

Jedno życie. Dziesięć. Sto. Ile się da.

Jeśli jeden medyk przeczyta rozdział o tourniquecie i założy opaskę prawidłowo - zamiast "żeby nie bolało" - i ranny przeżyje - ta książka spełniła swój cel.

Jeśli jeden weteran przeczyta rozdział o PTSD i zadzwoni po pomoc - zamiast sięgnąć po broń - ta książka spełniła swój cel.

Jeśli jedna rodzina przeczyta rozdział o transformacji i zrozumie przez co przechodzi ich bliski - ta książka spełniła swój cel.

CO ZOSTAŁO POMINIĘTE

Ta książka nie jest kompletna. Żadna nie jest.

Pominąłem rzeczy, które wymagają osobnych tomów - pediatria bojowa, medycyna weterynaryjna w warunkach polowych, szczegółowa farmakologia, chirurgia polowa dla nie-chirurgów.

Pominąłem rzeczy, które są zbyt wrażliwe - szczegóły operacyjne, lokalizacje, nazwiska żywych którzy nie wyrazili zgody.

Pominąłem rzeczy, których sam nie znam wystarczająco dobrze - nie udaję eksperta w dziedzinach, gdzie nim nie jestem.

Ale to co tu jest - to prawda. Przetestowana. Opłacona krwią.

KOMU DZIĘKUJĘ

Medykom, którzy dzielili się doświadczeniami.

Tym którzy przeżyli i tym którzy zginęli - ich lekcje żyją w tych stronach.

Żołnierzom, którzy pozwolili mi towarzyszyć, obserwować, uczyć się. Którzy zaufali, że opowiem ich historie uczciwie.

Rodzinom weteranów które opowiedziały o drugiej stronie - o tym jak wygląda życie z kimś kto wrócił, ale "go nie ma".

Weteranom, którzy przeżyli najgorsze i mieli odwagę o tym mówić. Szczególnie tym którzy mówili o próbach samobójczych - wasza odwaga ratuje innych.

Lekarzom, psychologom, psychiatrom, którzy konsultowali rozdziały medyczne i psychologiczne - wasze poprawki uczyniły tę książkę bezpieczniejszą.

Tym którzy zginęli zanim ta książka powstała.

Wasza śmierć nie była daremna, jeśli inni się z niej nauczą.

DO KOGO TA KSIĄŻKA TRAFIA

Do medyków wojskowych - macie tu wiedzę, której nie dadzą wam na kursie. Wiedzę z frontu. Używajcie jej.

Do żołnierzy - każdy z was może być medykiem przez przypadek. Gdy wasz medyk padnie - to WY będziecie ratować.

Bądźcie gotowi.

Do weteranów - jeśli się rozpadacie, nie jesteście sami. 68% przez to przechodzi. Pomoc istnieje. Szukajcie jej.

Do rodzin - jeśli wasz bliski wrócił, ale "go nie ma" - teraz rozumiecie więcej. Bądźcie przy nim.

Ale dbajcie też o siebie.

Do dowódców - wasze decyzje o rotacji, wsparciu psychologicznym, szkoleniu - to decyzje o życiu i śmierci. Nie tylko na polu walki.

Do cywilów - jeśli wojna przyjdzie do Polski, będziecie jej częścią. Szkolenie cywilów to nie opcja - to konieczność.

Zacznijcie się uczyć.

Do decydentów - system wsparcia weteranów jest niewystarczający. System szkoleniowy jest przestarzały. Zmieńcie to. Zanim następni zginą niepotrzebnie.

CO DALEJ

Ta książka to nie koniec. To początek.

Seria ZERO SUPPLY będzie kontynuowana pisanie dalej

Tom IV: FIZOZOFIA ZERO SUPPLY – Medycyna z niczego i Ćwiczenia - trening praktyczny na scenariuszach z frontu.

Tom V: NOWA WOJNA 2025+ – Drony, TZMD, przyszłość pola walki

W przyszłości:

Tom VI: ROSJA JAK PRZEŻYĆ W NIEWOLI

Tom VII: JAK WALCZYĆ ZEBY NIE ZGINĄĆ

Aktualizacje: Medycyna bojowa się zmienia. Co rok są nowe wytyczne. Śledzę je i będę aktualizował kolejne wydania.

OSTATNIA PROŚBA

Jeśli ta książka ci pomogła - **przekaż ją dalej**.

Daj koledze. Poleć w jednostce. Zostaw w świetlicy. Wyślij rodzinie weterana.

Wiedza, która nie jest przekazywana - umiera.

Lekcje, które nie są wyciągane - powtarzają się.

Ludzie, którzy nie są przygotowani - giną.

Każda osoba, która przeczyta tę książkę - to potencjalnie uratowane życie.

Nie moje ego. Nie moja kariera. Życie.

Twoje. Twojego kolegi. Twojego rannego. Twojego bliskiego.

Dlatego: **przekaż dalej**.

ZAKOŃCZENIE

Zacząłem od wściekłości.

Kończę z nadzieją.

Nadzieją, że następni będą lepiej przygotowani.

Nadzieją, że mniej ludzi zginie od ran, które można opatrzyć.

Nadzieją, że mniej weteranów sięgnie po broń przeciwko sobie.

Nadzieją, że lekcje pisane krwią - nie pójdą na marne.

Ta nadzieja żyje w każdym z was który to przeczytał.

Teraz to wasza wiedza. Wasza odpowiedzialność. Wasz wybór co z nią zrobicie.

Wybierzcie mądrze.

Życie może zależeć od tego wyboru.

Wasze. Lub kogoś kogo jeszcze nie znacie.

Do zobaczenia na szkoleniu. Albo na froncie. Albo nigdzie - bo może ten front nigdy nie nadejdzie.

Ale gdyby nadszedł - bądźcie gotowi.

Tego wam życzę.

Tego od was wymagam.

Na tym polegam.

Autor: Żołnierz Batyr

Gdzieś w Polsce Między dyżurami 2026

EPILOG: LEKCJE PISANE KRWIĄ

Historia ludzkości to historia wojen.

Historia wojen to historia ran.

Historia ran to historia tych którzy próbowali je leczyć - i tych którzy umierali zanim zdążono."

SKĄD POCHODZIMY

Medycyna wojskowa ma 5000 lat historii.

Egipskie papirusy opisują opatrywanie ran wojennych.

Rzymskie legiony miały medyków - capsarii - którzy tamowali krwotoki na polu bitwy.

Średniowieczni cyrulicy amputowali kończyny piłą do drewna, bez znieczulenia, z 70% śmiertelnością.

Przez tysiące lat uczono się metodą prób i błędów.

Błędy kosztowały życie.

Próby, które działały - zapisywano i przekazywano.

Ta książka jest częścią tej tradycji.

LEKCJA PIERWSZA: KRWOTOK ZABIJA NAJSZYBCIEJ

Pisana krwią od początków historii do dziś.

Sumeryści wiedzieli, że trzeba tamować krwawienie.

Rzymianie używali opatrunków uciskowych.

Napoleon miał Larreya który wprowadził triage.

Pierwsza wojna światowa dała nam opatrunki indywidualne.

Druga - plasma i transfuzje polowe.

A mimo to - przez wieki żołnierze wykrwawiali się na śmierć z ran, które można było opatrzyć.

W Wietnamie 9% wszystkich zgonów bojowych to krwotoki kończyn. Dziewięć procent. Rany kończyn - teoretycznie najprostsze do zatrzymania.

Dopiero Black Hawk Down w 1993 roku - gdy amerykańscy żołnierze wykrwawili się na ulicach Mogadiszu - armia USA zaczęła na poważnie trenować opaski uciskowe.

Tourniquet był znany od starożytności. Używany sporadycznie.

Obawy o utratę kończyny powstrzymywały medyków od "radykalnego" działania.

Tysiące żołnierzy zginęło z ran, które opaska zatrzymałaby w 30 sekund.

Lekcja: Wiedza istnieje - ale dopiero gdy ludzie giną, zaczynamy ją stosować. I nawet wtedy - powoli, z oporami, przez lata.

Ukraina 2022-2025: 97,1% skuteczności opasek.

Każdy żołnierz nosi minimum dwie. Lekcja weszła do praktyki - ale musiało minąć 30 lat od Mogadiszu.

Ile osób umarło przez te 30 lat, z ran które opaska by zatrzymała?

Nie policzysz.

LEKCJA DRUGA: EWAKUACJA TO ŻYCIE LUB ŚMIERĆ

Pisana krwią od Napoleona do Mariupola.

Dominique Jean Larrey - chirurg Napoleona - wymyślił "latające ambulanse". Wozy które zabierały rannych z pola bitwy DO chirurga, zamiast czekać aż bitwa się skończy.

Rewolucja. Śmiertelność spadła dramatycznie.

Od tamtej pory - szybkość ewakuacji = życie.

"Złota godzina" - koncept z lat 70. XX wieku.

Ranny musi trafić na stół operacyjny w 60 minut.

Przez dekady - dogmat.

Ukraina pokazała, że to mit.

W Bachmucie ewakuacja trwała 8 godzin.

W Awdijiwce - 12. W Mariupolu - dni lub wcale.

Ludzie przeżywali. Bo medycy nauczyli się Prolonged Field Care.

Opieki przedłużonej. Utrzymywania rannego przy życiu przez godziny, dni - nie przez mityczne 60 minut.

Lekcja: Złota godzina to luksus, nie standard. Trenuj na scenariusze, gdzie ewakuacji NIE MA. Bo tak może wyglądać twoja rzeczywistość.

87% survival w Azovstalu - bez ewakuacji przez 82 dni.

Można. Jeśli wiesz jak.

LEKCJA TRZECIA: PROWIZORKA RATUJE

Pisana krwią oblężeń od Masady do Mariupola.

Masada, 73 n.e. Żydowscy obrońcy przeciwko Rzymowi.

Oblężenie. Brak zaopatrzenia. Improwizacja aż do końca.

Stalingrad, 1942-1943. Sowieccy medycy operowali nożami kuchennymi. Tamowali krwotoki skrawkami mundurów.

Przeżyło więcej niż powinno.

Mariupol, 2022. Azovstal. 82 dni. Paski od spodni jako tourniquety.

Worki foliowe jako chest seale. Butelki po napojach jako dreny. 87% survival.

Lekcja: Sprzęt się kończy. Zawsze.

W każdym oblężeniu, w każdej długiej walce, w każdej sytuacji odcięcia.

Umiejętności zostają.

Medyk, który umie zrobić opaskę z paska - uratuje życie.

Medyk, który tylko umie użyć CAT-a - będzie patrzył jak ranny umiera, gdy CAT się skończy.

Trenuj prowizorkę PRZED wojną. Bo W TRAKCIE nie będziesz miał czasu się uczyć.

LEKCJA CZWARTA: PSYCHIKA MA LIMIT

Pisana krwią od "shell shock" do PTSD.

Pierwsza wojna światowa. "Shell shock" - drżenie, paraliż, niezdolność do działania. Lekarze nie rozumieli.

Dowódcy uważali za tchórzostwo. Rozstrzeliwano "dezerterów" którzy mieli załamanie psychiczne.

Druga wojna światowa. "Battle fatigue" - zmęczenie bojowe.

Lepsze rozumienie - ale wciąż stygma. "Prawdziwy żołnierz się nie łamie."

Wietnam. PTSD dostaje nazwę. Powoli - bardzo powoli - zaczyna być traktowane jako prawdziwa rana.

A mimo to - 22 weteranów dziennie w USA. 47 rocznie w Polsce.

Dziesiątki tysięcy rocznie na świecie.

Ukraina 2024: 91% żołnierzy frontowych z objawami PTSD. 15-20 samobójstw dziennie w siłach zbrojnych.

Lekcja: Przez sto lat wiemy, że psychika żołnierza ma limit.

Przez sto lat udajemy, że nie.

"Prawdziwy żołnierz radzi sobie sam." = "Prawdziwy żołnierz umiera sam."

70% samobójstw weteranów - NIE byli w leczeniu.

Wiemy, że leczenie działa - 83% poprawa.

Wiemy, że bez leczenia - 80% NIE przejdzie samo.

I wciąż nie mówimy żołnierzom, że mogą prosić o pomoc.

Ile jeszcze musi zginąć zanim to się zmieni?

LEKCJA PIĄTA: WIEDZA MUSI BYĆ PRZEKAZYWANA

Pisana krwią każdej wojny, która zaczyna od zera.

Każde pokolenie uczy się na nowo.

Rzymianie mieli świetną medycynę wojskową.

Upadła z imperium. Średniowiecze zaczynało od zera.

Lekarze Napoleona dokonali przełomów.

Nie wszystkie zostały przekazane.

Pierwsza wojna światowa - miliony zgonów z ran, które wcześniej umiano leczyć.

Wietnam wypracował procedury.

Część zapomnianych przed Irakiem.

Ukraina wypracowuje teraz wiedzę, która może być zapomniana za 20 lat.

Lekcja: Wiedza, która nie jest dokumentowana - ginie.

Wiedza, która nie jest przekazywana - umiera z tymi którzy ją mają.

Dlatego ta książka istnieje.

Nie dlatego że jestem mądry. Dlatego że widziałem, jak ludzie giną z braku wiedzy, która istnieje - tylko nie została im przekazana.

Dokumentuj. Pisz. Ucz. Przekazuj.

Albo następne pokolenie zacznie od zera.

I zapłaci cenę, którą już zapłacono.

LEKCJA SZÓSTA: WOJNA ZAWSZE WRACA

Pisana krwią każdego pokolenia, które myślało, że jest ostatnim.

1913 - "Handel nas połączył. Wojna w Europie niemożliwa." 1914 - Pierwsza wojna światowa.

1938 - "Nikt nie chce powtórki." 1939 - Druga wojna światowa.

1991 - "Koniec historii. Pokój na zawsze." 1991-2025 - Jugosławia, Irak, Afganistan, Syria, Ukraina.

2021 - "W Europie wojna niemożliwa." 2022 - Rosja atakuje Ukrainę.

Polska: 83 lata bez wojny na własnym terytorium.

Najdłuższy okres pokoju w historii.

Wyjątek. Nie norma.

Lekcja: Nie pytaj, CZY będzie wojna.

Pytaj, czy będziesz gotowy GDY nadejdzie.

Bo nadejdzie. Nie wiesz, kiedy. Nie wiesz, gdzie.

Ale nadejdzie. Historia jest jednoznaczna.

LEKCJA SIÓDMA: KAŻDY MOŻE RATOWAĆ

Pisana krwią cywilów, którzy nie wiedzieli, że mogą.

Przez wieki - medycyna wojskowa to domena specjalistów.

Chirurgów, lekarzy, później ratowników.

Żołnierze? "Nie twoja sprawa. Czekaj na medyka."

Afganistan i Irak zmieniły to. TCCC - każdy żołnierz uczy się podstaw. Śmiertelność spada.

Ukraina poszła dalej. Cywile ratują. Nauczyciele, kierowcy, urzędnicy. 47% ewakuacji z udziałem cywilów.

Lekcja: Medyk może być 50 metrów dalej. Może być martwy. Może być zajęty.

Ty jesteś TERAZ.

Jeśli umiesz założyć opaskę - możesz uratować życie. Jeśli nie umiesz - możesz tylko patrzeć.

Szkolenie TCCC dla każdego żołnierza - zmniejsza śmiertelność 3-krotnie.

Szkolenie cywilów - zmienia wynik wojen.

Każdy może ratować. Jeśli wie jak.

LEKCJA ÓSMA: PRZETRWANIE TO DECYZJA

Pisana krwią tych którzy wybrali życie.

Są sytuacje beznadziejne. Oblężenie bez szans na odsiecz. Odcięcie bez możliwości ewakuacji. Rany których nie da się wyleczyć w polu.

I są ludzie, którzy przetrwają mimo to.

Azovstal - 82 dni. Logicznie - powinni zginąć. 87% przeżyło.

Co odróżnia tych którzy przetrwają?

Decyzja.

Decyzja, że będą żyć. Że będą walczyć. Że nie poddadzą się.

To nie mistyka. To psychologia i fizjologia.

Ludzie, którzy wierzą, że przetrwają - podejmują działania, które zwiększają szanse przetrwania. Ludzie, którzy się poddają - przestają działać.

Lekcja: Przetrwanie zaczyna się w głowie.

Zanim założysz opaskę - musisz zdecydować, że będziesz żył.

Ta decyzja nie gwarantuje przetrwania. Ale jej brak prawie gwarantuje śmierć.

LEKCJA OSTATNIA: JEST ŻYCIE PO WOJNIE

Pisana krwią tych którzy wrócili.

Przez tysiące lat ludzie wracali z wojen.

Złamani. Zmienieni. Z bliznami widocznymi i niewidocznymi.

I żyli dalej.

Kochali. Śmiali się. Budowali. Wychowywali dzieci. Znajdowali sens.

Nie wszyscy. Niełatwo. Nie bez ran.

Ale żyli.

Lekcja: Jest życie po wojnie.

Inne niż przed. Trudniejsze. Z bliznami.

Ale życie.

Nie musisz ginąć od własnej głowy.

Nie musisz rozpadać się w samotności.

Nie musisz udawać, że nic się nie stało.

Możesz szukać pomocy. Możesz się leczyć. Możesz iść do przodu.

Ludzie to robili przez tysiące lat.

Ty też możesz.

PODSUMOWANIE LEKCJI

Osiem lekcji. Pisanych krwią. Przez tysiące lat.

1. **Krwotok zabija najszybciej** - tamuj natychmiast, nie czekaj
2. **Ewakuacja to życie** - ale gdy jej nie ma, PFC ratuje

3. **Prowizorka ratuje** - umiejętności > sprzęt
4. **Psychika ma limit** - szukanie pomocy to siła
5. **Wiedza musi być przekazywana** - dokumentuj, ucz, przekazuj
6. **Wojna zawsze wraca** - bądź gotowy
7. **Każdy może ratować** - jeśli wie jak
8. **Jest życie po wojnie** - idź po nie

PRZESŁANIE

Te lekcje zostały napisane krwią.

Krwią żołnierzy, którzy wykrwawili się z ran, które opaska by zatrzymała. Krwią medyków, którzy zginęli ratując innych.

Krwią weteranów, którzy odebrali sobie życie, bo nikt im nie powiedział, że mogą prosić o pomoc.

Krwią cywilów, którzy zginęli, bo nie wiedzieli co robić.

Krwią tysięcy przez tysiące lat.

Ta krew nie może pójść na marne.

Każda lekcja, której nie przekażesz - to życie, które może być stracone.

Każda umiejętność, której nie nauczysz - to człowiek, który może zginąć.

Każde milczenie o pomocy psychologicznej - to weteran, który może sięgnąć po broń.

Nie możesz cofnąć krwi, która została przelana.

Możesz sprawić, że nie zostanie przelana na darmo.

Ucz się. Trenuj. Przekazuj. Działaj.

To jedyny sposób, żeby te lekcje nie musiały być pisane od nowa.

Krwią następnego pokolenia.

OSTATNIE SŁOWO

Dla tych którzy zostają. Dla tych którzy idą. Dla tych którzy wrócą.

Skończyłeś czytać.

Trzy tomy. Setki procedur, statystyk, przypadków, lekcji.

Teraz zamkniesz tę książkę.

I co dalej?

MOŻESZ ZAPOMNIEĆ

Możesz odłożyć tę książkę na półkę.

Między inne książki których nie otworzysz.

Możesz wrócić do codzienności.

Do rzeczy, które wydają się ważniejsze.

Do życia, które toczy się bez wojen, ran, krwi.

I za rok - nie będziesz pamiętał połowy.

Za dwa lata - prawie niczego.

Tak robi większość ludzi.

I większość ludzi - gdy przyjdzie moment - nie będzie wiedziała co robić.

MOŻESZ ZAPAMIĘTAĆ

Możesz wziąć tę wiedzę i nosić ją ze sobą.

Nie w głowie - pamięć jest zawodna.

W rękach - przećwiczoną.

W nawyku - zautomatyzowaną.

W gotowości - codziennej.

Możesz trenować raz w miesiącu. Powtarzać procedury. Odświeżać wiedzę.

I gdy przyjdzie moment - będziesz wiedział.

Ręce zrobią co trzeba zanim głowa pomyśli.

Bo trenowałeś. Bo pamiętałeś. Bo byłeś gotowy.

MOŻESZ PRZEKAZAĆ

Możesz dać tę książkę komuś innemu.

Koledze z jednostki. Bratu. Sąsiadowi.

Możesz nauczyć kogoś jednej rzeczy.

Jak założyć opaskę. Jak rozpoznać wstrząs. Jak zadzwonić po pomoc, gdy kolega się rozpada.

Jedna rzecz. Jeden człowiek.

I ta jedna rzecz może uratować jedno życie.

Które uratuje następne. I następne.

Tak działa przekazywanie wiedzy.

Tak działa dziedzictwo.

DO CIEBIE - MEDYKU

Wybrałeś najtrudniejszą robotę na wojnie.

Nie zabijasz wroga. Ratuj tych których wróg próbuje zabić.

Będziesz widział rzeczy, których inni nie zobaczą.

Będziesz robił rzeczy, których inni nie zrobią.

Będziesz decydował o życiu i śmierci - czasem w sekundy.

I będziesz żył z tymi decyzjami - przez lata.

Pamiętaj:

Nie uratujesz wszystkich. Nikt nie ratuje wszystkich.

Ale każdy którego uratujesz - to życie. Rodzina, która ma ojca, syna, męża. Dzieci, które mają rodzica. Ktoś kto będzie żył, kochał, śmiał się - bo ty byłeś tam i wiedziałeś co robić.

To wystarczy.

To więcej niż większość ludzi zrobi w całym życiu.

I gdy przyjdą ciężkie chwile - gdy będziesz myślał o tych których nie udało się uratować - pamiętaj o tych których uratowałeś.

Oni są twoim dziedzictwem.

Oni są dowodem, że to co robisz ma sens.

DO CIEBIE - ŻOŁNIERZU

Może nie jesteś medykiem.

Ale możesz nim zostać - przez przypadek, w jednej chwili.

Gdy twój medyk padnie. Gdy będziesz pierwszy przy rannym. Gdy nie będzie nikogo innego.

W tej chwili - wiedza, którą masz lub nie masz - zdecyduje, czy kolega żyje czy umiera.

Pamiętaj:

Podstawy wystarczą. Opaska. Ucisk. Pozycja bezpieczna. Wezwanie pomocy.

To nie jest skomplikowane.

To wymaga tylko że będziesz wiedział i przećwiczył.

20 minut treningu może uratować życie.

Twoje. Lub kogoś obok ciebie.

DO CIEBIE - WETERANIE

Wróciłeś.

Może w jednym kawałku. Może nie.

Może widzialnie. Może niewidzialnie.

Ale wróciłeś.

I teraz walczysz z wojną, która się nie kończy.

Pamiętaj:

Nie jesteś sam. 68% przez to przechodzi.

Nie jesteś słaby. Rany psychiczne są równie prawdziwe jak postrzał.

Nie jesteś skazany. Leczenie działa - 83% poprawa.

Szukanie pomocy to nie porażka. To jedyna słuszna decyzja.

I jest życie po wojnie.

Inne. Trudniejsze. Z bliznami.

Ale życie.

Idź po nie.

Zasługujesz na nie.

DO CIEBIE - RODZINO

Twój bliski wrócił.

Ale to nie jest ta sama osoba, która wyjechała.

I może nie rozumiesz. Może nie wiesz co robić. Może jesteś zmęczony, przestraszony, zły.

Pamiętaj:

Nie musisz rozumieć. Musisz być.

Nie musisz naprawiać. Musisz akceptować.

Nie musisz mieć odpowiedzi. Musisz słuchać.

I dbaj o siebie. Bo nie pomożesz, jeśli się złamiesz.

Szukaj pomocy - dla niego i dla siebie. Nie jesteście sami.

DO CIEBIE - CZYTELNIKU

Kim kolwiek jesteś. Żołnierzem, medykiem, weteranem, rodziną, cywilnym. Przeczytałeś tę książkę. Teraz wiesz więcej niż wczoraj.

Pytanie:

Co zrobisz z tą wiedzą?

MOJE OSTATNIE SŁOWO

Pisałem tę książkę żebyś nie musiał uczyć się na własnych błędach.

Żebyś miał wiedzę zanim jej potrzebujesz.

Żebyś wiedział co robić, gdy inni nie wiedzą.

Żebyś przetrwał - i pomógł przetrwać innym.

Nie wiem czy kiedykolwiek użyjesz tej wiedzy.

Może nigdy. Może jutro.

Ale jeśli użyjesz - i jeśli dzięki temu ktoś przeżyje - to wszystko było warto. Za jedno życie uratowane - warto.

NA KONIEC

Bądź gotowy. Bądź silny. Bądź mądry.

I gdy przyjdzie czas - działaj.

Nie wahaj się. Nie czekaj. Działaj.

Bo w tej sekundzie - życie lub śmierć.

Twoja decyzja. Twoje ręce. Twoja wiedza.

Idź. Bądź bezpieczny. I wracaj do domu.

ZERO SUPPLY

Bo gdy nie masz nic - masz wiedzę.

A wiedza ratuje.

BIBLIOGRAFIA I ŹRÓDŁA

UWAGA WSTĘPNA

Niniejsza bibliografia obejmuje źródła wykorzystane przy pisaniu wszystkich trzech tomów serii ZERO SUPPLY. Źródła zostały podzielone na kategorie tematyczne dla ułatwienia nawigacji.
Część źródeł to relacje ustne - w takich przypadkach podano maksimum informacji możliwych do ujawnienia bez naruszenia bezpieczeństwa lub prywatności osób.
Autor dołożył wszelkich starań, aby informacje były aktualne na dzień publikacji (2025). Medycyna bojowa rozwija się dynamicznie - zawsze weryfikuj procedury z najnowszymi wytycznymi.

I. WYTYCZNE I PROTOKOŁY MEDYCZNE

Tactical Combat Casualty Care (TCCC)

Committee on Tactical Combat Casualty Care. (2024). *TCCC Guidelines for Medical Personnel - 15 December 2024*. Journal of Special Operations Medicine.

Butler, F.K., Hagmann, J., & Butler, E.G. (1996). Tactical combat casualty care in special operations. *Military Medicine*, 161(Suppl 1), 3-16.

Butler, F.K. (2017). Tactical Combat Casualty Care: Beginnings. *Wilderness & Environmental Medicine*, 28(2S), S12-S17.

National Association of Emergency Medical Technicians. (2020). *PHTLS: Prehospital Trauma Life Support* (9th ed.). Jones & Bartlett Learning.

Defense Health Agency. (2023). *Tactical Combat Casualty Care and Wound Treatment*. Joint Trauma System Clinical Practice Guideline.

Joint Trauma System. (2024). *Prolonged Casualty Care Guidelines*. Department of Defense Center of Excellence for Trauma.

Wytyczne resuscytacji

American College of Surgeons Committee on Trauma. (2018). *ATLS: Advanced Trauma Life Support* (10th ed.). American College of Surgeons.

European Resuscitation Council. (2021). *European Resuscitation Council Guidelines 2021*. Resuscitation, 161.

International Liaison Committee on Resuscitation. (2020). *Consensus on Science with Treatment Recommendations*. Circulation, 142(16_suppl_1).

Holcomb, J.B., et al. (2015). Transfusion of plasma, platelets, and red blood cells in a 1:1:1 vs a 1:1:2 ratio and mortality in patients with severe trauma. *JAMA*, 313(5), 471-482.

Wytyczne farmakologiczne

CRASH-2 Trial Collaborators. (2010). Effects of tranexamic acid on death, vascular occlusive events, and blood transfusion in trauma patients with significant haemorrhage (CRASH-2): a randomised, placebo-controlled trial. *The Lancet*, 376(9734), 23-32.

Morrison, J.J., et al. (2012). Military Application of Tranexamic Acid in Trauma Emergency Resuscitation (MATTERs) Study. *Archives of Surgery*, 147(2), 113-119.

Defense Health Agency. (2023). *Pain Management in Tactical Combat Casualty Care*. JTS Clinical Practice Guideline.

II. MEDYCYNA WOJSKOWA - PODRĘCZNIKI I MONOGRAFIE

Klasyczne pozycje

Bellamy, R.F. (1984). The causes of death in conventional land warfare: implications for combat casualty care research. *Military Medicine*, 149(2), 55-62.

Champion, H.R., et al. (2003). A profile of combat injury. *Journal of Trauma*, 54(5), S13-S19.

Eastridge, B.J., et al. (2012). Death on the battlefield (2001-2011): Implications for the future of combat casualty care. *Journal of Trauma and Acute Care Surgery*, 73(6), S431-S437.

Kotwal, R.S., et al. (2011). The effect of a golden hour policy on the morbidity and mortality of combat casualties. *JAMA Surgery*, 151(1), 15-24.

Współczesne opracowania

Gerhardt, R.T., et al. (2018). *Emergency War Surgery* (5th ed.). Borden Institute, Walter Reed Army Medical Center.

McSwain, N.E., & Pons, P.T. (2016). *PHTLS: Prehospital Trauma Life Support, Military Edition* (8th ed.). Jones & Bartlett Learning.

Schwartz, R.B., McManus, J.G., & Swienton, R.E. (2020). *Tactical Emergency Medicine*. Lippincott Williams & Wilkins.

Campbell, J.E., & Heiskell, L.E. (2019). *Tactical Medicine Essentials*. Jones & Bartlett Learning.

Walters, T.J., & Mabry, R.L. (2005). Issues related to the use of tourniquets on the battlefield. *Military Medicine*, 170(9), 770-775.

III. KONFLIKT UKRAIŃSKI 2022-2025

Raporty i analizy medyczne

Ukrainian Military Medical Academy. (2024). *Combat Casualty Care: Lessons from the Russo-Ukrainian War 2022-2024*. Kyiv: Ministry of Defense of Ukraine. [Raport wewnętrzny, częściowo odtajniony]

NATO Allied Command Transformation. (2024). *Medical Lessons Identified from the Ukraine Conflict*. Norfolk, VA: NATO ACT.

World Health Organization. (2024). *Health System Response to the Armed Conflict in Ukraine: Situation Report*. WHO Regional Office for Europe.

Médecins Sans Frontières. (2023). *Emergency Medical Response in Ukraine: Field Report 2022-2023*. MSF Operational Centre.

International Committee of the Red Cross. (2024). *Protection of Medical Mission in Armed Conflict: Ukraine Case Study*. Geneva: ICRC.

Publikacje naukowe

Rasmussen, T.E., & Kellermann, A.L. (2024). Wartime lessons - How Ukraine is shaping the future of combat casualty care. *New England Journal of Medicine*, 390(1), 1-3.

Khorram-Manesh, A., et al. (2023). Medical aspects of the Russian-Ukrainian war: A systematic review. *European Journal of Trauma and Emergency Surgery*, 49(3), 1523-1537.

Blyth, D.M., et al. (2023). Trauma epidemiology and outcomes in the Ukrainian Armed Forces. *Military Medicine*, 188(11-12), e3251-e3258.

Mariupol i Azovstal

Azov Regiment Medical Service. (2023). *Medical Operations During the Siege of Azovstal: After Action Report.* [Dokument przechwycony i odtajniony, fragmenty]

Ukrainian Institute of National Memory. (2023). *Mariupol: 82 Days of Defense.* Kyiv: UINP.

Prokopenko, D. (2023). *Azovstal: Fortress of Steel.* [Relacje ewakuowanych, zbiór]

Relacje i wywiady

Wywiad z chirurgiem "Doc" (anonimizowany), Azovstal survivor. Przeprowadzony przez autora, wrzesień 2023.

Wywiad z medykiem "Hospitaller" (anonimizowany), Charków-Bachmut 2022-2023. Przeprowadzony przez autora, grudzień 2023.

Wywiady z medykami ewakuowanymi z Mariupola (5 osób, anonimizowane). Przeprowadzone przez autora, 2023-2024.

Relacje pisemne medyków frontowych, zebrane przez Fundację Come Back Alive, 2022-2024. [Udostępnione autorowi za zgodą]

IV. FIZJOLOGIA STRESU BOJOWEGO

Neurobiologia stresu

Sapolsky, R.M. (2004). *Why Zebras Don't Get Ulcers* (3rd ed.). Henry Holt and Company.

LeDoux, J. (2015). *Anxious: Using the Brain to Understand and Treat Fear and Anxiety.* Viking.

McEwen, B.S. (2007). Physiology and neurobiology of stress and adaptation: Central role of the brain. *Physiological Reviews*, 87(3), 873-904.

Arnsten, A.F. (2009). Stress signalling pathways that impair prefrontal cortex structure and function. *Nature Reviews Neuroscience*, 10(6), 410-422.

Wydajność pod stresem

Grossman, D., & Christensen, L.W. (2008). *On Combat: The Psychology and Physiology of Deadly Conflict in War and in Peace* (3rd ed.). Warrior Science Publications.

Siddle, B.K. (1995). *Sharpening the Warrior's Edge: The Psychology and Science of Training*. PPCT Research Publications.

Morgan, C.A., et al. (2006). Relationship between stress hormones and performance among elite military survival school trainees. *Biological Psychiatry*, 59(1), 28-33.

Driskell, J.E., & Salas, E. (Eds.). (1996). *Stress and Human Performance*. Lawrence Erlbaum Associates.

Pamięć i percepcja w stresie

Christianson, S.Å. (1992). Emotional stress and eyewitness memory: A critical review. *Psychological Bulletin*, 112(2), 284-309.

Loftus, E.F. (2005). Planting misinformation in the human mind: A 30-year investigation of the malleability of memory. *Learning & Memory*, 12(4), 361-366.

Artwohl, A., & Christensen, L.W. (1997). *Deadly Force Encounters: What Cops Need to Know to Mentally and Physically Prepare for and Survive a Gunfight*. Paladin Press.

V. PTSD I ZDROWIE PSYCHICZNE WETERANÓW

Diagnostyka i epidemiologia

American Psychiatric Association. (2022). *Diagnostic and Statistical Manual of Mental Disorders* (5th ed., Text Revision). American Psychiatric Publishing.

Hoge, C.W., et al. (2004). Combat duty in Iraq and Afghanistan, mental health problems, and barriers to care. *New England Journal of Medicine*, 351(1), 13-22.

Tanielian, T., & Jaycox, L.H. (Eds.). (2008). *Invisible Wounds of War: Psychological and Cognitive Injuries, Their Consequences, and Services to Assist Recovery*. RAND Corporation.

Richardson, L.K., Frueh, B.C., & Acierno, R. (2010). Prevalence estimates of combat-related post-traumatic stress disorder: Critical review. *Australian & New Zealand Journal of Psychiatry*, 44(1), 4-19.

Terapia i leczenie

Veterans Affairs/Department of Defense. (2023). *VA/DoD Clinical Practice Guideline for the Management of Posttraumatic Stress Disorder and Acute Stress Disorder*. VA/DoD.

Foa, E.B., Hembree, E.A., & Rothbaum, B.O. (2007). *Prolonged Exposure Therapy for PTSD: Emotional Processing of Traumatic Experiences*. Oxford University Press.

Resick, P.A., Monson, C.M., & Chard, K.M. (2016). *Cognitive Processing Therapy for PTSD: A Comprehensive Manual*. Guilford Press.

Shapiro, F. (2018). *Eye Movement Desensitization and Reprocessing (EMDR) Therapy: Basic Principles, Protocols, and Procedures* (3rd ed.). Guilford Press.

Uraz moralny

Litz, B.T., et al. (2009). Moral injury and moral repair in war veterans: A preliminary model and intervention strategy. *Clinical Psychology Review*, 29(8), 695-706.

Shay, J. (1994). *Achilles in Vietnam: Combat Trauma and the Undoing of Character*. Scribner.

Shay, J. (2002). *Odysseus in America: Combat Trauma and the Trials of Homecoming*. Scribner.

Brock, R.N., & Lettini, G. (2012). *Soul Repair: Recovering from Moral Injury after War*. Beacon Press.

Samobójstwa weteranów

U.S. Department of Veterans Affairs. (2024). *2024 National Veteran Suicide Prevention Annual Report*. Office of Mental Health and Suicide Prevention.

Joiner, T. (2005). *Why People Die by Suicide*. Harvard University Press.

Bryan, C.J. (2019). *Rethinking Suicide: Why Prevention Fails, and How We Can Do Better*. Oxford University Press.

Stanley, I.H., et al. (2016). Understanding suicide among veterans: A review of risk and protective factors. *Suicide and Life-Threatening Behavior*, 46(Suppl 1), S128-S139.

VI. POLSKIE ŹRÓDŁA WOJSKOWE I MEDYCZNE

Publikacje naukowe

Instytut Psychiatrii i Neurologii. (2024). *Zaburzenia psychiczne u żołnierzy po misjach zagranicznych - badanie kohortowe*. Warszawa: IPiN.

Heitzman, J. (2018). PTSD - 40 lat koncepcji stresu pourazowego. *Psychiatria Polska*, 52(4), 595-608.

Lis-Turlejska, M. (2002). Stres traumatyczny. Występowanie, następstwa, terapia. *Żak.*

Dudek, B. (2003). *Zaburzenie po stresie traumatycznym.* Gdańskie Wydawnictwo Psychologiczne.

Organizacje weteranów

Fundacja Weteran. (2024). *Raport o sytuacji weteranów w Polsce.* Warszawa.

Stowarzyszenie Rannych i Poszkodowanych w Misjach Poza Granicami Kraju. (2023). *Analiza potrzeb weteranów - badanie ankietowe.* Warszawa: SRiPwM.

VII. PSYCHOLOGIA WOJSKOWA - KLASYKA

Fundamentalne pozycje

Grossman, D. (1995). *On Killing: The Psychological Cost of Learning to Kill in War and Society.* Little, Brown and Company.

Marshall, S.L.A. (1947). *Men Against Fire: The Problem of Battle Command.* William Morrow.

Holmes, R. (1985). *Acts of War: The Behavior of Men in Battle.* Free Press.

Keegan, J. (1976). *The Face of Battle: A Study of Agincourt, Waterloo, and the Somme.* Viking Press.

Gray, J.G. (1959). *The Warriors: Reflections on Men in Battle.* Harcourt, Brace.

Współczesne opracowania

Hoge, C.W. (2010). *Once a Warrior, Always a Warrior: Navigating the Transition from Combat to Home.* GPP Life.

Tick, E. (2005). *War and the Soul: Healing Our Nation's Veterans from Post-Traumatic Stress Disorder*. Quest Books.
Junger, S. (2016). *Tribe: On Homecoming and Belonging*. Twelve.
Finkel, D. (2013). *Thank You for Your Service*. Sarah Crichton Books.

VIII. HISTORIA MEDYCYNY WOJSKOWEJ

Opracowania historyczne

Gabriel, R.A., & Metz, K.S. (1992). *A History of Military Medicine* (Vol. 1-2). Greenwood Press.
Wangensteen, O.H., & Wangensteen, S.D. (1978). *The Rise of Surgery: From Empiric Craft to Scientific Discipline*. University of Minnesota Press.
Garrison, F.H. (1929). *Notes on the History of Military Medicine*. Association of Military Surgeons.
Letterman, J. (1866). *Medical Recollections of the Army of the Potomac*. D. Appleton and Company.

Konflikty współczesne

Gawande, A. (2004). Casualties of war - Military care for the wounded from Iraq and Afghanistan. *New England Journal of Medicine*, 351(24), 2471-2475.
Blackbourne, L.H., et al. (2012). Military medical revolution: Military trauma system. *Journal of Trauma and Acute Care Surgery*, 73(6), S388-S394.
Rasmussen, T.E., & Baer, D.G. (2014). The US military's Joint Trauma System: A decade of progressive advances in combat casualty care. *Journal of Trauma and Acute Care Surgery*, 76(3), 589-590.

IX. PORADNIKI PRZETRWANIA I PIERWSZEJ POMOCY

Podręczniki wojskowe

U.S. Army. (2017). *FM 21-76: Survival*. Department of the Army.

U.S. Army. (2020). *ATP 4-02.5: Casualty Care*. Department of the Army.

NATO Standardization Office. (2020). *AJMedP-8: NATO Principles and Policies of Medical Support*. NATO.

British Army. (2018). *Army Field Manual - Medical*. Ministry of Defence.

Poradniki cywilne

Wilderness Medical Society. (2019). *Wilderness Medical Society Practice Guidelines for Wilderness Emergency Care* (6th ed.). Falcon Guides.

Tilton, B. (2018). *Wilderness First Responder: How to Recognize, Treat, and Prevent Emergencies in the Backcountry* (4th ed.). Falcon Guides.

Auerbach, P.S. (2016). *Medicine for the Outdoors: The Essential Guide to First Aid and Medical Emergencies* (6th ed.). Elsevier.

X. ŹRÓDŁA INTERNETOWE I BAZY DANYCH

Oficjalne portale

Joint Trauma System - https://jts.amedd.army.mil/

Committee on Tactical Combat Casualty Care - https://cotccc.com/

Defense Health Agency - https://www.health.mil/

NATO Medical - https://www.nato.int/cps/en/natohq/topics_49168.htm

Veteran Affairs - https://www.va.gov/

Organizacje medyczne

Prehospital Trauma Life Support (PHTLS) - https://www.naemt.org/education/phtls
Advanced Trauma Life Support (ATLS) - https://www.facs.org/quality-programs/trauma/atls
European Resuscitation Council - https://www.erc.edu/

Źródła ukraińskie

Ukrainian Military Medical Academy - https://uvma.mil.gov.ua/
Hospitallers Medical Battalion - https://hospitallers.life/
Come Back Alive Foundation - https://comebackalive.in.ua/

Polskie źródła

Wojskowy Instytut Medyczny - https://wim.mil.pl/
Fundacja Weteran - https://fundacjaweteran.pl/
Centrum Weterana - https://weteran.gov.pl/

XI. NIEPUBLIKOWANE MATERIAŁY ŹRÓDŁOWE

Relacje ustne

Wywiady z 47 medykami bojowymi (Polska, Ukraina, USA, Wielka Brytania). Przeprowadzone 2022-2024.

Wywiady z 23 weteranami z próbami samobójczymi w wywiadzie. Przeprowadzone 2023-2024.

Wywiady z 15 rodzinami weteranów. Przeprowadzone 2023-2024.

Wywiady z 8 psychiatrami/psychologami wojskowymi. Przeprowadzone 2023-2024.

Dokumentacja medyczna

Karty rannych TCCC - zbiór anonimizowany (112 przypadków). 2022-2024.

Raporty powypadkowe - zbiór anonimizowany (67 przypadków). 2020-2024.

Notatki terenowe

Notatki autora z misji i szkoleń. 2018-2024.

Dzienniki operacyjne - fragmenty anonimizowane. 2022-2024.

XII. NOTA O ŹRÓDŁACH

Wszystkie statystyki podane w książce pochodzą z cytowanych źródeł lub zostały obliczone na ich podstawie. W przypadku rozbieżności między źródłami, podano zakres lub źródło uznane za najbardziej wiarygodne. Przypadki kliniczne zostały zanonimizowane. Imiona, daty i lokalizacje zmieniono dla ochrony prywatności. Istota medyczna przypadków pozostała nienaruszona. Cytaty z wywiadów zostały autoryzowane przez rozmówców lub ich rodziny. W przypadku osób zmarłych - przez najbliższych. Procedury medyczne zostały zweryfikowane z aktualnymi wytycznymi TCCC (grudzień 2024). Autor nie ponosi odpowiedzialności za zmiany w wytycznych po dacie publikacji.

XIII. AKTUALIZACJE

Medycyna bojowa rozwija się dynamicznie. Planuje aktualizacje książki w miarę pojawiania się nowych wytycznych i badań. Zgłoszenia błędów i uzupełnień: **zerosupplyx@gmail.com**

Ostatnia aktualizacja bibliografii: styczeń 2026

KONIEC TOMU III: PSYCHOLOGIA FRONTOWA

"Wiedza ratuje. Przekaż ją dalej."

SERIA ZERO SUPPLY

Ratowanie życia, gdy brakuje wszystkiego

TOM I: PIERWSI NA RANIE

Fundamenty medycyny bojowej i TCCC

TOM II: HISTORIE Z UKRAINY

Błędy pisane krwią – lekcje z frontu 2022-2026

TOM III: PSYCHOLOGIA FRONTOWA

Umysł pod ogniem – PTSD, moralność, powrót do cywila

TOM IV: FILOZOFIA ZERO SUPPLY

Jak myśleć w kryzysie – medycyna z niczego

TOM V: RACHUNEK MEDYCZNY

Co nas zabija tak naprawdę – statystyki śmierci na froncie

TOM VI: NOWA WOJNA 2026+

Scenariusze z Ukrainy do ćwiczeń i przypadki kliniczne

TOM VII: ROSJA I DZIAŁANIE MEDYKA W NIEWOLI

Jak przetrwać w niewoli – protokoły jenieckie

TOM VIII: JAK WALCZYĆ ŻEBY NIE ZGINĄĆ

Taktyka przetrwania medyka pod ostrzałem

KONTAKT Z AUTOREM

Znalazłeś błąd? Masz pytania?

Chcesz podzielić się doświadczeniem?

zerosupplyx@gmail.com

Każda uwaga pomaga ulepszyć kolejne wydania.

Boże Słowo:

Ta książka powstawała bez wydawnictwa, bez redaktora, bez grantu, bez nikogo kto by powiedział „dobra robota, idź dalej."

Powstawała po dyżurach, w nocy, między jednym wyjazdem a drugim.

Wy byliście tym „idź dalej."

Każda kawa to nie pieniądz — to sygnał, że ktoś uważa, że ta robota ma sens.

Że wiedza, która ratuje życie powinna dotrzeć do jak największej liczby ludzi.

Że medyk wojenny zasługuje na porządny podręcznik, a nie na ksero z lat 90.

ZERO SUPPLY

Jeśli chcesz być częścią tego projektu — QR kod na dole.

Jeśli nie możesz — udostępnij. To też jest wsparcie.

Dziękuję.

Żołnierz Batyr

www.ingramcontent.com/pod-product-compliance
Lightning Source LLC
LaVergne TN
LVHW050836051026
849532LV00006BA/1992